8체질 혁명

태양인의 나라

대한민국

# 프롤로그 :
체질 혁명의 가치를 높이 들다

3년 전 출판한 『가장 쉬운 8체질 자가진단』에 대한 독자들의 관심이 매우 뜨거웠다. 각종 온라인 사이트에서 '오늘의 책', '화제의 신간', '추천도서'로 선정되었다. 모 온라인 서점에서는 '건강 분야 베스트셀러 2위'에 오르고, 100주 연속 〈8체질 분야〉 판매량과 인기도 1위를 유지하기도 했다. 생각지도 못한 과분한 관심이었다. 그만큼 기존 8체질 이론과 진단법에 대한 독자들의 아쉬움과 목마름이 매우 컸다는 이야기다. 또한, 필자의 체질 이론에 관한 관심과 지지의 결과이기도 할 것이다.

국민의 '건강'과 '생명'을 지키는 일보다 더 소중한 가치가 있을까?
이를 위해서는 본인의 정확한 체질부터 찾아야 한다. 체질은 '건강한 백 세 인생'을 위한 필수 불가결한 조건이다. 왜냐하면, 건강식품이나 보양 음식은 체질에 맞으면 약이 되지만, 그렇지 않으면 건강을 해치는 독이 되기 때문이다.
1권에서 밝혀 듯이, 필자는 평생을 수많은 질병과 사투하며 살았다. 다행히도 체질 의학을 통해 건강과 생명을 지킬 수 있었다. 지금도 몸을 혹사하고 있기는 하나, '8체질'이라는 천하 보검이 있어 '건강한 백 세 인생'을 자신하고 있다. 평생 건강이 좋지 않아 70세를 자신하지 못했던

90세 부친 역시 필자의 도움으로 건강한 100세를 기대하신다. 이런 건강의 비결은 무엇보다도 체질을 고려한 섭생이라고 단언할 수 있다.

그런데, 체질 이론과 진단법에 심각한 문제가 있다면 '건강한 100세 인생'을 꿈꿀 수 있을까? '우리나라에는 태양인은 없다.'라는 진실처럼 굳어진 상식을 허물어뜨리지 않으면 이 모든 게 불가능하다. 체질에 맞지 않는 보양식품은 장수는커녕 당장 생명까지 위협할 수도 있기 때문이다. 그런 점에서 이 책은 '사상체질 혁명'이자 '8체질 혁명'이다.

체질의학이 어쩌다가 이렇게 대혼란에 빠지게 된 걸까? 모든 게 체질 이론에 대한 치열한 논쟁과 혁신 없이 기존 이론을 맹목적으로 추종한 결과다. 그래서 필자는 사상의학과 기존 8체질의학을 뛰어넘어 체질의학의 역사를 바로 세우고자 오늘 이렇게 두 번째 책을 내게 되었다.

필자는 필마단기의 심정으로 혁명의 깃발을 들고 나섰다. 잘못된 체질 이론으로부터 국민건강과 생명을 지켜내기 위함이다. 필자가 짊어진 책임감의 무게는 무엇으로도 표현하기 어렵다. 어떤 난관이 앞을 막고 비난이 쏟아져도 수백 년간 잘못 이어진 체질 이론과 진단법을 기초부터 전부 바로 세우고자 한다. 그래서 필자는 감히 주장한다. '체질 의학의 역사는 이 책 이후와 이전으로 구분되어야 한다.'라고.

이제 더는 '태양인은 없다'라는 헛된 주장을 해서도 믿어서도 안 된다. 태양인(금체질)은 없는 것이 아니라 모르고 있었을 뿐이다. 태양인은 강인한 의지와 도전 정신으로 고난의 역사를 이끌어 온 우리 민족의 절대다수를 이루고 있는 체질이다. 『가장 쉬운 8체질 자가진단』을 통해 이를 1차 검증했다면, 2권에서는 좀 더 구체적인 근거를 들어 뒷받침하고자 한다.

지금까지 독자들이 알고 있던 체질의학과 관련된 지식이 있다면 머릿속에서 모두 지워버리기 바란다. 헛된 소리로 치부하지 말고, 단 한 번이라도 선입관 없이 마음의 문을 열고 읽어보기 바란다. 「가장 쉬운 8체질 자가진단」이 '건강 분야 베스트셀러 2위'에 오르고, 8체질나라(네이버카페)에 3만 명 회원이 모인 건 그만한 이유가 있지 않겠는가.

이 책을 읽게 될 독자들은 아마 체질 의학의 역사를 새로 세우는 작업을 보게 될 것이다. 특히 건강한 삶을 살고자 하거나 잃어버린 건강을 회복하기를 원하는 독자라면 반드시 이 책을 읽어야 한다. 그만큼 이 책은 충격적인 내용을 담고 있다.

'8체질 혁명'의 첫걸음은 『가장 쉬운 8체질 자가진단』이었다. 그리고 이번 책을 통해 '8체질 혁명'의 기치를 하늘 높이 들고자 한다. 어떤 비난과 공격에도 당당하게 맞설 것이다. 국민건강을 지키는 일이니 타협할 수도 물러설 수도 없다.

다만, 1권을 통해 '8체질 혁명'의 발걸음을 뗀 지 3년, 그 이후 공백의 시간이 너무 길었다. 체질 의학을 바로 세우기 위해 매년 책을 내겠다고 다짐했지만, 그 약속을 지키지 못했다. 후속작의 빠른 출판을 기대한 독자들에게는 깊이 사과의 말씀을 드리고 싶다.

그동안 8체질연구소를 운영하면서 '사이비', '똘아이', '미○놈' 등의 소리를 많이 들었다. 체질 의학의 원조인 이제마 선생과 8체질의학의 창시자인 권도원 선생의 이론을 비판했으니 너무나 당연한 반응이리라. 그래도 독자들의 관심과 건강을 회복한 분들의 응원이 이어지면서 이제 그러한 비난은 많이 잦아들었다.

최초의 이론은 늘 불완전하기 마련이다. 수정·보완이라는 변증법을 통해 학문 역시 발전한다는 건 만고의 진리다. 사상의학과 8체질의학 역시 예외가 될 수 없다. 그런데도 두 의학계는 신성불가침의 성벽을 쌓고 잘못된 체질 이론을 맹종하고 있다. 그 결과 부정확한 이론의 답습으로 가는 곳마다 체질진단이 달리 나오는 심각한 상황에 빠지고 말았다.

가장 큰 오류는 뭐니해도 우리 국민의 절대다수를 차지하는 태양인(금체질)을 부정했다는 점이다. 사상의학계는 태양인의 존재 자체를 인정하지 않았다. 8체질의학 창시자인 권도원 선생도 3% 정도로밖에 보지 않았다. 물론 현재 8체질의학계에서는 약 35% 내외 정도로 높여 보고 있기는 하다.

이런 필자의 이야기에 "아니 태양인이 다수라고? 이런 얼토당토않은 이야기를 하는 인간이 있다니."라고 비난하는 분들이 여전히 많을 것이다. 그런 분이라면 1권에 언급된 진단법만으로도 정확한 체질진단이 가능하니, 꼭 한번 확인해보았으면 한다.

『가장 쉬운 8체질 자가진단』을 가장 먼저 출판한 이유가 있다. 필자가 아무리 '태양인 다수설'을 떠들어본들 증명이 되지 않으면 소용없는 일이다. 8체질 혁명을 시작하기도 전에 비난부터 받으면 아무리 옳은 주장도 외면받게 될 테니까 말이다.

그래서 1권 '가장 쉬운 8체질 자가진단'으로 태양인(금체질)이 매우 많음을 확인해보았다. 이제 사회·문화·인물·역사의 현장에서 태양인이 많을 수밖에 없음을 더 구체적으로 증명하려고 한다. 덧붙여, 태양인과 관련된 음식과 건강법, 인물, 치유 사례 등을 함께 소개하도록 하겠다.

    아무쪼록 8체질 혁명을 통해 체질 의학의 이론이 바로 설 수 있기를 간절히 기원해 본다. 이러한 소망은 필자는 물론 국민 모두의 건강과 생명을 지키는 가장 기본적인 조건이기 때문이다.

2024년 6월
8체질 혁명을 꿈꾸며
묵계 이상원

차례

프롤로그 : 체질 혁명의 기치를 높이 들다　　　　　　　　　　　　　　　**4**

1부　대한민국은 태양인의 나라

체질진단, 출발부터 길을 벗어나다.　　　　　　　　　　17

한국인 70%가 음체질이라고? | 중국인도 음체질, 그럼 민족성도 유사할까? | 한국인의 성격과 체형 | 양체질이 다수라면 소양인이 주류일까? | 한국인의 주류는 태양인(금체질)이다. | 열태양인과 한태양인은 어떻게 다를까? | 체질진단, 출발부터 길을 잘못 들어섰다. | 태양인을 병들게 하는 삶의 조건과 음식 | 한국인 다수가 태양인이라면?

충격적인 진실, 대한민국은 태양인의 나라　　　　　　29

상상을 뛰어넘는 태양인 비율 | 태음·소양·소음은 왜 아니라는 거지? | 양체질(태양인/소양인)이 한국인의 주류다. | 체질진단 혼란이 태양인을 병들게 한다. | 체질 이론과 진단법 오류로 국민건강이 위협받고 있다. | 체질진단 어려움① | 금양(태양인)과 토양(소양인)은 어떻게 다를까?

체질진단, 이래서 오류가 생긴다.　　　　　　　　　　43

체질진단 어려움② | 목음(태음인)의 가면을 쓴 금양(태양인) | 체질진단 어려움③ | 토양체질(한소양)은 거의 모두 태양인(금체질)이다. | 체질진단 어려움④ | 진단받은 체질이 본인 특징과 맞지 않으면 오진일까?

2부　태양인이 많은 증거1

양적 속성이 강한 우리 민족　　　　　　　　　　　　　　　　　　　63

한국인의 주류는 태음인일까? | 한국인의 체질과 한(恨)의 민족 | 다이내믹 코리아를 통해 본 체질적 특성 | 축구 경기에서 드러난 태양인과 태음인의 차이 | 한국인의 체형과 양적인 체질 특성 | 사상의학 태양인은 8체질의 열태양인(금양) | 한태양인(금음)은 전통적 태양인과 다르다. | 찢어진 눈, 태양인을 말한다. | '빨리빨리'로 알 수 있는 체질 특징 | 중국의 '만만디'와 한국인의 체질 | 얼굴 표정이 체질을 말해준다. | '신명이 나다'와 한국인의 체질 | 우생마사(牛生馬死)에서 교훈을 얻다. | 그 밖의 양적인 특징들 | 양적인 속성만으로도 태양인 확인 가능해

창의성과 두뇌 활용 능력으로 본 한국인 체질　　　　　　　　　　92

감적(마음)은 심장과 음(陰)의 영역이다. | 이성과 두뇌 활용 능력은 뇌와 양(陽)의 영역이다. | 태양인은 두뇌 활용 능력이 가장 탁월하다. | 한국인의 창의성도 태양인의 특징이다. | 창의성은 4차 혁명을 이끌어갈 열쇠다. | 지적 호기심과 뛰어난 두뇌 활동은 양적 성향에서 나온다.

3부 태양인이 많은 증거2

강한 폐가 태양인을 증명한다.   105

발발이 축구로 본 한국인의 체질 | 한국인들의 음악적 자질은 어디에서 온 것일까? | 한국인의 대화, 왜 싸우는 것처럼 보일까? | 목감기와 코감기로 체질을 짐작할 수 있다. | 참을 수 없는 분노와 공격적 성향

간의 허약으로 드러나는 태양인의 존재   113

분노와 공격성은 어디에서 온 걸까? | 분노와 스트레스에 취약하면 당신의 체질은? | 한국인에게 울화병이 많은 이유는? | 태양인을 병들게 하는 가장 큰 원인은 스트레스 | 스트레스에 취약한 체질과 극복 방법 | 한국인의 주식(主食)으로 체질을 파악해보자. | 촛불 혁명의 선봉에 선 사람들 | 체질을 알고 싶으면 한국인의 눈을 보라 | 기름진 음식을 먹으면 가스가 찬다. | 밀가루 음식이 소화가 안 되는 체질은? | 커피가 잘 받는다면 태음인이거나 소양인 | 커피가 교감신경을 자극해 인체 균형을 무너뜨린다.

4부 건강한 100세 인생, 8체질이 결정한다.

체질 찾기는 건강을 지키는 최고의 묘약   145

건강식품이 약이 아니라 독이라면? | 건강 회복에 체질이 왜 중요한 거지? | 건강식품 때문에 아버지의 건강이 위협받다. | 체질 찾기, 건강을 지키는 최고의 묘약 | 결과보다는 원인 치료가 우선 | 동양의학의 바탕이 되어야 할 8체질 | 현대인의 건강과 8체질 | 체질진단을 믿을 수 없는 슬픈 현실

8체질연구소 체질진단은 믿을 수 있나?   155

8체질연구소 체질 찾기가 정확한 이유 | 누가 봐도 태음인, 알고 보니 태양인 | 체질 특징과 사주 관련성 | 성격, 체형, 병증, 음식 반응에 속지 말자. | 8체질 찾기 및 건강 상담 솔직 후기 | 베스트셀러와 회원수 1위가 말해준다.

5부   태양인 인물의 체질을 분석해보자

열태양인(금양) 인물 분석 — 179

〈열태양인/금양〉 윤석열 대통령 | 〈열태양인/금양〉 노무현 전 대통령 | 그는 왜 죽음을 택할 수밖에 없었을까? | 〈열태양인/금양〉 정청래 민주당 의원 | 〈태양인/금양,금음〉 김종인 위원장, 장제원 전 의원 | 〈열태양인/금양〉 김민재 선수 | 〈열태양인/금양〉 강남스타일 '싸이' 박재상 | 〈열태양인/금양〉 미스 트로트 김태연 | 축구 국가대표 선수 체질은?

한태양인(금음) 인물 분석 — 204

〈한태양인/금음〉 한동훈 국민의힘 비대위원장 | 〈한태양인/금음〉 이재명 민주당 대표 | 〈태양인/금음〉 이준석 개혁신당 대표 | 〈한태양인/금음〉 문재인 전 대통령 | 〈한태양인/금음〉 이명박 전 대통령 | 〈한태양인/금음〉 천재 피아니스트 임윤찬 | 〈한태양인/금음〉 손석희 아나운서 | 〈한태양인/금음〉 미스 트로트 김다현 | 〈체질 분석〉 불의에 맞선 저항, 한국인 체질은?

6부   태양인 무얼 어떻게 먹어야 하지?

태양인에게 약이 되는 건강식품 — 239

노벨상을 세 번 수상한 천연발효 식초 | 솔잎은 신선(神仙)이 먹는 불로장생의 명약 | 비타민C 고용량 요법의 불편한 진실 | 간을 보하고 기관지에 좋은 모과 | 토마토 익을 때는 의사 얼굴이 파랗게 질린다. | 야생 블루베리, 무농약, 무거름, 무제초제 | MSM 식이유황, 체질과 내 몸 상태를 알고 먹어야!

태양인에게 독이 되는 건강식품　　　　　　　　　　　266

국민 보약 홍삼이 사람 잡네 | 아이에게 녹용을 먹이면 바보가 된다? | 임금이 먹었던 신비의 명약, 경옥고 | 공진단은 모든 체질에 이로울까? | 흑염소즙을 섭취하기 전에 체질부터 | 약도라지 효능이 산삼보다 좋다는데 | 당귀 효능과 부작용, 반드시 체질을 고려해야! | 체질식 하기 전에 이것부터 꼭 알아두자.

태양인(금체질) 음식 궁합　　　　　　　　　　　　　285

태양인의 이로운 음식&부담되는 음식 | 한태양인(금음) 해로운 음식 해설 | 열태양인(금양) 이로운 음식 해설 | 태양인은 육식하면 안 될까? | 운동선수 체력 증진도 체질에 맞는 보약으로

7부　체질 상담 및 임상 사례

태양인 상담 후기　　　　　　　　　　　　　　　　311

몸과 마음은 하나인가? | 멀리 돌아 이제야 체질을 찾았어요 | 선생님께 너무나 많은 도움 얻었어요 | 왜 그렇게 아팠는지 이제야 알게 되었어요 | 제 특징을 정확히 말씀하셔서 울컥했습니다 | 오잉, 좁쌀 붙였다고 이렇게 달라지다니 | 천금을 주고라도 알고 싶었던 나의 체질 | 폐암 진단받고 몰라보게 좋아졌어요

태양인 임상 사례　　　　　　　　　　　　　　　　322

30세 남자, 8체질로 건강을 찾다 | 건강 변화와 편도염 치유까지 | 두○○, 솔잎기름, 비타민C 한달 후기 | 병 없이 살 수 있다는 자신감이 생겼어요 | 안타까운 우리 체질의학 | 약을 먹지 않고 골다공증을 이겨냈어요 | 체질 찾고 한 달, 놀라운 변화

체질몰 제품 후기   **342**

쾌청엔으로 장이 뻥 뚫렸어요 | 아버지를 살려 주셔서 감사합니다 | 생리통 진통제(4알) 끊었어요 | 임산부 입덧과 지루성피부염이 사라졌어요 | 한태양인 골다공증약 탈출기 | 부종이 빠지고, 체중이 3kg 줄었어요 | 황사 알레르기 비염에도 비청엔 굳! | 트림이 줄고, 소화도 너무 잘 돼요 | 세상에 이런 소화제는 없다 | 3일 만에 혈당이 210에서 90으로 | 말기 암 환자에게 3일 만에 기적이 | 수맥차단 온열매트 경험 사례 | 걸을 힘도 없었는데, 다리에 힘이 생겼어요 | 피부 열감이 내려갔어요

부록1 오행 분류표   **366**

부록2 8체질 관련 정보 알아보아요!   **368**

1부
대한민국은
태양인의 나라

체질진단, 출발부터 길을 벗어나다.

충격적인 진실, 태양인의 나라

체질진단, 이래서 오류가 생긴다.

체질진단, 출발부터 길을 벗어나다.

한국인 70%가 음체질이라고?

사상의학계는 한국인의 체질을 태음인 50%, 소음인 20%, 소양인 30%의 비율을 나누고 있다. 태양인은 0.03~0.04% 정도인 1만 명 중에서 3~4명 정도에 불과하다고 한다. 비율에서 보듯이 태음인과 소음인을 합치면 약 70%쯤 된다. 그렇다면 한국인은 음체질이 주류를 이루고 있다고 말할 수 있다.

8체질의학을 창시한 권도원 선생의 견해 역시 이와 크게 다르지 않다. 선생은 1965년 동경 '세계침학술대회'에서 8체질의 존재를 밝힌 '체질침 연구'를 발표했다. 그 직전인 62년도에는 국내에서 8개 체질이 있음을 최초로 언급한 '체질침' 논문을 공개한 바가 있다. 그리고 8체질 맥진법을 활용한 임상 결과를 토대로 체질별 비율을 다음과 같이 정리하였다.

> **권도원**
>
> 수체질(소음인) 61%, 토체질(소양인) 23%
>
> 목체질(태음인) 13%, 금체질(태양인) 3%

표에서 보듯이 소음인의 비율을 매우 높게 추정했다. 이는 사상의학계에서 말하는 20%와는 큰 차이가 있다. 8체질의학계에서 수체질을 과잉 진단하는 근거로, 과도한 수치가 아닐 수 없다. 반면 50%쯤 된다는 태음인의 비율은 13% 정도로 배당했다. 이 역시 납득하기 어렵다. 그런데 약간 특이한 점은 거의 없다고 알려진 태양인을 3% 정도는 된다고 보았다. 이는 사상의학보다는 진일보한 면이 있지만, 태양인을 매우 소수로 본 점은 여전히 한계를 벗어나지 못하고 있다.

중국인도 음체질, 그럼 민족성도 유사할까?

사상의학계는 한국인의 70%가 음체질이고, 그중에서 50%가 태음인이라고 했다. 그렇다면 태음인이 다수 체질을 점유하고 있는 유럽, 인도, 중국인과 음식 문화나 민족적 성향이 비슷할까?

먼저 같은 문화권인 중국인의 체질적 성향을 확인해보자. 중국인을 대표하는 단어 중의 하나가 '만만디', 풀이하면 '천천히'라는 뜻이다. 그리고 중국인은 속내를 잘 드러내지 않고, 판단과 행동이 매사 신중하다. 그래서 중요한 일에 관한 결정이 다소 느린 편이다. 이는 음적 성향이자, 전형적인 태음인 특징이다.

> **음의 속성**
> 느림, 수렴적, 내향적, 보수적, 하강, 수동적,
> 소극적, 계산적, 정적, 신중함, 여성적 등

음식 문화도 돼지고기와 같은 육류에 튀긴 음식이 매우 많다. 이런 음식은 쓸개즙이 잘 나와야 소화에 어려움을 겪지 않는다. 식단이 이러한데도 건강에 크게 문제가 없고, 비만 인구 비율이 그렇게 높지가 않다. 태음인 체질이 주를 이루고 있기 때문이다.

하체는 상대적으로 발달한 펑퍼짐한 체형이다. 참고로 상체는 양이고, 하체는 음에 해당한다. 이로 보아 중국인은 태음인 위주의 음체질이 확실하다.

한국인의 성격과 체형

한국인은 중국인의 '만만디'와 달리 '빨리빨리' 성향이다. 그리고 적극적이고, 도전적이고, 진취적이고, 끈기 있고, 의지력도 강한 편이다. 또한, 감정을 조절하지 못하고 너무 쉽게 달아오르고 흥분한다. 그래서 마음이 상하면 표정 관리가 잘 안 되는 사람들이 많다. 근래는 한국문화의 특징을 '역동적'인 의미의 '다이내믹 코리아'로 표현하기도 한다. 이런 성향은 전부 양적 성향에 해당한다.

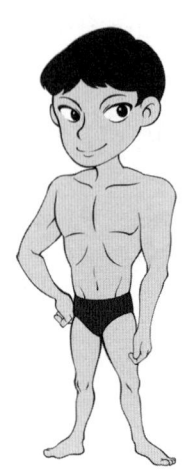

한국인의 체형은 또 어떠한가? 대체로 양에 해당하는 상체가 더 발달했다. 그래서 어깨가 넓거나 허리가 긴 편이다. 반면 하체는 상대적으로 짧거나, 가늘거나, 다리 힘이 약한 사람들이 많다. 확인이 필요하다면 길거리를 지나가는 남자들을 살펴보기 바란다. 상체는 건장한데, 다리가 짧은 사람들이 의외로 많다. 양적 기능이 발달했기 때문이다.

그런데 의문을 제기하는 분들이 있을 수 있다. '나는 다리가 짧지 않고, 가늘지도 않고, 힘도 약하지 않으니 양체질이 아니겠네.'라고. 체질은 대소(大小)가 아니라 기능으로 보아야 한다. 그리고 건강하게 태어나거나 운동으로 단련되면 다리 힘이 약하지 않을 수도 있다. 즉 예외가 있기 마련이니 한두 가지 특징으로 체질을 단정해서는 안 된다. 장미는 대부분 빨간색이지만, 때로 노랑 장미나 흰 장미도 있다는 사실을 늘 염두에 두어야 한다. 이렇게 색깔이 달라도 장미는 장미다. 그러므로 겉으로 드러난 색깔이 아니라, 본질인 장미 자체를 봐야 한다. 즉 체질진단은 부분적 특징이 아니라 종합적으로 보고 판단해야 한다는 것이다.

음식 문화 역시 우리 민족의 주식은 육류보다는 곡채식이다. 곡물과 잎채소는 간을 보하거나 서늘해서 음체질보다는 양체질에 더 잘 어울리는 음식이다. 만약 중국인들처럼 날마다 육류와 튀긴 음식 위주로 섭취하면 소화에 어려움을 겪게 될 사람들이 많다. 그래서 우리 음식 문화는 모든 체질이 무난하게 먹을 수 있는 형태로 발전되어 왔다. 즉, 태음인 위주의 음식 문화가 아니라는 것이다.

그렇다면 우리 민족과 중국인은 체질이 같을 수가 없다. 음식 문화, 민족성, 체형 모두 중국인들과 정반대에 가깝다. 이는 우리 민족이 음체질이 아니라 양체질이 다수를 점유하고 있다는 뜻이다. 이렇게 체질을 바라보는 관점이 출발부터 잘못되었는데, 정확한 체질진단을 기대할 수 있겠는가.

양체질이 다수라면 소양인이 주류일까?

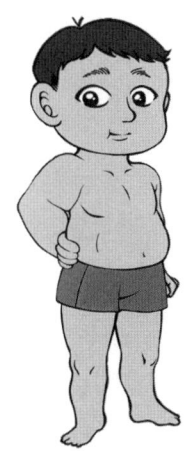

앞에서 보았듯이 한국인은 태음인 위주의 음체질이 주류가 될 수 없다. 그러므로 태음인과 소음인이 70%를 이루고 있다는 주장은 논리적으로 맞지 않는다. 오히려 태양인이나 소양인 위주의 양체질이 우리 민족의 절대다수를 차지하고 있다고 보는 게 자연스럽다. 그런데 사상의학이나 8체질의학 모두 태양인은 거의 없다고 말한다. 그렇다면 소양인이 우리 민족의 다수 체질일까?

소양인은 '음(본질) 중의 양(현상)'인 체질이다. 겉모습만 보면 양체질이지만, 진짜 본모습은 음이라는 뜻이다. 그래서 겉모습만 보면 양의 속성에 해당하는 밝고 급하고 외향적인 면이 두드러진다.

소양인(토체질) 체질인 이영자 씨를 생각해보면 쉽게 이해된다. 이영자 씨는 겉모습이 양이니 소위 '방방 뜨는' 개그맨이다. 하지만 자세히 살펴보면 본질인 음의 속성을 발견할 수 있다. 즉 눈물 많고, 감성적이고, 마음이 여리다. 그리고 본질이 양이 아니어서 독하고 끈질기고 집요하지 못하다. 또한, 어려운 일에 처하면 의지가 쉽게 약해지는 모습이 있을 거로 추측된다.

그럼 독자들께 묻고 싶다. 우리 민족은 고난에 처하면 쉽게 포기하는 나약한 민족일까? 절대 그렇지 않다. 세계에서 가장 독한 민족이다. 아무리 힘들어도 끝까지 포기하지 않고, 집요하고 끈질기게 뜻한 바를 이뤄내고 마는 강인한 민족성을 지니고 있다. 그게 우리 민족의 장점이자 저력이다. 그리고 이는 강한 양의 속성이 발현될 때 나타나는 특성이기도 하다.

이처럼 소양인은 우리 민족의 일반적인 속성과 거리가 있다. 우리 민족의 주류가 될 수 없다는 이야기이다. 그런데도 소양인의 분포 비율을 사상의학계는 30%, 권도원 선생은 23%나 된다고 보았다. 실제로는 7~8% 정도에 불과한데도 말이다. 이러니 체질진단 오류가 생길 수밖에 없다.

한국인의 주류는 태양인(금체질)이다.

한국인은 음적 체질이 아니고, 소양인도 7~8%에 불과하다고 했다. 그럼 남은 체질은 하나밖에 없다. 지금껏 존재를 인정하지 않았던 태양인이다. 다행히도 8체질의학계는 창시자인 권도원 선생이 이야기한 3%와 달리 태양인(금체질)을 대략 35% 정도로 보고 있다.

필자는 이보다 더 높은 70% 이상이라고 감히 주장한다. 이게 사실이라면 정말 충격적이다. 그런데 지금껏 그 누구도 듣도 보도 못한 이야기이니, 거센 비난을 받을 수밖에 없다. 실제로 필자는 이 같은 혁명적인 주장 때문에 많은 고초를 겪었다.

그런 가운데서도 1권이 큰 인기를 얻었다. 체질 상담을 받고 건강이 좋아진 분들의 사례가 쌓이면서 지지와 응원 역시 크게 늘었다. 그래서 이제는 자신 있게 말할 수 있다. '대한민국은 태양인의 나라'라고. 그 근거를 맛보기로 잠깐 살펴보면 다음과 같다.

양의 속성

빠름, 급함, 발산, 상승, 외향적, 적극적, 도전적, 진취적, 강인함, 굳셈, 모험적, 충동적

* 이성은 양이고, 감성은 음이다.
　이성이 발달하면 두뇌 가동력, 창의성, 표현력, 직관력 등이 뛰어나다.

한국인은 양적 체질이니, '빨리빨리'에 매우 능하다. 그리고 이성은 양에 해당하고, 이성이 발현되는 곳은 두뇌이다. 그런 까닭에 양이 발달한 체질은 두뇌 활동의 결과물인 창의성 역시 뛰어나다. 그런데 태양인은 '양 중의 양'으로 양적 속성이 가장 강한 체질이다. 그래서 '음 중의 양'인 소양인에 비해 이런 성향이 훨씬 더 두드러진다.

태양인이 주축인 우리 민족과 달리 중국이나 유럽 민족은 태음인 위주의 음체질이 다수를 이루고 있다. 그래서 속도와 창의성 면에서 우리의 상대가 되지 못한다. 게다가 한국인은 속도 및 창의성과 함께 태양인의 적극적이고 도전적이고 진취적이고 강인한 특성이 더해지면 '일당백'의 능력을 발휘한다. 이 작은 나라가 수많은 분야에서 세계를 선도하는 이유이기도 하다. 태양인이 많을 수밖에 없는 더 구체적이고 상세한 내용은 뒤쪽에서 다루기로 하겠다.

열태양인과 한태양인은 어떻게 다를까?

두 체질의 차이점은 1권에서 상세하게 다루었다. 그래도 1권을 아직 읽지 못한 분들을 위해 간단히 정리하면 다음과 같다.

태양인은 가장 양적인 열태양인(금양)과 상대적으로 음적인 한태양인(금음)으로 나눌 수 있다. 열태양인은 '양 중의 양 중의 양'으로 본질과 현상 모두 양적이다. 그래서 늘 적극적이고 외향적이고 씩씩하다. 그러므로 이 체질은 상남자와 여장부 스타일이 매우 많다. 그리고 8개 체질 중에서 폐가 가장 강한 장부라서 목소리도 매우 크다. 또한, 양적 속성이 강해서 이성적 능력과 두뇌 활동 역시 가장 탁월하다. 체형은 소화 기능이 폐 다음으로 좋아서 살도 잘 찌는 경우가 많다.

* 체형 표현에 다소 과장된 측면이 있습니다.

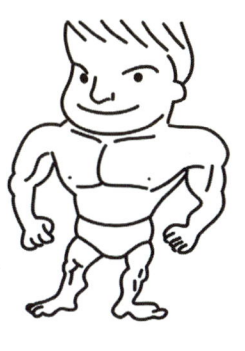
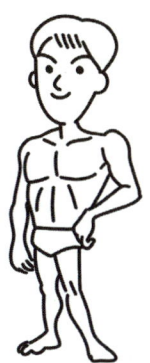

열태양인(금양체질)　　　　　한태양인(금음체질)

> **음의 속성**
> 느림, 수렴적, 내향적, 보수적, 하강, 수동적, 소극적, 계산적, 정적, 신중함, 여성적 등

반면 한태양인은 본질인 '양 중의 양'에 현상인 '음'이 더해진 체질이다. 즉, 음이 외부에 살짝 더해졌기 때문에 겉모습만 보면 소음인과 같은 음적 성향을 띤다. 그래서 평소 모습은 소심하고 섬세하고 생각이 많고 여성적이다. 그리고 배설 기능인 신장과 방광이 강하고 비위는 약해서 소음인처럼 마른 체형이 다수다. 이 때문에 한태양인을 소음인으로

착각하는 경우가 매우 많다. 하지만 본질이 양적인 태양인이어서 특정 상황이 되면 양적 성향이 밖으로 튀어나온다. 쉽게 생각하면 양과 음의 두 가지 성격이 안팎으로 형성되어 있다고 보면 된다.

체질진단, 출발부터 길을 잘못 들어섰다.

지금까지 살펴보았듯이, 체질 이론과 진단법이 첫 출발부터 방향을 잘못 잡았다. 사상의학과 8체질 모두 우리 민족 다수가 음체질이라고 규정한다. 절대다수인 양체질과 태양인을 부정해버렸는데, 체질진단이 정확히 나올 수가 없다.

그런데도 체질진단은 오직 맥진법만 가능하다고 한다. 산 입구에서부터 등산로를 잘못 들어섰으니, 죽을힘을 다해 걸어도 정상에 오르는 건 불가능하다. 그래서 체질 맥진법을 끝없이 연습할수록 오히려 더 미궁 속으로 빠져드는 아이러니한 상황이 발생하고 있다. 그러다 보니 체질진단은 가는 곳마다 다른 결과가 나온다. 체질 이론과 진단법이 정확하다면 가령 다섯 곳을 방문했을 때 적어도 세 곳에서는 일치하거나 비슷해야 한다. 그런데 모두 다른 체질로 나온다면 그 답은 하나다. 바로 체질 이론과 진단법에 심각한 오류가 있다는 것이다.

태양인을 병들게 하는 삶의 조건과 음식

더욱 심각한 문제는 근래의 삶의 조건과 음식 및 건강식품이 다수 체질인 태양인에게 매우 불리하다는 점이다. 과거 우리 민족의 삶은 태양인이 다른 체질에 비해 상대적으로 건강을 유지하기 좋은 조건이었다. 즉 우리 민족은 곡채식을 주로 했다. 이는 양체질 중에서도 태양인과 가장 조화가 잘되는 음식 문화이기 때문이다.

현대인들은 과거보다 스트레스에 더 심하고 빈번하게 노출된다. 그런데 태양인은 스트레스에 가장 취약한 체질이다. 그리고 심한 스트레스는 '만병의 근원'으로 태양인을 병들게 하는 가장 큰 위험 요인이다.

또한, 간이 약한 태양인은 잠을 자지 못하면 다른 체질에 비해 더 큰 타격을 받는다. 간은 새벽 1시에서 3시 사이에 집중적으로 일을 한다. 이때 '해독, 피로 물질 제거, 물질대사 등'이 진행된다. 태양인은 간이 가장 약하므로 이 시간에 깊은 잠을 자지 못하면 간 기능이 크게 떨어진다. 그리고 피로가 쌓이고 혈액이 탁해진다. 그런데 현대인들은 늘 수면 부족에 시달리고 있다. 혹시 독자 여러분 중에서 밤에 잠을 자지 못하면 육체적으로 견디기 힘든 분이 있는가? 그럼 간이 약한 태양인일 가능성이 매우 크다.

음식 문화 역시 태양인의 건강을 위협한다. 커피, 밀가루 음식, 맵고 짜고 기름진 음식, 과도한 육류 섭취, 양약 남용 등이 문제를 일으킨다. 현대인 중에서 특히 태양인은 이런 음식 문화에 취약하다. 수면과 마찬가지로 이들 음식을 먹었을 때 불편함이 있다면 역시 태양인 가능성부터 따져보아야 한다.

태양인은 현대인의 삶의 조건과 음식이 맞지 않아 질병에 가장 취약하다. 그래서 회복을 위해 건강식품과 보약을 많이 찾는다. 하지만, 절대다수 체질을 태음인과 소음인 위주의 음체질로 보았기에 보양식품 역시 이들 체질 위주로 발전해왔다. 홍삼, 인삼, 녹용, 경옥고, 공진단, 영지버섯, 상황버섯, 흑염소즙 등이 대표적이다. 태양인이 이들 식품을 섭취하면 그 결과는 자명하다. 건강 회복을 위해 섭취한 건강식품이 오히려 건강을 해치는 웃지 못할 일이 벌어지고 있다.

필자가 '8체질 혁명, 대한민국은 태양인의 나라'를 소리 높여 부르짖는 것도 바로 이 때문이다. 잘못된 체질 이론과 진단법을 바로잡는 건 국민건강과 생명을 지키는 너무나 소중한 작업이다. 그래서 막중한 책임감에 어깨가 무겁다. 결코, 타협할 수 없는 이유다.

충격적인 진실, 대한민국은 태양인의 나라

한국인 다수가 태양인이라면?

사상의학이 무언지는 잘 몰라도 태양인이 거의 존재하지 않는다는 이야기를 한 번쯤은 들어보았을 것이다. 너무나 당연한 상식으로 받아들여지고 있다. 그런데 거의 없는 거로 알고 있던 태양인(금체질)이 한국인의 다수를 차지한다면 과연 믿을 수 있을까?

혹시라도 이런 주장을 하는 사람이 있다면 매우 무지하거나 이상한 사람으로 취급받을 가능성이 크다. 그런데 그게 정말 사실이라면 어찌할까? 아마 동의학계를 뒤집어 놓고, 동의학 역사를 다시 써야 할 경천동지(驚天動地)할 일이 아니겠는가.

이제마의 사상의학은 세계 최초로 '체질'을 의학의 영역으로 끌어들였다. 권도원 선생의 8체질은 체질의학을 한 단계 더 도약시켰다. 두 분은 무엇으로도 충분하지 않을 만큼 큰 업적을 남겼다. 다만 이론적 한계와 체질 진단의 오류는 여전히 숙제로 남아있다. 이제 필자는 1권과 2권을 통해 이를 더욱 체계화하고 완성도를 높이고자 한다.

그런데 이런 논의가 우리의 삶과 무슨 직접 관련이 있다는 걸까. 분명히 말하지만, 단지 학문적 차원의 검토나 논쟁으로만 그칠 문제가 절대 아니다. 체질은 평생 건강은 물론 생존과 직결된 너무나 중요한 내용이기 때문이다.

'한국인의 다수는 양체질 태양인'이라는 점을 앞선 글에서 언급했다. 이게 정말 사실이라면 우리가 즐겨 먹었던 건강식품과 보양 음식이 '독(毒)'이 될 수도 있다는 이야기가 아니겠는가. 생각만 해도 충격적이다. 평생 건강은 물론 생명을 위협할 수도 있는 문제이기 때문이다.

필자가 허황한 주장만 하고 있다면 어떤 비난도 달게 받아야 한다. 그렇지 않고 논리적 근거를 들어 조목조목 문제점을 짚고 대안까지 제시한다면 관심 있게 읽어봐 주었으면 한다. 아마 새로운 체질 의학의 혁명을 지켜보게 될 거라 확신한다.

상상을 뛰어넘는 태양인 비율

사상의학계는 우리나라 사람 중에는 태양인이 거의 없다고 주장한다. 8체질의학의 창시자인 권도원 선생은 3% 내외, 후학들은 금체질(태양인) 비율을 35% 정도까지 높여 진단하고 있다. 하지만 필자가 수많은 사람을 대상으로 체질을 확인하고 섭생에 적용해 본 결과, 태양인의 비율은 70% 이상이다. 이 수치는 실로 충격적이다. 특정 체질이 절반 이상이라면 가히 '체질 혁명'이자, '대한민국은 태양인의 나라'라고 할 수 있을 테니까 말이다.

필자로부터 태양인으로 확인받고, 또 상담 결과를 섭생에 적용해 건강이 좋아진 분이 아니라면 믿기 어려운 이야기다. 하지만 필자와 상담한 분들 대부분이 건강이 호전되는 경험을 했다. 각종 의료기관에서 치유 방법을 찾지 못해 절망하던 분들이 필자를 만나 극적으로 회복한 사례가 수없이 많다.

1권이 건강 분야 베스트셀러 2위에 오르고, 현재 많은 분이 블로그와 카페를 찾아주신다. 허무맹랑한 이야기라면 가능한 일이겠는가. 더구나 정규 한의대를 나온 것도 아닌 전직 국어교사 출신인데 말이다.

일단 태양인의 존재를 인정하지 않는 사상의학계의 주장은 논외로 하자. 체질 의학의 패러다임을 바꾸어 놓았다고 평가를 받는 8체질의학계조차 태양인의 존재를 정확히 인식하지 못하고 있다. 권도원 선생은 3%, 8체질의학계는 35% 전후 정도에 머물러 있기 때문이다.

> **8체질의학이란**
> 인간을 변하지 않는 8가지 체질(금양,금음,목양,목음,토양,토음,수양,수음)로 구분하여 이를 바탕으로 생리 및 병리 현상을 설명하고 병을 치료하는 의학이다. 권도원(權度沅) 선생이 1965년 10월 동경 국제침학술대회에서 체질침에 관한 논문을 발표하면서 알려지기 시작했다. (두산백과)

이는 8체질 이론 자체의 한계도 있지만, 정확한 체질 진단법이 정립되지 않은 이유가 크다. 8체질의학계에서는 체질진단을 8체질 맥진법으로만 가능하다고 한다. 권도원 선생은 수십만 명을 잡아봐야 감을 잡을 수 있다고 했다. 참고로 선생은 이 같은 맥진법으로 '태양인(금체질) 3%, 소음인(수체질) 61%'로 진단했다. 그런데 현재 이런 수치에 동의하는 전문가는 아무도 없다. 이는 8체질 맥진법 역시 오류가 심하다는 뜻이 아니겠는가. 그런데도 후학들은 이를 죽도록 연습해야만 체질을 정확히 진단할 수 있다고 믿는다. 이론에 문제가 있는데, 노력만으로 될 일이 아니다. 그러니 체질진단 결과가 오류를 범할 가능성이 클 수밖에 없다.

실제로 8체질 한의원 여러 곳을 방문해 보면 같은 사람을 두고 각기 다른 체질로 판별한다. 이게 8체질의학계의 현실이다. 필자가 바로잡고자 하는 부분이 바로 이 지점이다. 잘못된 이론과 부정확한 체질진단법을 바로 잡는 것, 그래서 '8체질 혁명'이다.

태음 · 소양 · 소음은 왜 아니라는 거지?

태양인이 그렇게 많다고 주장하는데, 대체 그 이유가 무얼까? 학계의 비난을 감수하면서까지 이런 주장을 거듭하는 이유가 궁금할 터이다. 8체질이 등장한 지가 언제인데, 아직도 대부분 이런 인식에 머물러 있다는 점은 참으로 안타까운 일이다. 그러므로 최소한 태양인이 없다는 사상의학적 사고에서는 벗어나야 한다. 체질 의학은 이미 사상(四象)이 아니라 8체질이 대세가 되고 있다. 태양인을 부정하는 건 구석기 체질 지식에 머물러 있음을 뜻한다.

불완전하기는 하지만, 최근 8체질의학계는 태양인(금체질)을 적어도 35% 전후쯤은 되는 것으로 보고 있다. 필자는 한발 더 나아가 태양인의 비율을 70% 이상이라고 보고 있다. 누누이 이야기하지만, 필자의 이야기를 끝까지 믿지 못하겠다면 1권에 언급된 오링테스트 진단법을 적용해보기 바란다. 아마 놀라운 결과를 경험하게 될 것이다.

필자가 운영하는 〈8체질나라〉 네이버 카페 회원들은 태양인 비율이 이보다 더 높다. 온통 한태양인(금음)과 열태양인(금양)이다. 다른 체질을 찾아보기 어려울 정도다. 그래서 일부에서는 사이비 체질 카페라고 비난하기도 한다. 그런데 그럴 수밖에 없는 명확한 이유가 있다.

열태음인(목음)은 음적 성향이 매우 강해서 머물러 있기를 좋아하고 새로운 것에 대한 호기심이 약하다. 그래서 속된 말로 만사가 귀찮은 성격이라 카페 활동을 적극적으로 하지 않는다. 또한, 태음인은 현대인들이 겪기 쉬운 '수면 부족', '스트레스', '소음', '환경호르몬' 등에 잘 적응하는 편이다. '밀가루', '육류', '커피', '각종 건강식품'도 대체로 체질 궁합이 잘 맞는다. 그래서 이로 인해 아플 일은 많지 않다. 그러니 건강 카페에서의 활동에 굳이 관심과 적극성을 보일 이유가 없다. 우연히 카페에 들어오더라도 적극적이고 호기심 많은 태양인과 달리 귀찮게 댓글이나 게시글까지 쓰는 경우는 흔치 않다.

한태음인(목양) 역시 열태음인(목음)과 마찬가지로 현대생활과 음식이 대체로 잘 맞는다. 덧붙여, 적극성이 떨어지고 소심하고 조심스러움이 많아서 카페에서 본인의 모습을 잘 드러내지 않는다. 그래서 눈으로 체질 정보를 확인하는 정도에만 그치는 경우가 많다.

소양인(토체질)은 사상의학에서 말하는 30%가 아니라 실제로는 그 비율이 7~8% 내외에 불과하다. 이는 앞에서도 언급한 바가 있다. 그리고 비위가 가장 강력한 체질이라서 아플 일이 별로 없다. 왜냐하면, 후천적 에너지와 건강은 비위 기능에 크게 좌우되기 때문이다. 또한, 소양인은 꼼꼼하지 않고, 진득하게 한자리 오래 앉아 있는 스타일이 아니다. 그래서 카페 활동을 꾸준하게 열심히 할 거라고 기대하기는 힘들다.

그런데 주변 사람들 이야기를 들어보면 자신의 체질을 소음인(수체질)이라고 하는 경우가 매우 많다. 사실 소음인은 20%(권도원은 61%)쯤 된다고 했지만, 실제로는 고작해야 5% 전후밖에 되지 않는다. 한의원에서는 생각 많고, 몸이 냉하고, 소화기가 약하고, 마른 체형이면 무조건 소음인으로 진단한다. 하지만 이런 특징은 소음인만의 전유물이 아니다. 다른 체질에서도 나타날 수 있는 특징이다. 그러니 혹시라도 앞에서 언급한 특징만 갖고 '나는 분명히 소음인이 맞아.'라고 생각하지 말았으면 한다. 그런 사람일수록 소음인이 아니라 자기주장이 강한 태양인일 가능성이 매우 크기 때문이다.

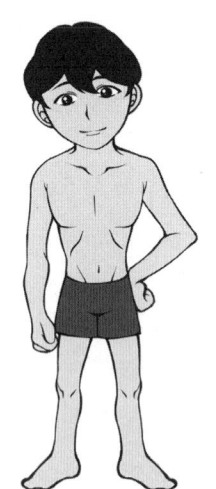

하여튼, 소음인은 원체 숫자가 적다 보

니 직접 대면하기가 쉽지 않다. 더구나 소심하고 소극적이어서 한태음인처럼 게시글이나 댓글 쓰기로 본인의 모습을 잘 드러내지 않는다. 그런데도 〈8체질나라〉 카페를 방문하는 분들 역시 본인 체질을 소음인(수체질)이라고 이야기하는 분들이 의외로 많다. 이런 분들을 상담해 보면 대부분 착각이거나 오진이었다.

태양인은 한국인의 절대다수 체질이기도 하지만, 현대생활이라는 환경 조건과 체질적인 심리 상태, 그리고 궁합이 맞지 않는 음식 때문에 아픈 사람이 매우 많다. 그리고 양의 성질인 이성의 발달로 지적 호기심이 강하기 때문에 궁금하면 참지 못한다. 그래서 게시글과 댓글로 질문을 많이 하고, 자신의 존재를 드러내는데도 상대적으로 부담을 덜 느낀다. 다만, 성향상 대체로 그렇다는 것일 뿐, 모든 태양인에게 해당하지는 않는다. 사람이 붕어빵도 아니고, 개인차가 있기 마련이다. 아무튼, 앞에서 언급한 이유로 태양인은 의료기관을 찾거나 각종 건강 사이트에서 자신의 존재를 드러내는 사람들이 매우 많다.

특히 한태양인(금음)은 50% 내외로 추정된다. 이렇게 비율이 높으니, 성격과 특성이 우리 민족성과 가장 닮은 체질이다. 또한, 간이 가장 약하고 소화기도 부실해 아픈 이들이 특히 더 흔하다. 게다가 생각과 호기심이 매우 많아서 궁금한 게 있으면 반드시 알아봐야 직성이 풀리는 성격이다. 그리고 꼼꼼하고 치밀하며 끝까지 파고드는 기질이 있어 질문을 많이 하는 편이다.

반면, 열태양인(금양)은 양적 성향이 가장 강해 활력이 넘친다. 후천적 에너지를 좌우하는 소화기도 매우 좋다. 비율은 한태양인(금음체질)

에 비해 '7:3' 정도로 상대적으로 적다. 또한, 세심하고 집요하고 꼼꼼하게 확인하려 드는 기질 역시 한태양인보다 약해서 그 비율이 실제보다는 더 적게 보인다.

그런데 지금까지 설명한 이런 체질별 내용은 그 체질의 전형적인 특징을 서술한 것이다. 늘 예외는 있기 마련이라고 했다. 태음인 중에도 궁금증을 해소하기 위해 여기저기 열심히 찾아다니는 사람이 있다. 마찬가지로 태양인 중에도 활동에 직접 참여하지 못하고 소심하게 눈팅만 하는 경우도 있다. 그러므로 〈8체질나라〉 카페에 등장하는 사람들의 모습이 곧 전체 체질별 비율이라고 말할 수는 없다. 다만, 태양인이 우리 주변에 많이 눈에 뜨일 수밖에 없는 이유를 이해하는 데는 큰 도움이 되리라 생각한다.

양체질(태양인/소양인)이 한국인의 주류다.

일반적으로 태양인과 소양인은 양(陽)의 성질을 지닌 체질로, 태음인과 소음인은 음(陰)의 성질을 지닌 체질로 구분[1]한다. 그렇다면 음양의 일반적 속성을 체질에 적용해보면 우리나라 민족성이 어느 쪽 성질에 더 가까운지 알 수 있다. 이를 위해서 먼저 음양의 성질부터 간단하게 정리해 보자. 그런 후에 우리 민족이 어떤 음양적 속성을 지니고 있

---

1 동양철학에서는 음양(陰陽)에서 사상(四象)이 출현하는데 양(陽)에서 태양과 소음이, 음(陰)에서 태음과 소양이 나온 것으로 보고 있다. 하지만, 이는 좀 더 전문적인 분야이기 때문에 이에 대한 설명은 다음 기회로 돌리기로 하겠다.

는지 따져보면 될 것이다. 다른 방법을 동원할 필요 없이 이런 과정만으로도 '태양인의 나라 대한민국'을 어렵지 않게 확인할 수 있다.

양(陽)의 속성
- 상승, 확산, 밝음, 가벼움, 드러냄, 굳셈, 강함, 사나움, 급함, 충동
- 남성적, 외향적, 진취적, 적극적, 발산적, 의지적, 모험적, 개방적,
- 사교적, 급진적, 개혁적, 영웅심, 혁명가, 개혁가, 이상주의자

음(陰)의 속성
- 하강, 수축, 어둠, 무거움, 숨김, 여림, 약함, 부드러움, 느림
- 여성적, 내향적, 수렴적, 소극적, 보수적, 수동적, 계산적, 감성적, 가정적, 폐쇄적, 소심함, 꼼꼼함, 변화를 두려워함.

음양(陰陽)에 대한 이해가 꼭 어려운 것만은 아니다. 일반적이고 평균적인 남자와 여자의 성향을 양과 음에 대응시켜 보면 된다. 즉 양(陽)인 남자들은 음(陰)인 여자들에 비해 상대적으로 외향적이고 진취적이고 모험적이고 충동적이며 도전적이다. 체질 역시 이와 마찬가지다. 양적 성향을 지닌 태양인과 소양인은 음적인 태음인과 소음인에 비해 이러한 성향이 훨씬 더 강하다고 이해하면 된다.

체질진단 혼란이 태양인을 병들게 한다.

태양인(금양,금음)은 스트레스, 수면 부족, 육식, 양약, 밀가루 음식, 잘못 처방된 보약과 보양 음식 등으로 인해 건강이 쉽게 상한다. 그래서 단지 건강이라는 측면에서만 생각하면 태양인은 현대생활에 가장 적응하기 힘든 체질이다. 그런 이유로 의료기관을 찾는 비율이 다른 체질에 비해 압도적으로 많다. 반면에 태음인과 소양인은 삶의 환경과 음식이 태양인만큼 문제가 되지 않아 아플 일이 상대적으로 적다.

치료를 위해 의료기관을 찾는 환자만을 대상으로 체질 비율을 따진다면 아마 태양인이 적어도 80% 이상 되지 않을까 싶다. 필자가 진행하는 강좌나 건강 상담에 참여하는 분들 역시 80% 이상이 태양인이다. 다른 체질보다 아플 일이 훨씬 더 많기도 하거니와, 태양인의 강한 두뇌 활동에서 발현된 지적 호기심까지 발동되기 때문이다.

그래서 체질 상담할 때 참으로 민망하다. 마음속으로는 태양인이 아닌 분들도 오셨으면 하고 기대하지만, 혹시나 하는 마음은 역시가 되고 만다. 그러니 남들이 볼 때는 '묵계 이상원, 저 사람의 눈에는 태양인밖에 보이지 않는가 봐.'라는 생각이 들 수도 있을 것이다.

그래서 본인 체질이 무어라고 말해도 필자가 직접 확인해보지 않는 이상 믿지 않는다. 특히 한소양인(토양)이나 소음인(수체질)이라고 하면 고민할 필요조차 없이 '아닐 겁니다'라고 이야기한다. 한소양인은 가장 드문 체질이다. 그리고 소음인은 사상의학의 20%도 권도원 선생의 61%도 아닌 고작 5% 전후에 불과하기 때문이다. '약한 듯하지만 강인한 정신의 소유자'인 한국인의 민족성을 생각할 때도, 가장 여성적인 소음인 비율은 매우 낮을 수밖에 없다. 이런 오류를 범하는 건 본질과 현상(겉모습)을 구분하지 못하거나, 다른 체질과의 교집합을 정확히 읽어내지 못해서다.

다시 말하지만, 태음인과 소양인과 소음인은 실제로는 그 비율이 매우 낮다. 이런 이야기를 하면, 당신의 주장이 옳다는 근거가 무엇이냐.'라고 반문하는 분들이 있을 것이다. 그래서 1권에서 누구나 쉽게 해볼 수 있는 체질 진단법을 제시하였다. 그리고 2권을 통해 이를 논리적인 근거를 들어 '태양인의 나라'를 뒷받침하고 있다. 처음 듣는 충격적인 이야기에 혼란스러울 독자들이 많으리라 생각한다. 그래도 필자의 이야기를 끝까지 듣다 보면, 어느 순간 '8체질 혁명'에 동의하게 될 거라고 믿는다.

체질 이론과 진단법 오류로 국민건강이 위협받고 있다.

'무엇이 어디에 좋더라'라는 이야기에
한 번쯤은 먹어보았던 건강식품과 보양 음식
이로 인해 오히려 건강이 무너진다면
과연 믿을 수 있겠습니까?
건강에 지나치게 집착하는 우리나라 사람들.
그러나 건강은커녕 난치병으로 고통받는 분들이

> 그렇게도 많다는 사실은
> 음식 섭취에 근본적으로 문제가 있다는 것을
> 보여주는 방증이 아닐까요?
>
> 새로운 8체질의학의 세계를 소개해드립니다.
> 기존의 사상의학과 8체질의학을 혁명적으로 극복했습니다.
> 본인 체질을 확신하지 못한다면 일단 잊어 주십시오.
> 보약이나 치료 약이 필요하다면 일단 기다려주십시오.
> 지속해서 드시는 건강식품이 있다면 당장 중단하십시오.
> 가족을 위해 준비한 보양 음식이 있다면 일단 기다려주십시오.
> 그리고 이 책을 보십시오. 그 이유를 알려드리겠습니다.

아마 우리나라 사람들만큼 유별날 정도로 건강에 집착하는 민족은 흔치 않다. 서구인들은 보약이나 보양 음식이 특별한 게 없다. 몇 가지 영양제를 챙겨 먹는 정도다. 먹는 음식도 육류, 빵, 커피, 감자 등으로 매우 단순하다. 게다가 이런 음식조차도 우리 기준으로는 건강에 해로운 게 많다. 그렇다면 서구인들은 우리보다 덜 건강해야 하지 않을까?

뜻밖에도 서구 국가 중에서 평균 수명이 우리와 비슷하거나 더 긴 경우가 많다. 이들에 비해 우리 민족은 보약과 보양 음식을 즐겨 먹으니, 더 오래 살고 건강해야 하지 않을까. 현실은 성인병과 난치병 발생 비율이 서구인들보다 더 가파르게 증가하고 있다. 사회보장제도 미비, 열악한 근로 조건과 삶의 환경 등을 고려하더라도 이는 상식적이지 않다. 예상 밖의 결과가 아닐 수 없다. 혹시 식생활이나 보양식품 섭취에 심각한 문제가 있는 건 아닐까?

체질의학계에서는 서구인들의 체질을 태음인 다수로 추정하고 있다. 그런데 서구인들이 즐겨 먹는 음식은 체질 궁합이 잘 맞는 양적이고 폐를 보하는 것들이 많다. 그래서 정크푸드만 지나치게 가까이하지 않으면 음식 때문에 병이 생길 가능성은 크지 않다.

서구인들의 다수는 태음인이다. 다만, 북유럽은 태음인 비율이 훨씬 더 높지만, 남부 유럽으로 올수록 양적 체질의 비율이 조금씩 높아진다. 스티븐 호킹 박사의 경우는 태양인인데, 이런 경우는 육식 위주의 태음인 식단이 맞지 않는다. 그래서 간 기능이 크게 상해 루게릭병을 앓게 되었을지 모른다. 그렇다면 비록 소수이지만 서유럽에 거주하는 태양인들은 식단이 체질에 맞지 않아 난치병을 앓게 될 가능성이 매우 크다고 하겠다.

그렇다면 한국인들은 서구인들이 즐겨 먹는 음식이 잘 받을까? 당연히 그렇지 않다. 기름진 고기와 밀가루 음식을 많이 먹으면 소화가 잘 안 되고 가스가 차는 사람들이 의외로 많다. 간 기능이 약해 쓸개즙 분비가 부족한 태양인이 압도적으로 많기 때문이다.

또한, 한국인은 양적 신경에 해당하는 교감신경이 강하다. 그래서 저녁에 커피를 마시면 각성이 되어 잠을 잘 이루지 못하는 사람들이 많다. 교감신경이 약한 태음인이 아니라는 뜻이다. 다만 태양인도 비위 기능이 좋으면 커피조차도 소화해버려 잠을 잘 자는 경우가 있기는 하다. 그래도 깊은 숙면은 방해를 받는다. 그러므로 혹시라도 커피가 부담되지 않는다고 태양인이 아니라고 무조건 단정할 일은 아니다. 일단은 커피가 맞지 않으면 적어도 태음인은 아니라고 생각하면 된다.

체질진단, 이래서 오류가 생긴다.

체질진단 어려움
금양(태양인)과 토양(소양인)은 어떻게 다를까?

열태양인(금양)과 한소양인(토양)은 일부 특징 면에서 유사한 체질이다. 그래서 혼란을 겪는 분이 많다. 열태양인의 장부구조를 강한 것부터 나열하면 '폐>비>신>간'이고, 한소양인은 '비>간>폐>신'이다. 즉 두 체질은 '비위가 강하고 신장이 약하다.'라는 점에서 공통점이 있다.

또한, 두 체질을 음양으로 표현하면 태양인(금체질)은 '양 중의 양'이고, 소양인(토체질)은 '음 중의 양'이다. 이 말은 두 체질의 본질은 각각 '양'과 '음'으로 다르지만, 현상인 겉모습은 '양'으로 같다는 의미다. 그래서 두 체질 모두 겉으로 드러나는 성격이 밝고 외향적이며 재치가 있고 활달하다. 그래서 본질적 차이를 자세히 살피지 않으면 체질을 구분하기가 쉽지 않다.

태양	양 중의 양	열태양인(금양)	폐〉비〉신〉간
소양	음 중의 양	열소양인(토음)	비〉폐〉간〉신
		한소양인(토양)	비〉간〉폐〉신

　이번에는 체형을 위주로 열태양인과 한소양인을 비교해 보자. 장부 구조에서 보다시피 둘 다 '비위'가 강하고 '신장'이 약한 체질이다. 즉 소화력이 좋고 배설 기능이 약해 살이 잘 찌는 편이다.

　그런데 소양인은 8체질에서는 다시 2개 체질로 나뉜다. 열소양인(토음)은 '음 중의 양 중의 양'이다. 반면, 한소양인(토양)은 '음 중의 양 중의 음'이다. 즉, 한소양인은 상대적으로 음적 성향이 강해 비위가 덜 왕성하다. 그래서 대체로 보통 또는 조금 살이 찐 체형이다. 반면 열소양인은 비위에 열이 많아 비만이 되는 경우가 매우 흔하다. 참고로 권도원 선생이 체질 명칭에 붙인 '음과 양(토양, 토음)'은 전통적 의미의 음양과는 아무 상관이 없다. '음'과 '양'의 의미를 생각할 필요가 없다는 뜻이다.

　하여튼 열태양인(금양)과 한소양인(토양) 모두 비위는 강하고 신장이 약해서 살이 찔 체형으로 나타날 수 있다. 그래서 체형에만 집중하면 체질을 진단하는 데 어려움이 생긴다. 하지만 본질이 음인 한소양인은 본질이 양인 열태양인과는 성향 면에서 큰 차이가 있다.

　즉 열태양인은 '양 중의 양 중의 양'으로 겉모습과 본질 모두 '양'이어서 기질상 상남자와 여장부 스타일이 많다. 이와 달리 소양인은 '음 중의 양'으로 본질이 음이다. 겉모습은 비록 '방방 뛰는' 양적 성격이지만, 본질이 음이어서 여성적 성향이 숨어 있다. 그래서 감성적이고 쉽게 눈물이 나고 마음도 여리다. 본질이 양이 아니니 어려운 일을 겪게 되면 쉽게 포기할 때가 많다. 그리고 집요하고 끈질기게 일을 추진하는 의지력도 상대적으로 떨어진다.

이는 소양인(토음)인 이영자 씨를 떠올려보면 쉽게 이해할 수 있다. 물론 어떤 전문가는 이영자 씨를 느긋한 성격의 태음인(목체질)으로 보기도 한다. 이런 견해는 음양과 체질의 기본을 이해하지 못한 주장이라 아니할 수 없다.

그리고 열태양인(금양)은 간이 가장 약해서 쉽게 화를 낸다. 그리고 폐가 가장 강해 목소리도 매우 크다. 양적 성향이 강해 고집스럽게 자기주장을 펼친다. 또한, 자존심이 강해서 잘못했을 때도 끝까지 인정하지 않고, 오히려 목소리를 높이거나 불필요한 고집을 부리기도 한다.

반면 한소양인(토양)은 간이 두 번째로 강한 장부라서 쉽게 화를 내지 않는다. 비록 소양인 특성 때문에 표현은 쉽게 할지 몰라도, 본질인 음의 영향으로 어려움을 겪게 되면 쉽게 꼬리를 내린다. 그리고 태양인처럼 지나치게 자존심에 집착하거나, 고집스럽게 주장을 고수하지도 않는다. 이런 성향 차이까지 고려한다면 두 체질을 구분하는 것이 그렇게 어려운 일만은 아니다.

지금까지 보았듯이 열태양인(금양)과 한소양인(토양)은 성격 측면에서 매우 큰 차이가 있다. 그러므로 더는 '밝고 외향적이고 재치가 있고 활달한' 성격만 보고 두 체질을 혼동하는 일은 없어야 하겠다.

체질에 관한 모든 특징은 음양오행과 장상학을 통해 설명되어야 한다. 이 둘은 동양의학의 뿌리이기 때문이다. 체질의학 역시 음양론에 그 뿌리를 두고 있으니 이를 벗어날 수 없다. 그러므로 이를 적용해서 체질을 설명해내지 못한다면 그건 불완전한 체질 이론이다. 안타까운 점은 음양오행과 장상학[2]을 활용해 사상체질과 8체질을 설명해 놓은 책을 본 적이 없다는 사실이다. 체질 의학자들이 이를 알고 있다고 해도, 이론적 불완전함 때문에 적용할 수가 없기 때문이다.

8체질연구소는 한소양인(토양) 진단에 너무나 심각할 정도로 오진이 많다고 끊임없이 지적해 왔다. 그런데도 필자의 논리적인 근거 제시를 전혀 받아들이지 않고 비난부터 하는 분들이 있다.

덧붙여, 열태양인과 한소양인보다는 한태양인(금음)과 한소양인(토양) 사이의 체질 혼동이 훨씬 더 많다. 그리고 8체질의학계는 토양체질 비율을 과도하게 높여 판정하지만, 실제로는 그 비율이 가장 낮은 체질이다. 그래서 이 체질로 진단받았다면 대부분 오진이므로 1권에 나오는 진단법으로 다시 확인해보기 바란다.

> 열태양(금양)과 한태양(금음), 어느 체질이 살이 더 찌기 쉬울까?
> 8체질의학계에서는 태양인(금체질)의 경우 마른 사람은 대체로 금양체질로, 살이 다소 찐 체질은 금음체질로 진단하는 경우가 많다. 그런데 한태양인(금음)은 '폐)신)비)간'으로 중간 장부인 비위가 약하다. 그런데 어찌 중간

---

2 장부의 생리 활동과 병리 변화가 외적인 상징으로 반영되는 것을 다루는 학문이다.

장부가 '비)신'으로 소화흡수가 잘 되고 배설 기능이 약한 열태양인(금양)보다 살이 더 잘 찌는 체질이 될 수 있겠는가.

소양인(토체질)도 역시 열소음인(토음)은 약간 살이 있는 체형으로, 한소양인(토양)은 살이 훨씬 더 잘 찌는 체질로 설명하고 있다. 실제 이런 기준으로 체질을 진단하는 것처럼 보인다.

문제는 왜 그런가에 대한 명확한 설명이 전혀 없다는 점이다. 어떤 주장이나 학문이든 논리적 근거를 통해 뒷받침되어야 한다. 아마 권도원 선생이 발표한 8개 체질별 특징 설명만 맹목적으로 추종한 결과일 거로 추측할 뿐이다. 참고로 권도원 선생의 8개 체질별 특징은 음양오행을 기반으로 한 논리적인 추론을 통해 끌어낸 결과물이 아니다. 8체질 맥진법으로 체질을 분류한 뒤에 표본 집단을 관찰해서 얻어낸 것이다. 이 말은 체질별 특징의 논리적 근거가 없다는 뜻이다.

체형 표현에 다소 과장된 측면이 있습니다

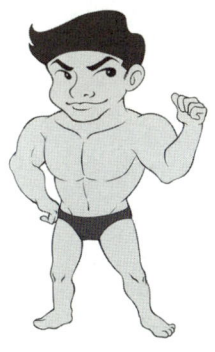
열태양인(금양)

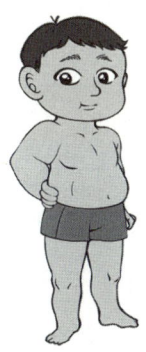
열소양인(토음)

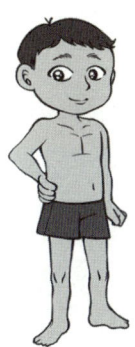
한소양인(토양)

체질진단 어려움②
목음(태음인)의 가면을 쓴 금양(태양인)

정반대 체질인 태음인과 태양인을 혼동할 수 있는 사례다. 이를 통해 겉모습만 보고 접근하면 체질진단이 쉽지 않다는 점을 이해했으면 한다. 필자는 수없이 많은 사람을 상담해 보았기에, 이제 모습만 보아도 대략 체질이 짐작된다. 하지만 가끔 머리를 아프게 하는 분들이 있다.

분명 눈에 비치는 모습은 특정 체질이 맞는데, 몇 가지 방법으로 체질 확인을 해보면 전혀 다른 체질로 확인되는 때가 있다. 그중에서도 열태음인(목음)처럼 보이는 열태양인(금양)이 가장 많았다. 그다음이 열태양인(금양)을 닮은 한태양인(금음)과 열태양인(금양)과 유사한 열태음인(목음)이다.

언젠가 대학 후배 네 명이 연구소를 찾아왔다. 한 명은 완벽한 열태음인(목음) 모습과 성정을 지니고 있었다. 실제로도 태음인이 맞다. 척 보아도 그렇게 보인다. 두 번째 후배 역시 누가 보아도 태음인이었다. 살이 퉁퉁하게 쪘고, 눈빛은 부드럽고, 말은 느리고, 목소리 톤도 높지 않고, 성격은 느긋하고…. 이 정도면 완벽한 태음인이다.

그런데 확인해보니, 뜻밖에도 열태양인(금양)이었다. 필자의 체질진단이 틀렸을 수도 있지 않냐고 하실 분들이 있을 것이다. 그런데 열태음인(목음)이 될 수 없는 결정적인 증거가 있었다. 빨간 장미가 일반적이지만, 하얀 장미 역시 장미일 수밖에 없는 본질적인 특징 말이다. 부인할 수 없는 그런 특징을 확인해 주었다.

세 번째 후배 역시 두 번째 후배와 거의 같은 특징을 하고 있었다. 실제로는 태양인이지만, 역시 누가 보아도 태음인으로 판단했을 것이다. 다른 후배들 역시 태음인으로 생각하고 있었다고 했다.

네 번째 후배는 한태양인(금음)이었다. 전형적인 태양인(금체질)의 모습을 하고 있었다. 그런데 체격이 탄탄했다. 일반적으로 한태양인(금음)은 소화흡수 기능이 약해 마른 체형이 매우 많다. 이 후배는 이런 특징에서 약간 벗어나 있었다. 게다가 본인 말로는 간이 튼튼한 줄 알았다고 했다. 아마 화를 덜 내고 술을 꽤 많이 먹을 수 있어 그런 생각을 했었던 것 같다.

그런데 전날 밤에 밤새 술을 마셨는지, 태양인 판정을 받은 두 후배에게서 술 냄새가 너무 심하게 났다. 옆에 있으니 숨쉬기가 어려울 정도였다. 반면 태음인(목음) 후배는 필자와 술을 자주 먹었지만, 그런 냄새를 한 번도 풍긴 적이 없다. 술 냄새를 심하게 풍긴 후배들은 모두 간이 약한 태양인이다. 체질과 상관없는 알코올 분해 효소가 잘 나와 전날 밤에 술이 술술 들어갔으리라. 하지만 간이 약하니 해독에 한계가 있을 수밖에 없다. 그래서 숙취로 술 냄새를 심하게 풍겼던 것이다.

사례에서 보듯이, 단지 성격, 음식, 체형, 병증만 보고 체질을 쉽게 판단해서는 안 된다. 체질진단은 일반인들이 생각하는 만큼 그렇게 만만한 게 아니다. 그런데도 책이나 인터넷에 올라온 자료를 보고 체질을 판단하는 분들이 있다. 그런 자료에 심각한 오류가 있다는 걸 모르고 말이다.

그런데 8체질 전문가들 역시 불완전한 체질 이론을 적용해 진단하고 있다. 그러니 당연히 체질 오진이 많을 수밖에 없다. 특히 유튜브 관련 영상을 보고 있으면 가슴이 답답해진다. 본인이 무얼 잘못하고 있는지도 모르고 엉터리 정보를 쏟아내고 있다. 그로 인한 피해는 우리 국민이 고스란히 떠안을 수밖에 없다. 그래서 '태양인의 나라, 대한민국'을 밝혀야 할 필자의 어깨가 더 무겁다.

체질진단 어려움③
토양체질(한소양)은 거의 모두 태양인(금체질)이다.

토양체질이라고 하면 생소한 분들이 있을 것이다. 8체질의학계에서 붙인 명칭인데, 사상의학의 소양인에 해당한다. 그런데 8체질 진단을 받은 분 중에 토양체질로 알고 있는 경우가 매우 많다. 결론부터 말하면 전문가에게 들었든 본인의 자가진단이든 거의 모두 오진일 가능성이 매우 크다.

사상의학에서는 소양인(토체질) 비율을 30% 정도로 보고 있다. 이 정도면 꽤 높은 비율이다. 그런데 왜 대부분 오진이라는 걸까? 앞에서 언급했지만, 소양인은 실제로는 7% 내외에 불과하다. 즉 소양인 비율부터 잘못되었다. 게다가 토체질(소양인)이 맞는다고 해도 대부분 토양체질(한소양)이 아닌 토음체질(열소양)이다. 또한, 태양인을 토양체질로 오진하는 예도 매우 많다.

토양체질에 대한 이해를 돕기 위해 8체질연구소에서 사용하고 있는 체질 명칭과 연결해보도록 하자. 단, 심장은 다른 장부와 달리 군주에 해당하기에 제외했다. 즉 심장을 제외한 장부 강약만을 기준으로 했다는 점을 미리 말해두고자 한다.

> 심장은 신하에 해당하는 다른 장부들과 달리 군주 역할을 한다. 그러므로 체질별로 장부 강약을 배열할 때에 심장을 포함하면 안 된다. 심장을 넣게 되면 장부 강약 위치가 달라져 오행론과 장상학을 적용할 수 없다. 그렇게 되면 체질 특징 분석이 불가능해진다. 이는 권도원 체질 이론의 결정적 오류 중의 하나이다.
>
> 토양체질(비)심)간)폐)신) ≒ 한소양인(비)간)폐)신)
> 토음체질(비)폐)심)간)신) ≒ 열소양인(비)폐)간)신)
> 금양체질(폐)비)심)신)간) ≒ 열태양인(폐)비)신)간)
> 금음체질(폐)신)비)심)간) ≒ 한태양인(폐)신)비)간)

위 표에서 보듯이 토양체질(한소양인)은 심장을 제외하면, 간이 두 번째로 강한 장부다. 그런데 심장을 넣게 되면 간이 중앙으로 이동한다. 이렇게 되면 장상학을 적용한 간의 특성에 대한 설명이 크게 달라진다.

그리고 체질 명칭에 사용된 음양 성격만 생각하면, '한'과 '음'은 유사한 의미이므로 '한소양인≒토음체질'이 자연스럽다. 하지만 권도원 8체질에서 음양은 별 의미가 없으므로 심장을 제외한 장부 강약만을 비교하면 '비〉간〉폐〉신'의 '한소양인은 토양체질과 일치한다. 그리고 '비〉폐〉간〉신'의 '열소양인은 토음체질이 된다.

다시 말하지만 소양인(토체질)은 '음(본질) 중의 양(현상)'이다. 이 말은 일상적인 행동 패턴을 뜻하는 겉모습은 양적으로 발현되지만, 평소에는 숨겨져 보이지 않다가 순간순간 속마음이 드러나는 본질은 음이라는 뜻이다. 즉, 언뜻 보았을 때는 '방방 뜨는 양적인 모습'이다. 하지만 특정 상황이 되면 본질인 여성적인 기질이 발현된다.

그렇다면, 소양인을 다시 둘로 나눈 토양(한소양)과 토음(열소양)의 음양적 성격은 어떨까? 당연히 토양체질이 '양'이 들어가 있으니 상대적으로 '양적'이라고 생각하기 쉽다. 그런데 권도원 8체질에서 '음(토음)'과 '양(토양)'은 동양철학에서 말하는 '음양'적 의미와는 아무 관련이 없다고 했다. 그래서 8체질 명칭으로는 음양적 의미를 구분할 수 없다. 이런 이유로 어쩔 수 없이 두 체질의 장부 강약을 통해 음양적 성격을 따져보려고 한다.

폐는 간에 비해 양적인 장부다. 해부학적으로도 폐는 간보다 더 높은 양적 위치에 있다. 그리고 폐를 통해 흡입된 산소가 미토콘드리아에서 열과 에너지로 변환된다. 그렇다면 폐가 강한 체질은 상대적으로 양적 기운이 더 강하게 발현될 거로 생각할 수 있지 않겠는가. 또한, 폐가 가장 크고 강한 태양인이 가장 양적인 체질이라는 점도 고려할 필요가 있다.

그러므로 '비〉간〉폐〉신'으로 폐가 약한 토양체질(한소양)은 '비〉폐〉간〉신'의 폐가 튼튼한 토음체질(열소양)보다 상대적으로 음적 체질이라고 추정해 볼 수 있다. 그렇다면 폐가 두 번째로 강한 장부인 수양체질(신〉폐〉간〉비, 열소음)과 폐가 두 번째로 약한 장부인 수음체질(신〉간〉폐〉신, 한소음)은 누가 상대적으로 더 양적 성향을 띨까? 당연히 수양체질이다.

다시 정리해 보자. 토양체질(한소양)은 '음 중의 양'에 '음'이, 토음체질(열소양)은 '음 중의 양'에 '양'이 추가된 체질이다. 즉, 토양체질은 본질이 음이다. 여기에 양이 더해졌지만, 다시 음이 양을 강하게 누르고 있는 형국이다. 그래서 토양체질(한소양)은 비록 소양인이지만 성격 측면에서 소음인과 유사한 성향을 띤다. 또한, 열기가 그렇게 많지 않고, 소화 기능도 우리가 알고 있는 소양인(토음체질)만큼 왕성하지 않다.

체형 표현에 다소 과장된 측면이 있습니다

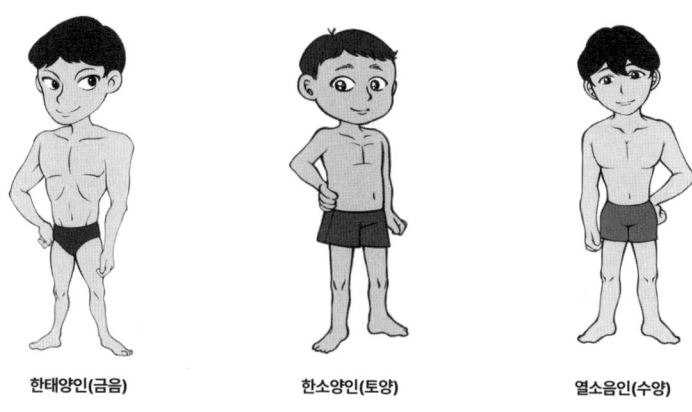

한태양인(금음)   한소양인(토양)   열소음인(수양)

그래서 금음체질(한태양)과 소음인(수체질)을 토양체질(한소양)로 많이 오진한다. 당연히 같은 소양인인 토음체질(열소양)을 토양체질로 착각하는 경우 역시 많다. 그렇다고 토양체질 진단이 무조건 어려운 건 아니다. 먼저, 토양체질의 '음 중의 양 중의 음'이라는 타고난 음양적 성격을 정확히 이해해야 한다. 여기에 '비〉폐〉신〉간'의 장부 강약을 장상학에 세밀하게 적용하면 다른 체질과 명확하게 구분할 수 있다.

그런데 안타깝게도 8체질의학계는 토양체질의 음양적 성격을 정확히 알지 못하는 것 같다. 또한, 너무나 중요한 장부 강약 배열에도 오류가 있다. 그래서 오진이 많고, 체질 설명에 꼭 필요한 장상학과 진단학 등의 이론도 체질에 적용할 수 없다.

그럼, 권도원 선생은 토양체질의 특징을 어떻게 뽑아냈을까? 불완전한 8체질 맥진법으로 잘못 진단한 토양체질 집단을 관찰했고, 여기에 주관적 견해를 더해 정리한 다음에, 이를 논문과 책을 통해 발표했지 않을까. 즉 토양체질 표본 집단에 토양체질이 아닌 사람들이 많이 포함되어 있었을 것으로 추정된다. 그렇다면 토양체질 특징이 정확하게 나오기 어렵다. 요컨대 8체질 맥진법과 음양 및 장부 배열에 문제가 있으니, 체질 진단과 설명에 오류가 생기는 건 당연할 수밖에 없다. 8체질의학은 이런 태생적인 문제가 있기에 8개 체질별 설명만 보고 진단해서는 절대 안 된다. 오진은 물론이거니와 그로 인해 자칫 건강까지 해칠 위험이 크다.

아무쪼록 8체질 진단 오류를 줄이기 위해서라도 선행 체질 이론을 맹목적으로 추종하는 일은 없어야겠다. 새로운 학문이 탄생하기까지 창시자의 공헌이 크지만, 위대한 학문은 끊임없는 수정 보완을 통해 완성된다는 걸 꼭 기억했으면 한다.

체질진단 어려움 ④
진단받은 체질이 본인 특징과 맞지 않으면 오진일까?

본인이 본인을 가장 잘 안다고 자신할 수 있을까? '그렇다'라고 하는 분도 있겠지만, 사실 '내가 누군지' 정확히 모르는 경우가 대부분이다. 그래서 궁금증을 풀기 위해 관상, 수상, 사주 등을 보러 다니는 게 아닐까? 근래는 'MBTI 성격 테스트'가 큰 인기를 끌고 있다.

그럼 8체질은 어떨까. 8체질만으로도 나와 타인의 심리세계를 정확히 이해할 수 있을까? 어느 정도는 가능하다. 오히려 웬만한 심리테스트보다 더 정확하게 나온다. 그래서 필자는 8체질 심리학이라는 새로운 학문 분야가 꼭 필요하다고 생각한다.

사실 내 몸과 마음이지만 자신을 정확히 안다는 게 그렇게 쉽지만은 않다. 하물며 타인을 이해하는 건 더 말할 필요조차 없다. 하여튼 나와 타인의 숨겨진 내면의 심리를 이해하기 위해 서양에서는 철학과 심리학이 발전해왔다. 반면 동양에서는 인간을 이해하는 수단으로 사주명리학을 필두로 관상과 수상(手相)의 방법이 널리 활용되고 있다. 8체질의학 역시 음양오행론과 장상학 이론을 개인의 타고난 체질과 접목해 심리 및 성격, 병증, 체형 등을 분석한다.

앞에서 언급한 철학, 심리학, MBTI, 사주명리학, 관상학 등으로도 한 인간의 심리세계를 어느 정도는 그려낼 수 있다. 그런데 8체질의학은 이들보다 더 쉬우면서도 유용하게 활용할 수 있는 방법이다. 다만, 그 어느 방법도 한 인간의 모습을 완벽하게 그려낼 수는 없다. 인간은 한두 가지 이론이나 방법으로 완벽하게 분석해 낼 수 있을 만큼 간단한 존재가 아니다. 살아온 과정과 삶의 여건, 배움 및 마음가짐에 따라 성격과 심리와 건강 상태가 변화될 수 있기 때문이다.

그런데 사람들은 8체질 의학에 대해서만 너무 엄격한 잣대를 적용하는 경향이 있다. 심리학, MBTI, 사주명리학, 관상학, 수상학 등을 볼 때는 일부 내용만 일치해도 너무 신기해하면서 '맞아, 맞아!'를 연발한다. 반면, 8체질을 적용해 심리와 병증과 체형을 분석할 때는 한두 가지만 달라도 의심의 눈빛으로 쳐다본다. 다른 어떤 분석 기법보다 상대적으로 일치하는 요소가 더 많음에도 8체질만큼은 100% 완벽함을 기대한다.

물론 기존의 불완전한 8체질 이론과 진단법의 영향도 있다. 방문하는 한의원마다 진단이 다르게 나오니 쉽게 믿음이 생기지 않을 것이다. 이렇게 오진이 많다 보니 필자의 체질 확인과 설명에도 의문을 표시하는 분들이 있다.

특히 문제가 되는 건 8개 체질 중에서 한 가지에 속하면 모든 사람의 특징이 똑같을 거로 생각하는 점이다. 그래서 간혹 '당신이 전문가라고 하니, 나의 모든 걸 100% 완벽하게 한 번 맞춰봐'라는 태도를 보이는 분들이 있다. 또는 '나의 특징과 맞지 않는 게 많아. 당신 엉터리 아니야'라는 눈길을 보내기도 한다.

일반적인 체질 특징에서 벗어나 있어 필자를 힘들게 했던 한 가지 사례를 소개하면 다음과 같다. 상담을 온 여성은 척 보기에도 영락없는 한태양인(금음)이었다. 그런데 체질 특징 설명 도중에 '그건 아닌데요'라는 말을 자꾸 반복했다. 그래서 여러 방법으로 체질을 확인해드렸지만, 쉽게 믿는 눈치가 아니었다.

그중 한 가지, 반신욕 등으로 땀을 계속 빼면 좋지 않다고 하니, 이 역시 '아닌데요, 오히려 좋던데요.'라고 반응했다. 이분은 건강 체질이고 몸의 감각이 둔한 편으로 보였다. 그러니 땀을 흘려도 불편함을 잘 느끼지 못했던 거다. 또한, 스트레스로 몸이 긴장되는 경우가 많다고 했는데, 온욕하면 몸과 마음이 이완되는 효과가 있어 이를 이로운 거로 착각했을 것이다.

하지만 반신욕이 일시적인 이완 효과는 있을지 몰라도 반복하면 음양의 균형이 무너져 결국 몸이 상할 수밖에 없다. 그래서 반신욕을 거듭하면서 건강 상태가 점차 안 좋아진 거로 추정되었다. 날마다 하는 반신욕이 몸에 그렇게 이로웠다면 건강이 나빠질 리가 없지 않겠는가.

이런 분들은 오랜 시간 땀을 흘려보면 답이 나온다. 본질이 음인 태음인이나 소양인이라면 땀을 빼면 뺄수록 몸이 가벼워진다. 반면, '양 중의 양'과 '양 중의 음'으로 본질이 양에 해당하는 태양인과 소음인은 땀을 오래 흘릴수록 부족한 음액이 배출되어 음양의 균형이 무너진다. 또한, 표면에 몰려 있는 양기(陽氣)와 폐기(肺氣)가 땀과 함께 빠져나가면서 기운이 저하된다. 다만 잠시 땀을 빼고 난 후의 반응으로 체질을 판단해서는 안 된다. 가볍게 땀을 흘리는 것은 몸과 마음을 이완해 누구나 기분이 좋아지기 마련이다.

또한, 성격이나 소화력 등이 조금 달라도 마찬가지이다. 장미라고 다 똑같지 않다. 빨간색이 가장 많다. 하지만 노랑과 분홍도 있고, 때로는 흰 장미도 있다. 흰 장미쯤 되면 자세히 보지 않으면 전혀 다른 꽃으로 보인다. 하지만 아무리 색깔이 달라도 장미는 장미다. 우리는 공장에서 대량생산된 로봇이 아니지 않은가. 겉모습이 아니라 본질을 보아야 한다는 뜻이다. 상담하다가 보면 열 분 중에서 한두 분쯤은 꼭 이렇게 일반적인 특징에서 벗어나 있어 필자를 힘들게 한다.

그래서 확인된 체질에 의문을 표시하는 분이 있다면 그건 본인에 대한 착각 때문이다. 대부분 본인이 본인을 가장 잘 안다고 믿는다. 필자도 8체질을 깊이 공부하기 전에는 나의 성격과 심리를 정확히 알지 못했다. 겉으로 드러난 모습이 진짜 모습인 줄 알았다. 사상의학을 이미 공부했던 필자도 이러할진대 일반인들은 말해 무엇하겠는가.

그래도 이분은 심각할 정도는 아니다. 가끔은 정말 당황스러울 때가 있다. 기본적인 체질 특징과 전혀 다른 모습을 한 분도 있기 때문이다. 이런 분은 사주까지 펼쳐 놓고 '당신은 이래서 조금 다른 모습을 지니고 있습니다.'라고 해주고 싶다. 하지만 8체질을 상담하면서 그렇게까지 할 수는 없지 않겠는가. 무슨 철학관도 아니고.

또 다른 예도 있었다. 몸무게가 한때 90kg까지 나간 적이 있고, 어릴 때부터 살이 잘 쪘던 분의 사례다. 이분은 물론 키가 큰 편이기는 하다. 이것만 보면 고민할 것도 없이 비위 기능이 좋은 열태양인(금양), 열태음인(목음), 열소양인(토음)으로 체질을 좁힐 수 있다.

그런데 너무 뜻밖에도 소화 기능이 약하고 마른 사람이 많은 체질인 한태양인(금음)이었다. 이는 일반적인 특징에서 크게 벗어났다. 그런데 체형만 빼고는 비위가 약해서 나타나는 모든 특징이 일치했다. 다양한 체질 찾기 방법을 적용했을 때도 한태양인이 확인되었다. 다행히도 이

분은 필자의 체질 설명에 쉽게 동의했다. 아마 이분의 살이 잘 찌는 예외적인 상황은 사주 때문일 거라고 혼자 추측해보았다.

이처럼 8체질 진단은 변수가 많다. 사례에서 보듯이 체형과 성격과 병증과 음식 반응만으로 체질을 진단하거나 확신하는 것은 대단히 위험하다. 이런 건 참고사항일 뿐 절대적 기준이 될 수 없다. 그러므로 체질진단은 신중하고 종합적으로 판단해야 한다. 사람을 온전하게 이해하는 게 무 자르듯이 그렇게 쉬운 일이 아니다.

2부
태양인이
많은 증거1

양적 속성이 강한 우리 민족

창의성과 두뇌 활용 능력으로 본 한국인 체질

양적 속성이 강한 우리 민족

한국인의 주류는 태음인일까?

사상의학은 태음인 50%, 소음인 20%, 소양인 30%로 체질별 비율을 나누고 있다. 태양인은 0.03~0.04% 정도인 1만 명 중에서 3~4명 정도로 한정하고 있다. 비율에서 보듯이 태음인과 소음인을 합치면 약 70%가량 된다. 이를 인정한다면 음적 성향의 체질이 우리 국민의 주류를 이루고 있다고 해도 틀린 말이 아니다. 그렇다면 우리나라 사람들은 태음인이 절대다수인 유럽인, 중국인, 인도인들과 섭생이나 성향 면에서 매우 유사해야 한다. 독자 여러분도 그렇게 생각하는가?

결론은 전혀 유사하지 않다는 것이다. 한국인은 오히려 양적 성향의 체질이 75~80%쯤 되고, 그중에서도 태양인이 70% 이상이라고 보는 게 맞다. 그렇다면 대한민국은 '태음인의 나라'가 아니라 '태양인의 나라'가 되어야 하지 않을까. 이에 대한 증명은 어렵거나 고차원적으로 풀어야 할 문제가 아니다. 일상 삶 속에서도 누구나 쉽게 확인할 수 있다. 너무나 간단히 알 수 있는 진리를 지금까지 애써 외면하거나 간과했을 뿐이다. 진리는 결코 먼 곳에 있지 않고 바로 우리 곁에 있다고 하지 않는가. 다음에 소개하는 내용을 통해 이를 확인해보자.

한국인의 체질과 한(恨)의 민족

우리 민족을 보통 한(恨)의 민족이라고 한다. 수많은 외부 침략과 정치 사회적 억압 속에서 억눌린 감정을 분출하지 못하고 쌓여 한(恨)이 되었다. 한(恨)은 일종의 슬픔이 농축된 상태다. 특이한 건 한(恨)이 외국에는 없는 우리나라에만 있는 표현이라는 점이다. 그래서 한(恨)을 외국어로 번역할 때 적당한 어휘가 없어 어려움을 겪는다고 한다.

슬픔은 폐의 영역이고, 폐가 가장 약한 체질은 태음인이다. 그렇다면 우리 민족의 한(恨)은 태음인 위주의 음체질을 증명하는 걸까? 단순하게 접근하면 한(恨)은 슬픔과 유사한 감정이니 사상의학계의 체질 비율을 뒷받침하는 명백한 증거가 될 수 있다. 태음인(목체질)은 슬픔을 주관하는 폐가 약한데, 그 비율을 50% 내외로 보고 있기 때문이다.

그런데 태음인은 '음 중의 음'으로 표현될 만큼 음의 기운이 매우 강하다. 음(陰)은 상황에 대한 수용적 속성이 강하다. 또한, 태음인은 간이 강해 분노의 감정도 잘 다스린다. 그래서 부당한 현실에 대한 불만은 있겠지만, 적극적으로 대응하기보다는 상황을 받아들이거나 체념하는 경향이 강하다. 그런 까닭에 한(恨)의 감정으로까지 발전하기는 쉽지 않다. 그런 점에서 중국과 유럽 국가들은 대부분 태음인 위주인데도 우리나라의 한(恨)과 같은 유사한 단어가 없는 게 어쩌면 당연할지 모르겠다.

반면 태양인(금체질)은 자존심 강하고, 자기주장이 분명하고, 스트레스를 잘 받고, 남에게 지기 싫어하고, 할 말은 해야 직성이 풀리는 성격이다. 또한, 간이 약해 분노가 쉽게 들끓는다. 그런데 분노의 감정이 외부의 강한 억압을 받아 억눌리면 응어리가 된다. 울분은 거듭 쌓이는데 해소할 통로를 찾지 못하면, 분노는 결국 슬픔으로 변해 농축된다. 이것이 바로 한(恨)이다.

그런데 한(恨)이 되기는 했지만, 분노의 감정이 모두 사라진 건 아니다. 무의식 속에 억눌려 있던 응어리가 도화선이 되는 결정적 상황을 만나면 폭발한다. 그것이 바로 각종 민란이나 동학 농민 전쟁과 같은 민중 항쟁이다. 그런 점에서 한(恨)은 태음인 다수설을 뒷받침하는 근거가 아니라, 오히려 우리 민족의 주류가 태양인임을 말해주는 명백한 증거물이다.

다이내믹 코리아를 통해 본 체질적 특성

과거 우리 민족의 삶을 한(恨)이라는 관점에서 다루어보았다. 그런데 지금은 삶의 환경이 몰라보게 좋아졌고, 과거처럼 목소리를 내지 못할 만큼 억압의 시대가 아니다. 오히려 개인의 자유로운 의사가 과잉 분출되는 경향이 짙다.

즉, 한(恨)의 시대는 지나가고, 이제는 다이내믹 코리아(dynamic Korea)가 21세기 우리 민족의 특징을 더 적절하게 표현해주는 말이 되었다. 그리고 이를 통해 한국인의 주류를 이루고 있는 체질이 무언지 추정해 볼 수 있다.

다이내믹 코리아는 원래 문화체육관광부에서 '발전하는 대한민국의 역동적인 모습'을 홍보하기 위해 만든 용어다. 실제로도 우리 민족의 특징을 가장 잘 표현하는 말이기도 하다. 이 용어 속에 담긴 한국인의 모습을 잘 따져보면 한국인의 체질적 특징을 읽어낼 수 있다.

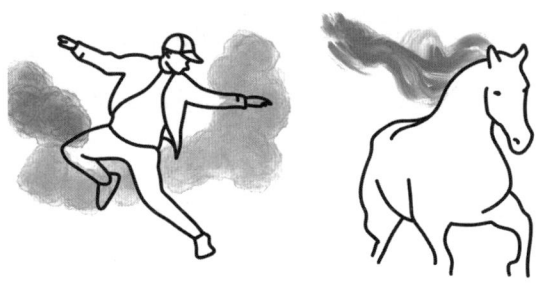

다이내믹(dynamic)이라는 용어는 보통 '역동적인', '정열적인', '활동적인', '에너지가 넘치는'의 뜻을 있다. 여기에 'Korea'가 붙으면 '역동적인 한국'이 된다. 최근의 정치 변동과 문화 현상들을 지켜보노라면 '다이내믹 코리아'가 매우 잘 어울린다는 생각이 든다.

우리나라에서 살아본 외국인들은 '활기참과 열정'을 한국인의 최고 매력 중의 하나로 꼽는다. 대표적인 게 세계 최초의 '길거리 응원 문화'

가 아닐까. 2002년 월드컵 때, 수백만 명의 사람들이 붉은색 물결을 이루며 열정적으로 '대~한민국 짜짝짜 짝짝'을 외쳤다. 이는 역동적이고 정열적인 양적 성향의 문화임이 분명하다.

그런데 사상의학과 8체질을 적용하면 양적 성향으로 발현되는 체질은 태양인(금체질)이나 소양인(토체질)이다. 두 체질의 외향적이고 발산적인 성격에 한국 특유의 공동체 문화가 결합하면서 놀라운 거리 풍경을 만들어냈다.

이 외에도 「24시간 돌아가는 밤거리 풍경, 증시와 가상화폐의 변동성이 가장 큰 나라, 가장 빠르게 작동하는 인터넷과 휴대폰, 사회 곳곳에서 벌어지는 속도전과 건설 공기 단축, 초특급 음식 조리와 배달 속도, 유행에 민감한 한국의 젊은이들, 어느 나라에서도 경험할 수 없는 경기장의 응원 열기, 세계 최고의 신속한 코로나 대응능력 등」 다이내믹한 한국 사회의 모습은 끝이 없다.

정치 분야 역시 예외일 수 없다. 「순간순간 돌변하는 정치 상황, 선거 직전까지 알 수 없는 선거 지형, 여론조사 기관의 예측을 무색게 하는 선거 결과, 촛불 집회와 대통령 탄핵 등」 정치 역시 흥미진진한 한 편의 드라마와 같은 모습을 보여준다. 그래서 우리 국민은 한시도 정치 이야기에서 눈을 뗄 수가 없다. 종편 방송 역시 아침부터 밤늦게까지 정치 관련 프로로 도배된다. 한 마디로 다이내믹 코리아가 아닐 수 없다.

그러나 '다이내믹 코리아'의 모습이 늘 긍정적인 것만은 아니다. 인터넷상에서 난무하는 욕설과 떼를 지어 몰려다니며 퍼부어대는 공격적인 댓글, 순간순간 싸움으로 돌변해 버리는 국회의사당의 모습이 이를 말해준다. 또한, 금세 달아올랐다가 쉽게 식어버리는 '냄비근성' 역시 마찬가지다.

우리는 충격적인 정치·역사적 사건이나 적폐 앞에서 말할 수 없는 분노를 표시하다가도, 시간이 얼마 지나지 않아 금방 잊어버리고는 한다. 그래서 제대로 된 역사적 심판을 하지 못했던 아픈 기억이 많다. 이러한 모습은 음체질보다는 쉽게 달아올랐다가 식어버리는 태양인과 같은 양적 체질에서 주로 나타나는 성향이다.

이처럼 긍정적이든 부정적이든 외국이라면 좀체 일어나기 힘든 정치·사회적 사건이나 이슈가 끝없이 이어진다. 참으로 '다이내믹한 코리아'가 아닐 수 없다. 내일 아침에는 또 어떤 일들이 벌어질지, 반가운 깜짝 뉴스가 나올지, 아니면 부정적인 뉴스가 신문 1면을 가득 채울지 짐작조차 하기 어렵다. 너무나 다이내믹해서 예측조차 쉽지 않다.

그런데도 사상의학계와 8체질의학계는 대한민국을 '다이내믹'과는 정반대 성격인 '태음인과 소음인 위주의 나라'로 보고 있다. 즉 한국인의 70%가 음적 체질이라는 것이다. 이는 '만만디(천천히)'의 중국인들과 체질적 특성이 비슷하다는 이야기다. 이게 과연 말이 된다고 생각하는가.

사상의학은 그렇다 치고 권도원 8체질의학계 역시 체질별 비율에서만큼은 여전히 한계를 벗어나지 못하고 있다. 물론 태양인(금체질) 비율을 좀 더 높이 보고 있기는 하다. 권도원 선생은 금체질(태양)을 3% 정도로, 후학들인 8체질 한의사들은 35% 전후쯤으로 보고 있다. 그런데 도저히 이해할 수 없는 것은 권도원 선생이 수체질(소음인)을 61%로 본

점이다. 가장 여성적인 성향인 소음인에게 다이내믹은 전혀 어울리지 않는다. 금체질(태양인) 35% 내외로도 다이내믹을 만들어내기는 어렵다. 태양인이 다수라고 가정할 때라야만 가능한 일이다.

한국인의 체질을 파악하는 것은 전혀 어렵지 않다. 살펴보았듯이, '다이내믹 코리아'에 깃든 한국인의 특성만 따져보아도 체질을 미루어 짐작할 수 있다. 바라건대, 국민건강을 생각해서라도 '음체질이 다수'라는 미몽에서 하루빨리 깨어나기를 간절히 소망해 본다.

축구 경기에서 드러난 태양인과 태음인의 차이

몇 해 전 중국과의 축구 경기를 본 적이 있다. 오랜만에 본 시원하고 통쾌한 경기였다. 두 나라의 축구 경기 역시 잠시 체질적 관점에서 생각해보았다. 그 당시 보았던 신문 기사 몇 개부터 확인해보자.

「중국이 뛰는 축구에 약하다는 것을 아는 만큼 그 점에서 우위를 점하겠다는 의도였다. 전날 열린 여자부 경기에서도 한국은 기동력의 우위로 중국을 1-0으로 꺾은 바 있다. 이날 미드필더들을 중심으로 한 한국의 기동력은 압도적이었다.」 (신문 기사)

「경기 중 머리가 찢어지는 부상에도 붕대를 감고 최선을 다하는 ○○○ 선수와 달리 후반 중반부터 포기한 듯한 중국 선수들의 모습에 실망한 홈 팬들에게서 나온 야유도 그런 차이에서 비롯된 건 아닐까?」 (신문 기사)

「정신이 몸을 지배한다. 나라를 대표해서 뛰는 것이었기 때문에 사명감으로 한 발 더 뛰었다. (선수 인터뷰 내용 중)」

위 기사에서도 한국인의 주된 체질이 무언지 읽어낼 수 있다. 먼저, 한국 축구는 언급된 것처럼 정신력이 매우 강하다. 그래서 머리가 터져 피가 흐르고 다리에 쥐가 나더라도 죽을힘을 다해 뛰었다. 이러한 정신력이 책임감이나 사명감과 결합하면 실력 이상의 결과를 얻어내기도 한다.

이 같은 독종이 또 어디에 있을까. 그런데 '독종'이라는 어휘는 양적 체질, 그중에서도 도전 정신과 의지와 끈기가 강한 태양인과 가장 잘 어울린다. 같은 양적 체질이라도 소양인의 특징과는 거리가 멀다. 소양인은 본질이 음이기 때문에 겉모습은 활발해도 속은 여리고 약하다. 본질이 양이 아니어서 어떤 일을 끈기 있고 집요하게 밀어붙이는 스타일도 아니다. 하다가 안 되면 쉽게 포기해 버리기도 한다. 집요함, 지독함, 끈질김, 저돌적, 투혼 등의 악바리 정신은 양적 성향이 가장 강한 태양인의 전유물이다. 그래서 우리 민족을 '독종'이라고 하는 게 아닐까. 긍정적 관점으로 본다면, 이 말은 우리 민족의 저력을 만드는 바탕이기도 하다.

체질의학계에서는 우리 민족을 여전히 태음인이나 소음인 위주의 음체질로 보고 있다. 혹시 이 두 체질은 가능성이 전혀 없을까? 이를 이해하기 위해서는 음(陰)의 성질이 무언지 생각해보아야 한다. 음(陰)은 '여성적, 내향적, 소극적, 감성적, 소심함, 부드러움, 약함, 여림 등'의 의미를 포함하고 있다. 그렇다면 음체질에게 강한 양의 기운을 뜻하는 '악바리 정신'을 기대하는 건 절대 쉽지 않다.

　이런 이야기를 하면 많은 분이 너도나도 본인 역시 음(陰)의 성격을 지니고 있다고 말할지 모르겠다. 이후에 상세하게 다루겠지만, 태양인은 다시 열태양인(금양)과 한태양인(금음)으로 나누어진다. 열태양인은 '양 중의 양 중의 양'인 양적 태양인이고, 한태양인은 '양 중의 양 중의 음'인 음적 태양인이다.

　즉 한태양인은 본질이 양이지만, 가장 바깥(겉모습)에 음(陰)의 속성이 살짝 드리워져 있다. 그래서 언뜻 보면 여성적 성향에 소음인과 매우 유사한 모습이다. 그래서 본인의 체질을 음의 속성이 강한 소음인으로 착각하는 분들이 많다. 전문가들 역시 가장 많은 비율을 차지하는 한태양인(금음)을 겉모습만 보고 대부분 소음인(수체질)으로 진단하고 있다.

　다시 본론으로 돌아가자. 남녀 불문하고 한국 축구의 트레이드 마크는 끊임없이 뛰어다니는 기동력이다. 이는 불굴의 투혼도 중요하지만 강한 심폐 기능이 뒷받침되지 않으면 불가능하다. 한국인 다수가 폐 기능이 강한 태양인임을 말해주는 증거다.

　한국 축구가 태양인의 기질을 보여준다면 중국 축구는 어떠할까? 중국 선수들은 체격이 작지 않다. 변방 민족은 몰라도 다수를 차지하는 한족(漢族)은 태음인 위주라서 덩치가 상대적으로 큰 편이다. 그리고 기본적으로 폐가 약해 뛰는 축구에 약하다. 우리처럼 기동력이 떨어지는데, 기술도 뒷받침되지 않으니 한국의 적수가 될 수 없다.

　게다가 태음인 위주의 음적 체질이어서 정신력이 약하다. 폐가 약하니 우리처럼 뛰지 못할 뿐 아니라, 음적 체질이라 집요하고 끈질기지 못하다. 또한, 1자녀 정책으로 소황제로 자라서 정신이 나약하고 협동적인 플레이가 되지 않는다. 그래서 지고 있고, 그것도 후반전이라면 쉽게 포기해 버린다. 이런 이유로 중국은 아무리 인구가 많아도 당분간은 한국을 뛰어넘기가 쉽지 않을 듯하다.

한국인의 체형과 양적인 체질 특성

음양론(陰陽論)에 의하면 세상에 존재하는 모든 것은 음양으로 구분된다. 사람의 몸조차도 부위에 따라 음양(陰陽)으로 나누어진다. 인체의 앞쪽은 음이고 뒤쪽은 양이다. 또한, 위쪽은 양이고 아래쪽은 음에 해당한다. 그렇다면 우리나라 사람들의 어느 부위가 발달했는지를 살펴보면 양적 체질인지 음적 체질인지 어렵지 않게 판단할 수 있다.

우리는 흔히 다리 길이를 두고 '숏다리, 롱다리'라는 표현을 쓴다. 태음인이 다수를 차지하는 서양인들은 상체보다는 하체가 발달했다. 그래서 다리가 대체로 긴 편이다. 이에 비해서 한국인들은 상대적으로 다리가 짧은 사람들이 많다.

또한 양(陽)에 해당하는 상체는 탄탄한 형세를 띠고 있는 반면에 하체는 대체로 빈약하다. 특히 상체 중에서도 제일 강한 장부에 해당하는 대장이 위치한 허리 부분이 더 긴 편이다. 만약 서양인과 한국인의 상하(上下) 비율을 대조해 보면 이러한 사실을 어렵지 않게 확인할 수 있다.

이와 같은 체형은 〈그림1〉과 같은 역삼각형 체형에 가깝다. 이 체형은 사상의학적 기준을 적용하면 태양인이다. 사상의학에서는 이를 구체화한 〈그림2〉의 모습을 제시하면서 역삼각형 체형의 태양인은 한국인에게서는 거의 찾아보기 어렵다고 주장한다. 일부는 맞는 말이다. 실제로 〈그림2〉와 같은 극단적 체형은 거의 없기 때문이다.

그런데 사상의학계의 이런 주장은 음양을 극단적으로 적용한 것이다. 그리고 장부의 강약보다는 대소(大小) 위주로만 접근했기에 나온 오해다. 즉 사상의학에서의 태양인 외형 묘사를 보면, 양이 위치인 상부는 극단적으로 크게 표현하고, 음의 위치는 지나치게 부실하게 표현하고 있다. '대(大)한' 장부인 폐의 영역에 해당하는 어깨를 과도하게 그린 것 역시 마찬가지다. 기능과 관련된 강약까지 고려한다면 이렇게까지 표현하면 안 된다. 머리가 크지 않아도 두뇌 활용 능력이 뛰어나다면 이 역시 '양'의 발달을 의미하기 때문이다. 요컨대, 대소(大小)만을 극단적으로 적용하면 체질진단에 오류가 생길 수밖에 없다. 태양인의 존재도 밝혀내기 어렵다.

사상의학 태양인은 8체질의 열태양인(금양)

사상의학에서 말하는 태양인 특징과 가장 유사한 8체질은 열태양인(금양체질)[1]이다. 이 체질은 음양으로 표현하면 '양 중의 양 중의 양'이

---

[1] 열태양인은 권도원 8체질에서는 '폐〉비〉심〉신' 간의 금양체질과 유사하다. 선생은 오행(五行)적 설명을 위해 사상의학 이론과 달리 군주에 해당하는 심장을 추가하였다. 그러나 이로 인해 장부의 대소강약(大小强弱) 배치

다. 또한, 장부 강약으로 표현하면 '폐〉비〉신〉간'
의 순서로 배열할 수 있다. 즉 열태양인은 8개 체
질 중에서 양의 기운이 가장 강하고, 폐도 역시
가장 크고 강하게 태어난 체질이다.

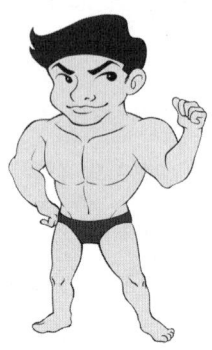
〈그림2〉

그래서 양과 폐의 영역인 어깨와 목과 머리가
다른 부위에 비해 더 크게 발달했다. 이 때문에
머리가 크고 목은 굵고 어깨와 흉부가 매우 탄탄
한 사람들이 많다.[2] 하지만 열태양인(금양)도 〈그림2〉만큼 다리가 짧은
경우는 거의 없다. 비위 기능이 좋은 편이라서 다리의 살도 적당하게 붙
어있는 경우가 더 많다. 그러므로 〈그림2〉는 태양인을 강조하는 과정에
서 나타난 과도한 표현이다. 실제 현실에서는 이와 같은 체형은 거의 존
재하지 않는다.

이처럼 사상의학에서 표현하는 태양인 형상은 실제 체형 특징과는
많은 차이가 있다. 이렇게 상상 속에서나 존재할 만한 형상으로 태양인
을 표현하다가 보니, 전문가와 일반인 모두 태양인은 일단 배제하고 체
질 진단하게 되는 것이다. 열태양인도 이렇게 오류가 있는데, 머리가 대
체로 크지 않고 목과 어깨도 덜 발달한 한태양인(금음)은 말해서 무엇
하겠는가.

가 실제 장부의 기능과 부합하지 않는 모순이 발생하였다. 이에 관한 더 구체적인 내용은 앞쪽 「체질이란 무엇인
가?」 편에서 다룬 바가 있다.
2 이 체질에 해당하는 인물로는 이혁재, 김구라, 노회찬, 김을동, 유퉁, 노무현, 윤석열, 추미애, 고현정, 전여옥, 심
상정, 이재오, 이경제(한의사) 같은 분들이 있다. 〈5부, 인물 체질 분석 참고〉

한태양인(금음)은 전통적 태양인과 다르다.

한태양인은 다리가 대체로 가늘고 힘이 약하다. 다만 복부와 상체는 열태양인(금양)보다 훨씬 더 약하기 때문에 〈그림2〉는 한태양인과는 거리가 멀다.

또한, 한태양인[3]은 장부구조가 '폐〉신〉비〉간'으로 배열된다. 명칭에 붙은 '한(寒)'이라는 글자에서 보듯이 음적 태양인이기 때문에 열태양인에 비해서 상대적으로 덜 양적이다. 즉, 음양으로 표현하면 '양 중의 양 중의 음'이다. 그리고 폐 기능 역시 최강 장부이기는 하나 열태양인만큼 강하지는 않다. 이런 두 가지 이유로 열태양인처럼 머리가 크고 목이 굵고 어깨가 넓게 벌어진 경우는 흔치 않다. 오히려 크기와 굵기가 평균에 가깝다. 반면 비위가 약해 살이 덜 찌고, 음의 기운이 약해 다리가 가늘고 약한 경우가 많다.[4]

그렇다면 사상의학에서는 왜 태양인을 〈그림2〉처럼 표현하였을까? 이는 체질별 장부구조를 단지 대소(大小)로만 접근했기 때문이다. 그래서 장부가 '대(大)'하면 장부가 위치한 주변 인체 부위도 외형적으로 크

---

[3] 한태양인은 권도원 8체질에서 '폐〉신〉비〉심' 간'의 장부 구조를 지닌 금음체질과 가장 유사하다. 그런데 금음체질은 '비장'과 '심장'의 위치에 문제가 있다. 비장은 성향이나 기능 측면에서 절대 중앙 위치에 올 수 없다. 실제로는 심장 위치에 가야 한다. 심장 역시 기능 면에서 폐와 신장 사이에 놓여야 한다. 이는 몇 가지 실험을 통해 쉽게 확인할 수 있다. 심장은 허약한 장부로 배열했지만, 이는 후천적인 질병의 전변 과정에서 나타나는 것일 뿐, 선천적인 장부의 기능을 말해주는 건 아니다. 권도원 8체질은 이러한 오류 때문에 정통 한의학 이론인 장상학, 병인병기학, 진단학을 적용할 수 없게 되었다. 그래서 체질별 특징의 근거를 논리적으로 설명하지 못한다. 또한, 체질별 차이의 경계도 뚜렷하지 않다. 이로 인해 전문가마다 진단이 모두 다를 정도로 극심한 8체질 감별 혼란을 겪고 있다.
[4] 한태양인에 해당하는 인물들은 무수히 많다. 박정희, 이명박, 박근혜, 유시민, 진중권, 김문수, 유승민, 홍준표, 조수미, 김연아 등이 있다. 〈5부, 인물 체질 분석 참고〉

게 두드러질 거로 생각한 것 같다. 즉 태양인은 양의 기운이 매우 강하고 폐가 크니 이 부위에 해당하는 어깨, 목, 머리도 발달한 형태로 나타난다고 보았다.

8개 체질 중에서 '양 중의 양 중의 양'에 폐가 가장 발달한 열태양인(금양)은 이러한 특징이 가장 두드러진다. 그래서 일부 오류가 있기는 하지만, 사상의학에서 언급하는 〈그림2〉의 태양인에 가장 가까운 체질로 볼 수 있다.

하지만 한태양인(금음)은 '양 중의 양 중의 음'이고, 폐가 최강 장부이기는 하지만 열태양인만큼 크고 강하지는 않다. 그래서 상체가 열태양인만큼 두드러지게 발달하지는 못한다. 오히려 사상의학에서 소양인을 표현한 〈그림3〉[5]이 한태양인에 좀 더 가깝다고 보는 게 맞다. 그러므로 체질에 따른 체형을 이해하기 위해서는 대소(大小)만이 아닌 강약(기능)도 반드시 함께 고려해야 한다.

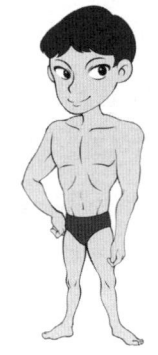

〈그림3〉

찢어진 눈, 태양인을 말한다.

예전 대표팀 평가전에서 콜롬비아 선수가 기성용 선수를 향해 눈을

---

[5] 사상의학에서 소양인으로 분류한 체질의 다수가 실제로는 한태양인에 해당한다. 이에 대한 구체적인 반론은 뒤에서 다루도록 하겠다.

찢으며 인종 차별적 행위를 해서 국민적 분노가 들끓은 적이 있다. 같은 해에 열린 U-20 월드컵에서도 우루과이 선수가 이런 행동을 한 바 있다. 한 마디로 '눈 찢어진 주제에'라는 뜻인데, 눈이 작고 눈꼬리가 위로 올라간 한국인을 비하하는 의도가 분명하다. 기분은 나쁘지만 '찢어진 눈' 역시 한국인이 태양인임을 말해주는 증거다.

<그림4>를 보면 한국인은 이마가 넓은 사람이 많다. 그런데 이마는 폐[6]의 영역이다. 또한, 인상이 강한 것은 양적인 특성이다. 그런데 눈꼬리가 올라간 건 양적인 기운의 강한 상승을 의미한다. 피겨스케이팅의 여제로 불리는 김연아 선수 역시 이러한 눈을 하고 있다. 체질이 한태양인(금음)이기 때문이다.

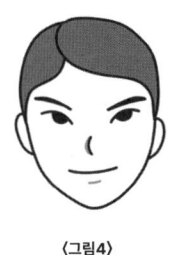

<그림4>

'빨리빨리'로 알 수 있는 체질 특징

중국과 우리나라의 민족적 속성과 문화적 차이를 '만만디(천천히)'와 '빨리빨리'라는 어휘를 통해 추론해 볼 수 있다. 이러한 속성을 통해서도 두 나라 민족의 체질이 명확하게 구분된다. 먼저 한국인의 '빨리빨리' 문화가 어떤 체질 특성과 연결되는지 살펴보도록 하자.

---

[6] 태양인은 폐가 가장 크고 강하고, 간은 가장 작고 약하다.(폐〉간)

「날림공사로 공기 단축에만 급급하다가 발생한 성수대교 붕괴, 연구 실적에 쫓겨 과학윤리를 저버린 황우석 교수의 줄기세포」 등은 '빨리빨리'에 집착하다가 일으킨 대표적인 사례다. 이처럼 빨리빨리 문화가 통제되지 않고 부정적으로 흐르면 심각한 사회 문제를 일으킬 수 있다.

이러한 문제가 아니라도「멀쩡한 차량과 휴대폰을 세계에서 가장 빠르게 교체하고, 자판기 버튼을 눌러 놓고 몇 초를 못 참아 배출구에 손을 넣고 기다리고, 엘리베이터에 올라탄 후에 잠시를 기다리지 못해 닫힘 버튼을 누르고, 출발 신호가 떨어지고 1초도 되지 않아 앞차를 향해 경적을 울리며, 지하철에서 승객이 내리지도 않았는데 무작정 밀고 들어가는」빨리빨리 상황을 무수히 많이 접한다.

이처럼 한국인의 급한 성격은 유전자처럼 우리 의식 속에 깊게 뿌리박혀 있다. 이것을 음양(陰陽)적 성격으로 구분한다면 당연히 양적인 속성에 해당한다. 그렇다면 한국인의 민족성은 '느긋하고 차분한' 음적 속성을 지닌 태음인이나 소음인과는 분명 거리가 있다.

필자가 '빨리빨리' 문화의 부정적인 사례를 언급했다고 해서 혹시 오해하는 일이 없기를 바란다. 이런 성향이 장점으로 작용하는 경우가 더 많기 때문이다. '한강의 기적'은 1950년 한국전쟁이라는 잿더미 위에서 '빨리빨리' 문화가 만들어낸 신화에 가깝다. 이뿐만이 아니다. 세계에서 가장 빠른 인터넷 속도를 자랑하고, 경제와 기술 분야에서 끝없는 혁신과 변화를 통해 선진국 진입을 이루어냈다. 세계인이 감탄하는 '다이내믹 코리아'의 모습 역시 '빨리빨리' 문화의 또 다른 버전이다.

그러므로 우리는 양적인 특성에서 비롯된 한국인의 급한 성격을 장점으로 승화시켜 나가야 한다. 이와 동시에 단기적인 성과에서 벗어나 장기적인 대안과 전망까지 제시할 수 있다면 더할 나위 없이 좋을 것이다. 그래야 급변하는 5차 혁명 시대에 순발력 있게 대처하면서도 예상되는 부작용을 지혜롭게 극복할 수 있다.

우리는 무한정 빠르게 달리기만을 계속해서는 안 된다. 태음인과 같은 음적 체질의 장점도 융합해야 한다. 즉 잠시 멈추어 서서 한 번쯤 자신과 주변을 돌아보는 여유가 필요하다. 그래야 우리의 삶을 더욱 의미 있고 풍요롭게 만들 수 있다. 그렇지 않으면 '빨리빨리'는 크고 작은 실수를 만들고, 개인적으로도 극도의 스트레스를 유발해 정신과 몸을 병들게 할 것이다.

현대 한국인들은 크고 작은 질병으로 고통받고 있다. 이 역시 '빨리빨리'와 지나친 경쟁에서 비롯된 스트레스가 원인인 경우가 많다. 그런데 스트레스는 간이 약한 체질에서 가장 취약하다. 한국인은 이러한 간이 약한 태양인이 다수를 이루고 있다. 그리고 스트레스와 '빨리빨리'는 양적 신경인 교감신경의 항진을 초래한다. 이것이 다시 자율신경실조증으로 발전해 온갖 증상을 일으킨다.

성격이 오죽 급한 민족이었으면 '번갯불에 콩 구워 먹듯이'라는 말이 있겠는가. '바쁠수록 돌아가라.'라는 속담도 있다. '빨리빨리'의 부정적 측면을 경계한 말로. 이 같은 속담조차도 우리 민족의 양적 체질을 증명해 주고 있다.

중국의 '만만디'와 한국인의 체질

우리 민족을 대표하는 성격이 '빨리빨리'라면 중국 민족은 '만만디''다. 만만디(慢慢的)는 우리말로는 '천천히, 느리게'인데, 부정적인 측면에서는 '너무 느려서 답답한'이라는 의미로 해석되기도 한다.

중국에서 사업하는 사람들의 말을 들어보면 '만만디'에 열 받고 숨넘어가는 경우가 많다고 한다. 중국인들은 상대가 아무리 다급해도 그들의 방식과 시간에 맞출 뿐 상대의 페이스에 발을 맞추지 않는다. 관공서 역시 근무시간을 넘기면 에누리가 없다. 휴식 시간이 되면 상대의 다급한 상황과는 상관없이 쉬어야 한다.

이러한 성향은 삶의 여유로 나타나기도 한다. 그들은 약속 시각에 늦어도 참을성 있게 기다린다. 미안해서 전화하면 느긋한 목소리로 "만만라이"(천천히 오세요)라고 대답한다. 이처럼 '만만디'는 중국인들의 대화와 삶 속에 일상화되어 있다.

그런데 우리는 어떠한가. 1분만 늦어도 수시로 시계를 확인하고, 5분쯤 지나면 문자를 보낸다. 그러다가 10분이 넘어가면 짜증스러운 표정이 역력해진다. 식당에서도 마찬가지다. 주문하고 돌아서자마자 음식이 언제 나오냐고 재촉한다. 반면에 중국 종업원들은 "칭만용"(천천히 드세요)이라고 말한다. 만약 한국이라면 그런 종업원은 쫓겨날지도 모른다. 천천히 먹는 손님은 황금시간대에 회전율이 떨어진다고 눈총을

---

7 '만만디'와 관련해 언급한 일부 내용은 네이버 블로그 「루나아빠, 루하엄마의 iN 차이나」에 실린 글을 참고했다.

받기 쉽다.

중국인도 한국인도 태음인 위주의 음체질이라고 한다. 그렇다면 우리도 '만만디' 해야 하는데, 이 같은 정서적 여유로움과 느림의 미학을 과연 우리 민족의 특성이라고 말할 수 있을까? 그렇다면 한국인의 50%가 태음인이라는 주장에 더는 의문부호를 찍을 일이 없겠지만……

중국인들의 민족성을 좀 더 살펴보자. 그들은 아무리 자주 만나고 정성을 다해도 마음을 쉽게 열지 않는다. 한국인처럼 한 잔의 술에 마음의 빗장을 열고, 그날 바로 '우리가 남이냐!'를 외쳐주기를 기대하는 건 거의 불가능에 가깝다. 그래서 속마음을 알기까지는 오랜 친교의 시간이 필요하다. 오죽하면 꿍꿍이속을 알 수 없다고 음흉하다는 지적을 받기도 할까.

중국은 사람 간의 관계이든 개인적 삶이든 모든 것이 느리게 돌아간다. 이러한 성정은 전형적인 음적 특징에 가깝다. 태양인이 많아 성질 급한 한국 사람들과 달리 매사 여유롭고 기다림에 익숙하다. 식도락가와 대식가라는 점까지 고려한다면 중국인들은 음체질 중에서도 의심의 여지 없이 태음인이다.

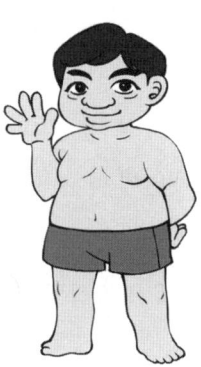

얼굴 표정이 체질을 말해준다.

여러분은 마음속 감정을 갈무리하지 못하고 얼굴에 잘 드러나는 편인가? 그렇다면 태양인이거나 소양인과 같은 양적 체질일 가능성이 매우 크다. 특히 태양인은 가장 양적인 체질이기 때문에 할 말은 해야 속이 후련하다. 감정 상태 역시 양적인 기운에 의해 외부로 노출되기 쉬워 숨기려고 해도 숨겨지지 않는다. 나도 모르게 감정 상태가 얼굴에 드러나고 만다. 물론 태양인 중에서도 상대적으로 음적 기운이 강하거나 이성의 힘이 매우 강한 사람이라면 감정을 적절하게 통제할 수도 있다. 하지만 그런 모습은 일반적이지는 않은 예외적인 상황에 해당한다.

물론 필자가 언급하는 체질별 특징이 언제나 변함없는 절대적인 내용은 아니다. 세상 사람을 단지 4개 또는 8개 체질로 분류해 놓고, 체질이 같으면 외형, 성격, 병증도 모두 같을 거로 보아서는 안 된다. 특정 체질의 가장 평균적인 특징이 그러할 뿐이다. 일반적으로 그렇다는 것이지 개인에 따른 편차가 있기 마련이다. 그래서 체질진단이 어렵다. 한두 가지 특징만 보고 섣부르게 체질을 판단해서도 안 된다. 몇 가지 모습이 일반적인 특징에서 벗어나 있다고 해서 그 체질이 아닌 것은 아니다.

'신명이 나다'와 한국인의 체질

한국인만큼 신명 나는 민족이 또 있을까? 최근 미국 메이저리그 개

막식 두 게임을 한국에서 치렀다. 미국 감독과 선수들이 우리의 응원 문화에 문화적 충격을 받았다는 이야기가 들린다. 소리 높여 쉼 없이 외치는 응원단의 열기, 치어리더들의 열띤 율동, 9회 말까지 지치지 않고 신명 나게 응원하는 관객들. 이는 세계 어디에서도 볼 수 없는 풍경이다. 이렇게 우리 민족의 신명은 삶 곳곳에서 일상화되어 있다.

그런데 신명이란 대체 무엇일까? '신나다(신이 난다)'와 '신바람'이란 어휘를 따져보면 신명의 어원을 어느 정도 짐작해 볼 수 있다.

신명(神命), 한자 의미를 토대로 추정해 보면 '신을 부르는 의식'을 뜻한다. 즉 무당이 추는 굿에서 유래되었다는 이야기다. 무당이 굿판에서 춤을 추다가 어느 순간 무아지경에 빠진다. 이 순간이 바로 천지신명의 점지를 받는 장면이다. 천만 관객을 동원한 영화 '파묘'에서 김고은 배우의 굿 장면을 떠올려보자. 춤이 무르익어 몸과 마음이 완전히 하나가 되어 신을 받아들이는 절정의 순간을 보았을 것이다. 그게 바로 '신명'이다.

우리 민족은 견디기 힘든 고난이 닥쳤을 때 신명(神命)을 받아 해소하고자 했다. 그렇게 신명(神命)은 삶의 버팀목이자 추구하는 목표였다. 그런 바람이 시간이 지나면서 점차 일생 생활 속으로 스며든다. '신명이 나는' '신바람 나는' 삶이 바로 그것이다.

굿판에서 절정의 순간이 신명(神命)이라면, 에로스 사랑에서 느끼는 오르가슴 역시 신명이다. 에로스처럼 일상세계에서 신명은 몸과 마음이 하나 되는 기쁨이나 흥겨움이 최고조에 올랐을 때와 연결된다. 이처럼 굿이라는 무속신앙에서 비롯된 경험이 시간이 지나면서 개인의 일상생활 속까지 스며들었다. 나아가 '신명 나는 삶'은 점차 집단의식 속에 내면화되었다.

그래서 모두가 자신만의 굿거리장단에 맞춰 신명 나게 춤을 춘다. 더 큰 흥겨움을 위해 노래방과 축구장에서 함께 어깨동무하고 신바람 나게 응원한다. 그렇게 점잔을 빼던 할머니들이 관광버스만 타면 신명이 발동되어 전혀 다른 사람이 되고 만다. 시골 장터에서 엉터리 정력제를 팔거나, 시장판에서 트럭 위에 올라가 옷가지를 팔 때도 신명 나게 장사한다.

이렇듯 신명은 우리 민족의 삶 그 자체다. 신을 부르는 의식인 신명(神命)이 이제 '아주 흥겹게 논다'라는 뜻으로 변화된 것이다. 그래서 우리 민족은 멍석만 깔아주면 언제라도 신명 나게 놀 수 있다. 사실 흥겹게 놀기 위해서는 '신'이 나고 '신명'이 나야 한다. 신바람이 나지 않고서야 어찌 몰입할 수 있겠는가. 요컨대, 굿판에서부터 이어져 온 신명이란 DNA가 우리 민족의 의식 속에 살아서 끊임없이 꿈틀거리고 있다.

그런데 신바람 나는 삶의 모습을 전통문화의 영향만으로 한정할 수 있을까? 신의 명을 받기 위해서는 내 몸과 마음의 감각이 예리해야 하고, 내 몸을 던질 정도의 용기와 적극성이 필요하다. 또한, 신나게 놀기 위해서는 무의식 속에 용광로 같은 뜨거운 열정이 자리 잡고 있어야 한다.

그런 기질을 타고난 체질이 바로 '양 중의 양'인 태양인이다. 태음인은 감각이 상대적으로 떨어지고, 수렴과 하강 및 정적 기운이 강해 신나게 놀고 싶어도 몸과 마음이 받쳐주지 않는다. 간혹 태양인을 따라 놀 수는 있을지 몰라도 흉내를 내는 그 이상은 쉽지 않다.

미국 메이저리그가 대한민국의 응원 문화를 도입한다고 해도 과연 우리만큼 신명 나게 놀 수 있을까? 그건 장담컨대, 불가능에 가깝다. 그들은 태양인이 아니다. 즉 중국과 유럽 민족은 태음인이 압도적으로 많기 때문이다. 다만, 태음인도 사주가 받쳐주면 어느 정도는 신명 나게 놀 수 있다.

우생마사(牛生馬死)에서 교훈을 얻다.

우생마사(牛生馬死)라는 한자성어가 있다. 〈삼국지연의〉에서 유비가 탄 말과 관련된 내용이다. 이를 통해 태양인과 태음인 성격 특징을 비교한 후, 태양인(금체질)의 삶의 자세에 대해서도 잠시 생각해보도록 하겠다.

우생마사(牛生馬死)에 언급된 내용을 정리하면 다음과 같다. 아주 넓은 저수지에 말과 소를 동시에 던져 넣으면 둘 다 헤엄쳐서 뭍으로 나온다. 말은 헤엄 속도가 훨씬 빨라 거의 소의 두 배의 속도로 땅을 밟는다. 그런데, 장마철에 큰물이 지면 이야기가 달라진다. 갑자기 불어난 물에 소와 말이 동시에 떠내려가면 소는 살아서 나오는데 말은 익사한다.

말은 헤엄을 잘 치지만 강한 물살이 떠미니까, 그 물살을 이겨내려고 물을 거슬러 헤엄쳐 올라가려 한다. 1m 전진하다가 물살에 밀려서 다시 1m 후퇴를 반복한다. 한 20분 정도 헤엄치면 제자리에서 맴돌다가 지친다. 그래서 밀려오는 물을 마시고 익사하게 되는 것이다.

그런데 소는 절대로 물살을 위로 거슬러 올라가지 않는다. 그냥 물살을 등에 지고 같이 떠내려간다. 저러다 죽지 않을까 걱정될 수도 있다. 하지만 10m를 떠내려가는 와중에 1m쯤 강가로 이동한다. 또 10m를 떠내려가다가 또 1m쯤 강가로 이동하기를 반복한다. 그렇게 한 2~3킬로 내려가다가 어느 순간 강가의 얕은 모래밭에 발이 닿으면 엉금엉금 걸어 나온다.

너무나 뜻밖의 결과이지 않은가. 헤엄을 두 배나 잘 치는 말은 물살을 거슬러 올라가다 힘이 빠져 익사했다. 반면 헤엄이 둔한 소는 물살에 편승해서 조금씩 강가로 나와 목숨을 건졌다. 바로 이것이 그 유명한 소는 살고 말은 죽는다는 '우생마사'다. 이 같은 고사성어를 체질과 연결해 생각해 볼 수 있다. 빠르고 성질 급한 말은 태양인, 느리고 침착한 소는 태음인의 특징과 매우 흡사하다.

둔한 소는 물살에 편승해서 목숨을 건졌다. 물론 특정 상황에 무조건 편승하는 게 꼭 좋은 것만은 아니다. 사회생활로 치면 태음인의 부정적 특징인 현실 순응이 과도하면 역사와 정치사회 발전의 걸림돌이 될 수도 있기 때문이다. 때로는 나에게 불리하더라도 대의를 위해서라면 불굴의 의지와 투철한 용기로 거센 물살을 거슬러 올라가는 태양인의 마음이 필요하다. 그것이 수천 년 대한민국을 지켜온 힘이다.

하지만 필자가 말하고자 하는 건 그런 이야기가 아니다. 분노가 치밀고 절체절명의 상황일수록 급하게 서둘러서는 안 된다는 것이다. 그럴 때일수록 태음인의 느긋하고 침착한 대응이 필요하다.

분노와 저돌적 돌진만이 늘 성공으로 이끌지는 않는다. 힘들고 어려울수록 침착하고 신중하게 상황을 판단해야 한다. 태음인으로 추정되는 이순신 장군의 위대한 성공과 태양인 원균의 실패가 바로 이런 차이에서 발생했다. 이순신 장군은 풍전등화의 매우 급한 상황에서도 함부로 군사를 움직이지 않았다. 결정적인 기회가 올 때까지 기다리고 또 기다렸다. 반면 성질 급한 열태양인(금양) 원균은 물살을 거슬러 올라간 말처럼 본인의 능력만 믿고 전후 상황을 전혀 따져보지 않았다. 그렇게 자만하다가 칠전량 전투에서 조선 수군의 궤멸이라는 참혹한 결과를 만들고 말았다.

살다 보면 일이 순조롭게 잘 풀릴 때가 있다. 하지만 어떤 경우는 아무리 애써도 일이 꼬이기만 한다. 그럴 때 급하게 앞으로만 내달리지 말고, 잠시 발걸음을 멈추고 상황을 면밀하게 돌아볼 필요가 있다. 너무 급하게 덤벙대다가 보면 객관적인 판단을 그르치게 된다. 어렵고 힘든 상황일수록 말처럼 무조건 앞만 보고 물길을 거슬러 올라갈 게 아니라, 소와 같은 침착함으로 어려움을 타개해 나가야 한다.

물론 우리 민족의 주축인 태양인의 '빨리빨리' 정신으로 급히 서둘러야 할 때도 분명 있기는 하다. 그럴 때조차 '느릿느릿' 움직이는 태음인의 모습을 보고 있으면 속이 터진다. 하지만 불나방처럼 상황 판단도 하지 않고 무조건 달려들기부터 하는 태양인의 성격은 더 큰 불행과 고통을 초래할 수 있다.

물론 태음인 특징인 침착함과 신중함, 그리고 태양인 특징인 속도와 도전 정신이 조화되면 얼마나 좋을까? 그런데 신은 그 모두를 주지는 않았다. 그렇다면 나의 장점은 더욱 예리하게 가다듬고, 상대의 장점은 받아들여 보완하려는 자세가 필요하지 않겠는가.

그 밖의 양적인 특징들

언급한 내용 외에도 한국인의 양적인 특성은 무수히 많다. 화끈한 감정 표현 역시 이를 뒷받침한다. 우리나라에서 오래 살아본 많은 외국인이 한국인을 두고 정이 많은 민족이라고 이야기한다. 열태양인(금양)이나 소양인은 대체로 처음부터 화끈하게 정을 베푼다. 반면 한태양인(금음)처럼 처음에는 낯을 가리고 탐색의 과정을 거치지만 친해지고 나면 가진 걸 아낌없이 베풀기도 한다.

또한, 한국인은 목표를 향한 의지가 대단히 굳세고 끈질기며 억척스럽다. 그래서 극한적 환경인 열사(熱砂)의 사막이나 동토(凍土)의 땅에서도 불굴의 의지로 놀라운 결과를 만들어냈다. 그리고 동족상잔의 잿더미 위에서 수십 년 만에 '한강의 기적'으로 불리는 세계 최고의 경제성장을 달성했다. 이는 태양인의 강한 양적인 성향으로 이루어낸 결과다.

그리고 노동운동이든 정치든 이념과 생각이 다르면 그 어떤 나라보다 격렬하게 부딪친다. 후퇴나 양보는 없다. 타협도 쉽지 않다. 종국에는 이성적인 판단은 사라지고 자존심 대결만 남는 경우가 많다. 그리고 반드시 상대를 굴복시켜야 하고 승리해야만 한다. 이는 쉽게 단념하고 포기해 버리는 소양인과는 거리가 있다. 양(陽) 체질 중에서도 고집 세고, 자존심 강하고, 강인한 남성적인 기질을 지닌 태양인의 기질적 특징에 해당한다.

양적인 속성만으로도 태양인 확인 가능해

음양(陰陽)에 대해 아무것도 모르는 일반인도 음양을 남녀의 일반적인 속성에 견주어 본다면 대략적인 의미 정도는 파악할 수 있다. 음양은 전문가들만의 고유 영역이 아니다. 우리의 삶 자체가 바로 음양이 실현되는 과정이다. 혹시라도 전문가가 아니니까 음양을 이해하기 어렵고, 음양을 모르기에 체질을 알 수 없다고 말하지 말자. 그런 주장을 하는 사람들이 있다면 철학이나 의학 지식으로부터 일반인들을 격리해 사적 이익을 얻고자 하는 의도가 아닌지 의심스럽다. 철학이든 의학이든 그 누구도 지식을 독점해서는 안 된다.

이 책 전반부에서 언급한 내용을 토대로 음양(陰陽)에 대해 최소한의 이해는 되었을 것이다. 준비되었다면 음양을 필자가 했던 것처럼 우리 사회의 여러 현상과 문화 양상에 적용해보기 바란다. 일단 양적인지 음적인지에 대해서만 생각해보면 된다. 어렵지 않게 우리 민족의 의식 속에 도도하게 흐르는 속성이 '양적'이라는 걸 확인할 수 있을 것이다. 다시 말하지만, 사상의학계에서 말하는 '태음인의 나라'나, 8체질의학계에서 말하는 '수체질(소음인)의 나라'라는 결코 될 수가 없다.

어쩌다가 우리 민족의 음양적 성격까지 착각하게 된 걸까? 무엇보다 사상의학과 8체질의학을 신성불가침의 절대불변 진리로 떠받들어왔기 때문이다. 이제마 선생이 체질 의학의 문을 열고, 권도원 선생이 이를 발전시켰다는 점은 존경받아 마땅하다. 하지만 모든 최초의 지식이 그러하듯 사상의학과 8체질의학 역시 처음부터 완벽할 수는 없다. 끊임없는 수정과 보완을 통해 발전해야 한다.

그런데도 여태껏 온당한 의문 제기와 건전한 비판을 외면하고 억눌러왔다. 특히 음양이라는 가장 기본적인 상식조차 외면하고 놓쳐버린 결과가 바로 지금의 체질 혼란이다. 그동안 우리는 잘못된 체질 이론에 빠져 있었다. 모두가 집단 최면에 걸린 사람들처럼 판단력을 상실했다. 이는 우리 국민을 바른 지식으로 이끌어주지 못한 동양의학계의 책임이 가장 크다.

잘못된 체질 의학은 국민건강을 지켜주기는커녕 오히려 국민을 병들게 한다. 그동안 음체질인 태음인과 소음인에게나 이로운 홍삼(인삼), 녹용, 경옥고, 공진단 등을 국민 보약처럼 선전해 왔다. 하지만 이들 식품은 '태양인의 나라 대한민국'에서는 보약이 아니라 '국민 독약'일 뿐이다.

혹시라도 단기적으로 효과를 보았다고 착각해서는 안 된다. 기(氣)를 돌리고 몸을 따뜻하게 하니 초기에는 체질 관계없이 누구나 도움이 될 수도 있다. 하지만 열(熱)이 많고 폐를 강하게 보하고 간을 위축시키는 성질은 필연적으로 태양인의 건강을 망가뜨릴 수밖에 없다. 그러므로 모든 국민이 건강한 백 세 인생

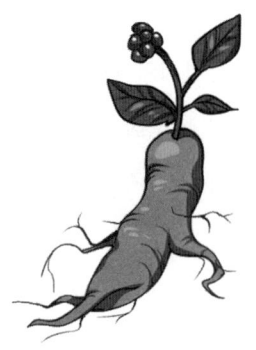

을 누리기 위해서라도 사상의학과 기존 8체질의학의 관점에서 벗어나 하루바삐 대한민국이 '태양인의 나라'임을 받아들여야 한다.

창의성과 두뇌 활용 능력으로 본 한국인 체질

감성(마음)은 심장과 음(陰)의 영역이다.

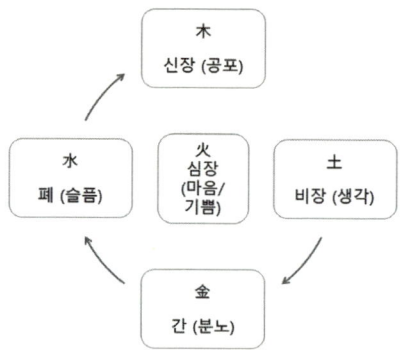

우리는 "나 마음이 아파."라고 할 때 가슴에 손을 얹고 이야기한다. 왜 마음을 두고 뇌가 아니라 가슴에 있는 심장을 가리키는 걸까?

마음은 정서의 총합이다. 즉 '분노, 기쁨, 생각, 슬픔, 공포'의 감정 전체가 마음이다. 동양의학에서는 이러한 정서를 오장(五臟)과 관련지어 설명한다. 예컨대 분노는 간, 기쁨은 심장, 생각은 비장, 슬픔은 폐, 공포는 신장이 주관한다고 본다.

이처럼 심장은 다른 장부와는 성격이 조금 다르다. 기쁨만이 아닌 모든 정서가 하나로 모이는 장부이기 때문이다. 그래서 사상의학에서는 장부 강약을 이용한 4개 체질 구분에서 심장을 제외했던 것이리라.

이러한 특징은 군주와 신하의 관계로 이해해 볼 수 있다. 즉, 심장이 군주라면 다른 장부는 이를 보좌하는 신하로 보는 관점이다. 군주를 신하와 같은 수준에서 묶을 수는 없지 않겠는가. 그리고 신하의 문제는 단지 그 자체로 끝나지 않고, 군주에게까지 여파가 미친다. 이와 마찬가지로 오장(五臟)의 정서 울결 역시 오장(五臟)의 문제로만 그치지 않고, 종래는 심장까지 병들게 한다.

이처럼 각각의 정서는 오장(五臟)과 연결되어 있지만, 마음이 모이는 심장에도 영향을 준다. 가령 분노가 지나치면 간이 가장 크게 상하지만 심장 역시 타격을 받는다. 다른 감정 역시 마찬가지다. 그런 점에서 심장을 단지 '기쁨'의 감정만 주관한다고 보아서는 안 된다.

요컨대, 오장(五臟)이 주관하는 각각의 정서에 문제가 생기면 일차적으로 해당 장부가 영향을 받는다. 뒤이어 정서가 모이는 심장도 타격을 받아 마음이 크게 상한다. 이처럼 심장이 주관하는 감성(정서, 마음)을 굳이 음양(陰陽)으로 표현한다면 음에 가깝다. 반면 이성은 훨씬 더 가볍게 움직이는 동적인 성격이니 양에 해당한다고 하겠다.

이성과 두뇌 활용 능력은 뇌와 양(陽)의 영역이다.

감성(마음)이 심장으로 모인다면, 이성은 뇌를 통해 발현된다. 그래서 이성적이고 지적인 활동을 이야기할 때는 뇌를 떠올린다. 뇌도 역시 심장과 마찬가지로 오장(五臟)과 분리해 생각할 수 없다. 오장(五臟)의 감성적인 부분이 심장으로 모인다면, 이성적인 부분은 뇌로 합류한다.

다만, 대체로 그렇다는 것이지 100% 절대적인 건 아니다. 이성과 감성의 주된 영역이 각각 뇌와 심장이기는 하지만, 부분적으로는 겹치기도 한다. '가슴에 손을 얹고 생각해봐', '마음을 다해 말해 봐'라는 말이 있다. 이는 심장에서도 이성적 활동이 일부 일어날 수 있음을 말해준다. 마찬가지로 두뇌 활동 역시 이성만이 아닌 감성도 일부 개입할 수 있다.

뇌에 대해서 좀 더 알아보자. 뇌는 유엔본부의 역할과 유사하다. 즉, 오장(五臟)은 저마다의 대사를 뇌라는 유엔 기구에 파견한다. 그리고 각 장부의 대사들은 뇌에 모여 장부 간에 불균형과 부조화가 생기면 서로 협력하여 조절한다. 만약 이런 뇌의 조율 과정에 문제가 생기면 이성은 통제되지 않거나 마비된다. 마찬가지로 심장에 모인 오장의 정서들 역시 조화되지 않으면 혼란에 빠진다. 가볍게는 정서불안, 감정 조절 장애, 우울감이 생긴다. 심하면 공황장애나 조현병으로 발현될 수도 있다.

정서와 이성에 대해 이해했다면, 이를 체질로 연결해보자. 심장의 정서가 음(陰)의 특징을 지니고 있다면, 두뇌에서 발현되는 이성적 활동은 양(陽)에 가깝다. 그래서 태양인과 소양인의 두뇌 활동이 태음인과 비교해 상대적으로 더 활발하다. 태양인과 소양인은 각각 '양 중의 양'과 '음 중의 양'이다. 본질은 '음'과 '양'으로 다르지만, 겉으로 발현되는 양상은 '양'으로 같기 때문이다. 다만 이와 같은 능력은 지능과는 아무런 상관이 없다. 같은 지능이라도 태양인과 소양인의 순서로 두뇌 활용 능력이 더 뛰어날 뿐이다.

태양인은 두뇌 활용 능력이 가장 탁월하다.

두뇌 활동은 이성의 영역이고, 이성은 감성과 비교할 때 양의 성질이다. 그렇다면 양적 성향이 강한 체질일수록 두뇌 활용 능력이 뛰어날 거라고 추정해 볼 수 있다. 그런데 8개 체질 중에서 양적 성향이 가장 강한 체질은 태양인이다. 소양인도 밖으로 드러나는 성향이 양적이지만, 본질이 음('음 중의 양')이기 때문에 '양 중의 양'인 태양인에 비할 바는 아니다.

인체에 적용할 때도 마찬가지다. 상체는 양이고, 하체는 음의 영역이다. 태양인은 가장 양적이어서 음에 해당하는 하체는 대체로 약하다. 반면 양의 부위인 흉부와 목과 머리 부위는 탄탄하거나 기능이 발달한 편이다. 그래서 상부에 있는 두뇌 역시 더 활발하게 가동된다.

이렇게 두뇌 활용이 잘 되면 이곳에서 발현되는 창의성, 사고력, 판단력, 직관력이 상대적으로 뛰어날 수밖에 없다. 한국인이 세계적으로 머리 좋기로 정평이 나 있는데, 이와 관련이 있을 것이다. 다만 지능지수를 뜻하기보다는 두뇌 활용 능력이 뛰어나다는 의미로 해석하는 게 맞다. 지금까지 언급한 내용을 토대로 한국인의 주된 체질이 양체질이고, 그중에서도 태양인이 많다고 추론해 볼 수 있다.

태양인은 태음인과 지능지수가 비슷해도 두뇌를 몇 배 더 많이 활용한다. 이 때문에 태양인은 같은 일을 해도 다른 체질보다 정신적 피로도가 훨씬 더 크다. 이것이 스트레스가 되어 건강이 상하기 쉽다. 하여튼 '한국인이 머리가 좋다.'라는 인식의 이면에는 두뇌 활용 능력이 뛰어난 태양인 체질이 그만큼 많다는 의미가 내포되어 있다.

이처럼 대한민국은 두뇌 활용 능력이 뛰어난 '태양인의 나라'다. 그렇기에 독창적인 학문과 찬란한 문화 예술을 꽃피울 수 있었지 않을까. 실제로 우리나라 예술가와 작가들의 표현력은 세계적으로 인정받을 만큼 뛰어나다. 특히 각종 드라마와 영화에서 보여주는 소재의 신선함과 창의성은 두뇌 가동능력이 상대적으로 떨어지는 태음인의 나라에서는 꿈꾸기 어려울 만큼 탁월하다. 이 모두가 이성과 직결된 양적 성향이 고도로 발달했기 때문에 가능하다.

기업들 역시 마찬가지다. 끊임없이 신기술로 세계를 선도하면서 각종 첨단 신제품을 가장 먼저 출시하고 있다. 세계적 기업들 역시 자사의 신제품을 한국에서 먼저 출시하는 경우가 점점 늘고 있다. 한국 소비자가 만족해야 타국에서도 성공할 수 있다고 믿기 때문이다. 한국인들은 뛰어난 두뇌 활용 능력에서 비롯된 날카롭고 번뜩이는 관찰력으로 신제품을 예리하게 분석해 문제점을 정확히 짚어낸다. 그래서 다국적 기업들은 한국 소비자들의 제품 평을 바탕으로 부족한 점을 보완한 다음에 전 세계 출시 계획을 마련하고자 하는 것이다.

한국인들의 이러한 두뇌 활용 능력은 한태양인(금음)보다는 열태양인(금양)이 상대적으로 더 뛰어나다. 열태양인은 '양 중의 양 중의 양'으로 양인 이성적 능력이 8개 체질 중에서 가장 탁월하기 때문이다. 다만, 한태양인은 이성적 능력에 음적 성향과 생각이 결합해 꼼꼼하고 치밀하게 접근하는 장점이 있다.

한국인의 창의성도 태양인의 특징이다.

한국인은 창의성이 대단히 뛰어난 민족이다. 한글을 필두로 '석굴암, 직지심경, 거북선, 해인사 팔만대장경, 수원 화성 등'과 같은 자랑스럽고 독창적인 문화유산이 이를 증명한다. 2000년대에 들어와서도 우리 민족은 지적이고 창의적인 에너지로 글로벌 무대를 주도하고 있다. 한국 젊은이들이 수학·과학 올림피아드의 상위권을 휩쓸고, 우리만의 차별화된 문화산업은 한류 붐을 일으키고 있다. 또한, 디지털 혁명을 선도하고 있으며, 새로운 기술과 마인드로 무장한 기업들의 약진도 두드러진다. 이 모든 것이 짧은 기간에 이루어진 성과다. 단지 도전 정신과 열정만으로는 설명되지 않는다. 이는 우리 민족의 뛰어난 창의성이 보태졌기에 가능했다.

그런데 이런 창의성은 대체 어디에서 생겨난 것일까? 창의성은 두뇌 활동에서 나온다. 두뇌 활동은 이성의 영역이고, 이성은 양(陽)의 특성이다. 그렇다면 양적 체질이 음적 체질보다 두뇌 활동이 더 활발하고 창의성이 뛰어날 수밖에 없다. 그중에서도 이성적 능력인 두뇌 활동이 가장 활발하고 창의성이 뛰어난 체질은 태양인이다. 태양인은 '양 중의 양' 체질이기 때문이다. 사상의학과 기존 8체질의학계의 주장처럼 한국인의 70% 정도가 음체질이라면 창의성이 뛰어난 민족이 되기는 어려웠을 것이다.

창의성은 4차 혁명을 이끌어갈 열쇠다.

현대는 창의성의 시대다. 산업생산 측면에서 볼 때도 대량생산 체제에서 다품종 소량생산 시대로 바뀐 지 오래다. 이제는 창의성이 뒷받침되지 않고는 치열한 국가 간 경쟁에서 살아남기 어렵다. 그런 점에서 인구는 많은데 땅은 좁고, 더구나 변변한 광물자원조차 없는 우리나라 상황에서 창의성은 생명줄과도 같다. 다행스러운 건 창의성을 발휘할 수 있는 '태양인이 다수'라는 점이다.

가까운 일본 역시 태양인이 다수를 구성하고 있기는 하다. 그래서 뛰어난 모방과 창의성을 바탕으로 한때 '워크맨 신화'를 만들며 혁신을 주도했다. 하지만 최근 들어 한국인의 창의성이 일본을 능가하기 시작했다. 일본은 '집단주의'가 너무 강해 개인의 욕망 에너지를 자유롭게 분출시키는 데 한계가 있다. 반면 한국인은 집단의식이 강하면서도 개인의 욕망을 드러내는 데 제한이 없다. 조금은 건방지고 무모할 정도로 도전적이고 거리낌이 없다. 여기에 오랜 세월 이어진 고난 속에서 단련된 강인하고 끈질긴 정신력이 뒷받침되면서 한국인의 창의성은 '고삐 풀린 망아지'처럼 마음껏 분출되고 있다.

특히 최근에는 '5차 혁명'이 전 세계적인 화두(話頭)가 되고 있다. 5차 혁명은 정보통신기술(ICT)의 융합으로 이루어지는 차세대 산업혁명을 일컫는 말이다. 빅 데이터, 인공지능, 로봇, 사물인터넷, 3D 프린팅, 무인 자동차, 나노바이오기술 등이 융합되면서 산업 전반에 혁명적인 변화가 진행되고 있다. 즉 아날로그식 사고를 뛰어넘는 창의성이 모든 성패를 좌우하는 시대가 되었다. 정치·경제적인 여건만 뒷받침된다면 우리나라 태양인의 창의적인 두뇌는 5차 혁명을 이끌어갈 원동력이 될 수 있으리라 확신한다.

지적 호기심과 뛰어난 두뇌 활동은 양적 성향에서 나온다.

창의성과 함께 사고력, 표현력, 직관력, 판단력, 지적 호기심은 모두 두뇌 활동의 활발함에서 비롯된다. 우리 민족은 5천 년에 걸쳐 찬란한 문화를 꽃피우고 뛰어난 학문적 성취를 이루어냈다. 이는 뛰어난 두뇌 활동과 가장 큰 관련이 있다. 즉 뇌에서 발현되는 사고력과 직관력을 바탕으로 창의성을 발휘한 결과다. 여기에 지적 호기심이 결합하면서 수없이 많은 뛰어난 결과물을 창조해냈다.

실제로 한국인은 지적 호기심이 가장 강한 민족이다. 만약 무언가 궁금한 일이 생겼을 때 참을 수 없는 호기심이 발동된다면, 그래서 반드시 알아보아야 직성이 풀린다면 그 사람은 태양인일 가능성이 매우 크다. 만약 태음인이라면 "굳이 귀찮게 꼭 그렇게까지 알아볼 필요가 있겠어."라고 반응할 테니까 말이다.

한국인은 세계에서 가장 호기심이 많은 민족의 하나로 알려져 있다. 프랑스 소설가 베르나르 베르베르는 "한국은 늘 새로움을 추구하는 나라다. 한국의 젊은이들은 호기심으로 가득하고, 한국 사람들은 어린아이와 같은 열린 눈을 갖고 있다는 인상을 받았다. 그에 비해 프랑스인들은 호기심이 덜하다."라는 말을 남겼다. 미국의 소설가 잭 런던 역시 "한국인의 두드러진 특성은 호기심이다. 그들은 기웃거리는 것을 좋아한다."라고 했다.

간혹 이러한 호기심이 부정적으로 흘러 타인에게 불편함을 주기도 한다. 타인의 생각과 삶의 영역을 인정하지 않고 지나칠 정도로 남의 일에 참견하기를 좋아할 때가 바로 그러하다. 서양이라면 대단히 무례한 일이 아닐 수 없다. 몰래카메라와 같이 남의 사생활을 엿보는 범죄 행위 역시 그런 사례 중의 하나다.

3부

태양인이

많은 증거2

강한 폐가 태양인을 증명한다.
간의 허약으로 알 수 있는 태양인의 존재

강한 폐가
태양인을 증명한다.

발발이 축구로 본 한국인의 체질

축구에 대한 우리 국민의 관심이 뜨겁다. 각종 대회에서 경기 결과가 좋지 못하면 대표팀에 대한 불만이 각종 매체를 통해 쏟아진다. 하지만 오래전 아시아 수준을 벗어나지 못할 때와 비교하면 한국 축구의 실력이 눈부시게 향상된 건 분명하다. 비록 안방에서 이룬 성과이기는 하지만 2002년 월드컵 4강에 이어, 대회 때마다 16강 진출을 목표로 할 정도로 놀라보게 성장했다. 이는 유럽에 진출하는 선수들이 점차 늘어나고, 뛰는 축구에 선진 축구기술까지 접목했기에 가능한 일이다.

그동안 한국 축구는 힘과 체격을 위주로 하는 유럽 축구에 유독 약한 모습을 보였다. 유럽 축구에 맞서기 위해 무조건 많이 뛰는 '발발이(기동력) 축구'를 지향해 왔다. 하지만 기술과 체격이라는 두 가지 장점을 모두 갖춘 유럽 팀을 당해내기는 쉽지 않았다. 반면에 남미 축구에 대해서는 상대적으로 자신감을 가졌다. 비록 기술적 차이는 크지만, 체격은 뒤지지 않으니 뛰는 축구로 만회할 수 있다고 생각했기 때문이다.

그런데 한국과 유럽의 축구 스타일이 이렇게 차이가 나게 된 이유는 무엇일까? 지중해 연안을 제외하면 유럽인들은 태음인 비율이 압도적으로 높다. 그래서 상대적으로 체격이 크고 하체가 튼튼하며 체력도 좋은 편이다. 대신 폐가 약해 많이 뛰는 축구 전술은 힘겨울 수밖에 없다. 그래서 유럽 축구팀들은 기동력보다는 대체로 힘을 이용한 몸싸움과 높이의 축구를 지향한다. 태음인 비율이 더 높은 북유럽 축구가 더욱 그러하다. 그리고 덜 뛰기 위해서는 축구기술도 함께 발전시킬 수밖에 없었을 것이다.

이와 달리 스페인과 포르투갈 같은 지중해 연안 국가는 다른 유럽 국가와 비교할 때 태양인과 소양인 비율이 더 높을 거로 추정된다. 그래서 체격적인 열세를 만회하기 위해 자연스럽게 기술축구를 더욱 발전시키게 된 게 아니겠는가.

그럼 한국 축구는 어떠한가? 한국 축구는 기술 발전을 기대하기에는 축구 역사가 짧고 인프라 역시 부족하다. 또한, 한국인은 상대적으로 소화흡수 기능이 약하고, 에너지를 과도하게 발산하는 한태양인(금음)의 비율이 가장 높다. 그래서 서양인들보다 체격이 작아서 힘과 높이로 유럽 축구에 맞서기는 쉽지 않다.

그러므로 오직 믿을 수 있는 건 태양인의 강력한 폐활량을 활용한 기동력 축구일 수밖에 없다. 축구 역사의 한 페이지를 장식한 차범근, 허정무, 박항서, 조광래, 박지성, 이천수, 이영표, 김남일, 박지성, 손흥민, 황인범, 이재성 선수 같은 이들이 모두 기동력 축구를 하기에 적합한 태양인(금양, 금음)이다.

이처럼 한국의 많은 축구 선수들이 강한 폐를 활용한 기동력에, 양적인 체질 특징에서 나오는 강한 정신력을 더해 기술의 부족함을 메워왔다. 그래서 한국은 파워풀한 축구를 한다는 이야기를 많이 듣는다. 앞으로 이러한 기동력 축구에 기술까지 추가할 수만 있다면 한국 축구는 한 단계 더 도약하게 될 것이다.

한국인들의 음악적 자질은 어디에서 온 것일까?

성악가 조수미 씨를 세계적인 소프라노 가수로서의 명성을 얻게 해 준 작품이 있다. 오페라 '마술피리' 중 '밤의 여왕 아리아'다. 조수미 씨는 전 세계에서 이 작품을 소화해낼 수 있는 딱 세 명 중의 한 명이다. 그녀는 최고 난도의 고음을 연속해서 내면서도 전혀 흔들림 없이 목소리를 유지한다. 가장 큰 비결은 튼튼한 기관지와 강한 폐활량이다.

언젠가 조수미 씨가 텔레비전에 출연한 걸 본 적이 있다. 언변과 재치와 유머 감각이 매우 뛰어났다. 이런 성향 역시 양적인 특징이다. 반면, 음체질은 성격이 차분하고, 두뇌 회전이 태양인만큼 빠르지 않아 순간적인 대응이 쉽지 않다. 참고로, 조수미 씨는 몸이 매우 말랐다. 이는 소화 기능이 약한 한태양인(금음)의 특징이다.

하여튼, 성악가들은 태양인이 압도적으로 많을 것으로 추정된다. 그중에서도 고음을 잘 내야 하는 소프라노와 테너 가수라면 대부분 태양인이 아니면 소양인이다. 한국인 중에는 그런 능력을 타고난 성악가들이 많다. 만약 태음인 남자가 성악을 한다면 묵직한 저음을 낼 수 있는 바리톤이 제격이다.

한국인 목소리의 특별함은 판소리 소리꾼을 통해서도 잘 드러난다. 굉음을 내며 떨어지는 폭포 소리를 이겨내는 목소리를 얻었을 때 '득음(得音)'했다고 이야기한다. 서구의 음악 전문가들은 그런 우리나라 소리꾼을 두고 사람이 낼 수 있는 목소리가 아니라고 높이 평가한다.

재래시장에서 상품을 쌓아 놓고 그 위에 올라가 온종일 소리를 지르며 물건을 팔아도, 노래방에서 연속해서 소리를 질러대도, 한국인의 목은 쉽게 상하지 않는다.[1] 폐가 약한 유럽인들이라면 상상할 수 없는 일이다. 목소리가 상하기도 전에 폐기(肺氣)가 과도하게 소모되어 기진맥진할 수도 있다. 그런 점에서 한국인은 음악을 하기에 가장 적합한 장부 구조를 지닌 민족이다. 즉, 다수 한국인은 폐가 강한 태양인이라는 뜻이다. 만약 노래를 몇 곡 연속해서 부르면 쉽게 목이 잠기고 기운도 빠진다면 그분은 태양인이 아닐 가능성이 크다.

---

[1] 선천적으로 폐가 튼튼한 태양인 중에서도 폐암, 폐결핵, 폐기종, 천식, 기관지 이상 등으로 고생하는 경우가 의외로 많다. 이런 경우에 폐가 약한 태음인 체질로 오인하기 쉽다. 하지만 질병은 장부가 너무 강하거나 약해도 생길 수 있다. 특히 태양인의 폐와 기관지 계통의 문제는 간화범폐(肝火犯肺), 즉 간의 혈액과 진액이 메마르면서 화기(火氣)가 발생하고, 이 화기(火氣)가 위로 솟구치면서 폐와 기관지를 자극해 발생하는 경우가 많다.

한국인의 대화, 왜 싸우는 것처럼 보일까?

"외국 여행을 나가서 눈살을 찌푸릴 정도로 시끄러운 목소리가 나서 돌아보면 한국인이 아니면 중국인이다."라는 말이 있다. 그럼 두 나라 민족이 같은 체질일까? 그건 당연히 아니다. 중국인들의 시끄러움은 중국어 특유의 성조 때문이다. 발음의 오르내림이 심하다 보니 듣는 사람 귀에는 강한 음으로 들릴 수밖에 없다. 여기에 급격한 경제성장과 개방 정책을 따라가지 못하는 교육과 문화 수준이 공공장소에서의 예법 부재로 나타나게 된 까닭도 클 것이다.

그럼 목소리가 나지막한 일본인들은 폐가 약한 태음인이거나 행동을 얌전하게 하는 소음인일까? 이 역시 아니다. 필자가 추정컨대 일본인들도 다수가 태양인이다. 태양인임에도 철저하게 절제된 행동을 하는 것은 사회 역사적 배경과 밀접한 관련이 있다.

오랜 막부시대를 거치는 동안 사무라이들이 세상을 지배했다. 사무라이들은 백성들의 생살여탈권을 갖고 있었다. 마음에 들지 않으면 작은 이유로도 언제든지 생명을 뺏을 수 있었다. 백성들은 생존을 위해서는 숨을 죽이고 눈치를 보며 살 수밖에 없었다.

또한, 일본인들은 성(城)을 중심으로 철저하게 통제된 생활을 했다. 이는 개인의 일탈 행동이 용납되지 않는 구조다. 여기에 '타인에게 폐를 끼치면 안 된다.'라는 생각이 의식과 무의식 모두에 뿌리박혀 있다. 그러니 어느 곳 어떤 상황에 있더라도 타인에게 불편을 끼치지 않기 위해 자신의 목소리를 최대한 자제한다. 그래서 목소리 크기만 생각하면 일

본인의 체질을 오해할 수 있다.

반면에 한국인들은 평범한 대화를 해도 남들이 보기에는 싸우는 것처럼 보일 때가 있다. 조곤조곤 목소리를 낮추어 이야기하려 애를 써도 그것도 잠시뿐 어느새 원래 목소리로 돌아간다. 그래서 외국인 눈에는 시장이나 식당에서 만나는 한국 사람들이 싸우고 있는 것처럼 보이지 않겠는가. 어린아이들도 어른들의 대화를 보면서 한마디 할지 모르겠다. "엄마 제발 싸우지 마세요!"라고. 그럼 말하겠지. "우리 이거 너무 친해서 대화하는 거야."라고.

중국말의 성조가 높낮이로 뜻을 구분한다면 우리말은 대부분 장단(長短, 말의 길이)을 적용한다. 그럼 목소리 톤이 중국 사람들만큼 올라가지 않아야 한다. 그런데도 '시끄러운 소리'를 내는 것은 소리 울림통인 폐가 크고 강하기 때문이다. 자제하지 않으면 자기도 모르게 목소리가 커진다.

또한, 우리 민족은 일본인과 비교하면 훨씬 더 자유분방하다. 사회문화적 통제 역시 상대적으로 강하지 않다. 그래서 평소에는 소심하게 타인을 의식하다가도 분위기만 고조되면 고삐 풀린 망아지처럼 기분을 한껏 발산한다. 게다가 현대 한국인들은 개인주의가 강해지면서 남을 배려하는 마음이 부족해지고 있다. 이런 상황들이 복합적으로 작용하면서 한국인들은 점차 세계에서 가장 시끄러운 사람들이 되어 가고 있다.

목감기와 코감기로 체질을 짐작할 수 있다.

감기에 걸리면 목이나 코에 각종 증상이 나타난다. 목이 먼저 안 좋았다가 코로 넘어가기도 하고, 그 반대로 코부터 문제가 생겼다가 나중에 목까지 안 좋아지는 사람들도 있다. 이처럼 감기 증상이 발생하는 부위를 토대로 체질을 짐작해 볼 수 있다.

즉 감기에 걸렸을 때 목의 문제가 더 심하거나 목부터 안 좋아지는 사람은 폐가 약한 체질[2]일 가능성이 크다. 반면 코부터 안 좋아지는 사람은 폐가 튼튼한 체질인 경우가 많다. 후두와 기관지는 폐와 바로 붙어 있다. 그래서 폐가 허약한 사람들은 가까이 있는 이 부위에서부터 먼저 증상이 나타난다.

그럼 코부터 안 좋아지는 사람들은 폐가 강한 태양인일까? 대체로 그렇다. 폐가 강해서 목은 마지막까지 버티다가 나중에 탈이 난다. 하지만 코는 외부 사기(邪氣)가 가장 먼저 침입하는 기관이기 때문에 감기에 걸리면 여기에서부터 증상이 시작된다.

하지만 감기에 잘 걸리지 않는 사람은 이런 방법으로 체질을 구분하기 어렵다. 또한, 간혹 폐가 튼튼한 태양인임에도 감기에 걸리면 목부터 안 좋아진다고 말하는 사람들이 있다. 이런 경우는 폐가 후천적으로 약해진 상태이거나 간화범폐(肝火犯肺)[3]로 후두와 기관지가 약해져 있는

---

2 폐는 '열태양〉 한태양〉 열소양,열소음'의 순서로 강하다. 그 반대는 '열태음〉 한태음〉 한소양.한소음'의 순서로 허약하다.
3 간혈 또는 간음 부족으로 인해 간의 화기(火氣)가 위로 솟구치면서 상부에 있는 폐와 주변 기관을 건조하게 해 생기는 문제를 일컫는다. 대표적인 증상이 폐기종, 천식, 마른기침, 기관지염, 후두염, 쉰 목소리 등이다.

상태일 경우가 많다. 그런 점에서 폐와 그 부속기관에 어떤 증상이 있다고 해서 폐가 약한 체질로 섣불리 판단해서는 안 된다.

이해가 되었다면 주변을 한 번 돌아보자. 감기에 걸렸을 때 목부터 안 좋아지는 사람이 많은가, 아니면 코부터 안 좋아지는 사람이 많은가 살펴보는 거다. 그럼 한국인이 폐가 튼튼한 태양인이 많은지, 아니면 폐가 약한 태음인이 많은지 판단이 될 것이다.

간의 허약으로 드러나는 태양인의 존재

참을 수 없는 분노와 공격적 성향

2018년 평창올림픽 쇼트트랙 여자 500m 경기에서 최민정 선수가 실격으로 탈락한 적이 있다. 그러자 캐나다 킴 부탱 선수의 SNS 계정에 "손을 잘라버리겠다.", "죽어라. 아버지가 그렇게 동메달 따라고 가르쳤냐?" 등의 욕설과 협박성 댓글 수천 개가 달렸다. 당시에 보도된 기사 한 토막을 소개하면 다음과 같다.

「외국에서 온 기자나 관계자들은 평소에는 친절한 한국인들이 왜 이렇게 개인 SNS 계정에 도가 넘은 비난을 쏟아내는지 이해할 수 없다는 반응입니다. 미국에서 온 한 기자는 "한국인들이 자기 생각과 다른 결과를 수용하지 못하고…….(중앙일보 2018.02.14.)」

이처럼 떼를 지어 몰려다니며 집단적인 린치를 가하는 우리나라 네티즌들의 공격성은 어제오늘의 일이 아니다. 당사자들은 애국심의 발로라고 말할지 모른다. 하지만 미성숙한 문화 수준과 잘못된 인터넷 문화의 현주소를 보여주는 사례임이 분명하다. 한편으로는 현실 세계에서 해소하지 못한 불만을 장막 뒤에 숨어서 통제되지 않는 분노로 폭발시키는 것 같아서 씁쓸한 마음을 금할 수가 없다. 참을 수 없는 분노와 공격적 성향은 인터넷에서만 국한되지 않는다. 순간순간 싸움으로 돌변해 버리는 국회의사당과 세계에서 가장 격렬하다는 노조와 경찰의 충돌 상황 역시 마찬가지다.

그런데 한국인은 이해관계가 일치하거나 내 마음에 들면 '있는 것 없는 것' 다 내어주는 화끈한 배려와 따뜻한 인정도 지니고 있다. 우리나라를 찾는 많은 외국인이 이런 모습에 감동한다. 반대로 외국인 노동자나 힘이 약한 사람들을 가장 몰인정하게 짓밟는 사람들이 많은 나라 역시 대한민국이다. 우리 민족성 내부에 잠재된 분노의 감정이 그만큼 크다는 의미가 아닐까.

분노와 공격성은 어디에서 온 걸까?

감정을 절제하면서 이성적으로 대처하지 못하고, 순간순간 분노를 폭발시키는 모습은 대체 어디에서 온 것일까? 왜 유럽인들보다 우리나라 사람들이 유독 더 두드러진 것일까? 시민의식이나 정치 문화적 수준이 떨어지는 것도 아닌데 의문이 들지 않을 수 없다.

이를 이해하기 위해서는 동양의학에서 말하는 오장(五臟)과 오지(五

志,정서)의 관계에 대해서 알아볼 필요가 있다. 황제내경(黃帝內經) 소문(素問)편에 「분노는 간을 손상하고, 금극목(金克木)의 원리에 따라 슬픔(金)은 분노(木)를 억제한다.」라는 구절이 있다. 이는 간이 분노의 감정을 주관하고, 간이 약하면 분노와 스트레스에 취약해진다는 뜻을 담고 있다.

황제내경(黃帝內經)의 오행관(五行觀)

오행(五行)	오장(五臟)	오관(五官)	오지(五志)	오미(五味)
목(木)	간(肝)	눈	성냄(怒)	신맛(酸)
화(火)	심(心)	혀	기쁨(喜)	쓴맛(苦)
토(土)	비(脾)	입	생각(思慮)	단맛(甘)
금(金)	폐(肺)	코	근심(悲憂)	매운맛(辛)
수(水)	신(腎)	귀	공포(驚恐)	짠맛(鹹)

그렇다면 한국인이 쉽게 터뜨리는 분노의 감정은 체질적으로 약한 간에서 비롯된 게 아닐까. 그런데 체질의학에서는 간이 가장 약한 체질을 태양인(금체질)으로 규정한다. 이를 통해서 한국인의 절대다수가 태양인이라는 사실을 끌어낼 수 있다.

태음인은 간이 가장 튼튼해 분노의 감정을 잘 통제한다. 또한, '음(陰) 중의 음'이어서 웬만한 외부 자극에는 쉽게 반응하지 않는다. 물론 사람은 감정의 동물이니만큼 가끔 한 번씩은 감정을 강하게 드러낼 수 있다. 하지만 태음인은 분노 표출이 태양인만큼 잦거나 강도가 높지 않다. 그리고 웬만하면 외부 자극을 받아들이거나 흘려보낸다. 그리고 약한 폐로 인해 분노의 마음이 슬픔으로 옮겨가는 경우도 많다. 소양인도 간이 약한 경우[4]가 있지만, 태양인만큼 폭발적이거나 빈번하게 나타나지는 않는다. 소음인은 가장 여성스러운 성격이어서 분노의 감정을 외부로 분출하지 못하고 속에만 담아두고 끙끙 앓는 성격이다. 밖으로 표현하더라도 낮은 목소리로 자근자근 따지는 형에 가깝다.

다만 같은 체질이라도 감정을 드러내는 방식이 개인마다 다를 수 있다. 태양인이라도 분노의 감정에 매우 취약한 사람이 있는가 하면, 반대로 적절하게 잘 조절하는 사람도 있다. 이러한 차이는 먼저, 건강 상태에 따라 달라진다. 간 기능에 크게 문제가 없다면 분노의 감정을 적절히 조절할 수 있다. 반면, 간 기능이 크게 떨어진 상태라면 별일 아닌데도 쉽게 짜증이 나거나 분노가 치밀어 오른다. 둘째, 본인 사주에서 간이 힘이 있는 구조라면 태음인처럼 화를 잘 내지 않을 수도 있다. 셋째, 인품, 성장 과정, 본인 의지, 직업적 특성 때문에 감정을 표현하는 방식에 차이가 생기기도 한다.

---

4 열소양(늑토음, 비〉폐〉간〉신), 한소양(늑토양, 비〉간〉폐〉신)

분노와 스트레스에 취약하면 당신의 체질은?

앞에서 살펴보았듯이 분노는 간의 감정이다. 그래서 간이 약하면 분노를 통제하기 쉽지 않다. 그래서 교도소에 수용된 흉악범의 절대다수가 간이 약한 태양인으로 추정된다. 발산적이고 공격적인 양적 기질에 순간적으로 폭발하는 참을 수 없는 분노가 범죄로 이어질 수 있기 때문이다. 만약 간에 부담을 주는 음식을 과도하게 섭취하거나 스트레스가 심하면 이런 성향이 더욱 심해진다. 그렇다고 태양인을 범죄형 체질로 생각하는 일은 없기를 바란다. 부정적 측면이 극단화되었을 때의 사례일 뿐이다. 그리고 모든 체질은 장점이 있으면 단점도 있기 마련이라는 사실도 생각해야 한다.

스트레스도 간과 밀접한 관련이 있다. 분노 조절이 잘 되는 태양인이라도 스트레스만큼은 피해가기가 쉽지 않다. 체질 불문하고 생각이 많고 예민하면 대체로 스트레스를 잘 받는다. 다만, 태양인은 간이 약해 상대적으로 스트레스에 더 취약하다. 특히 한태양인은 음의 성향이 가미되어 스트레스를 바로 풀지 못하고, 비위 기능이 약해 생각까지 많기에 더욱 힘들다.

그러므로 가족이나 주변인 중에서 쉽게 스트레스를 받고 분노를 잘 터뜨리는 사람이 있다면, 일단은 한태양인과 열태양인이 아닌지 먼저 따져야 보아야 한다. 만약 후천적으로 간의 건강 상태가 더욱 나빠진 경우라면 그 정도가 더 심하게 나타날 수 있다.

그렇다면 여러분 자신에게 물어보자. 혹시 나는 남들에 비해서 분노와 스트레스에 취약하지 않는가. 별것 아닌 일에도 쉽게 짜증이 나고 화를 내는 것은 아닌지. 또 비록 분노를 밖으로 터뜨리지는 않지만, 목구멍까지 올라오는 걸 억지로 참고 있느라 힘들지 않은지. 만약 여기에 해당한다면 태양인, 그중에서도 한태양인 가능성이 가장 크다.

한국인에게 울화병이 많은 이유는?

화병은 한국인의 독특한 병적 증상으로 한(恨)과 함께 외국어로 번역하기 힘든 용어 중의 하나다. 외국인에게는 없는 한국인만이 느끼고 경험하는 정서적 특징이기 때문이다. 궁금한 건 한국인에게만 유독 화병이 많은 이유다.

화병(火病)은 신체 증상을 동반하는 우울증의 일종이다. 초기에는 우울감, 식욕 저하, 불면 등이 나타난다. 증상이 악화하면 호흡곤란, 가슴 두근거림, 몸 전체의 통증, 명치에 뭔가 걸려있는 듯한 증상이 동반된다. 환자가 자신의 우울과 분노를 계속 억누르고, 그 억압된 마음이 쌓이고 쌓여 신체 증상으로 나타나는 것이다.

아마 오랫동안 한국인들의 삶을 지배해 온 정치·문화·역사적 상황과 관련 있는 게 아니냐고 생각하실 분들이 많을 거다. 그런데 화병(火病) 역시 체질적 관점을 빼놓고는 완벽하게 설명하기 어렵다.

이를 위해서는 한국인과 외국인의 체질적 차이부터 먼저 확인해야 한다. 중국이나 유럽인들은 대부분 태음인(목체질) 위주로 구성되어 있다. 태음인 중에서도 열태음인(목음)이 더 많을 거로 추정된다. 그런데 태음인들은 음의 성향이 강해 환경 적응력이 강하고 수용적이고 느긋하며 감정 변화에도 상대적으로 둔감한 편이다. 특히 열태음인(목음)이 더 그러하다.

열태음인은 비위가 좋아 작은 일에 예민하게 끙끙 앓는 성격이 아니다. 또한, 간이 튼튼해 스트레스에 강하고 분노의 마음도 잘 조절한다. 다만, 한태음인(목양)은 감성적이고 예민한 편이라 우울증에 쉽게 빠지기는 한다. 하지만 분노의 감정이 쌓여 문제가 되지는 않는다.

지중해 연안이나 중남미에서 일부 엿보이는 소양인 역시 한국인만큼 정서적 타격을 많이 받지는 않는다. 왜냐하면, 소양인은 본질이 음이어서 마음이 여리기는 하지만, 강한 양이 더해지면서 스트레스와 분노를 쌓아 놓지 않고 대체로 잘 발산하기 때문이다. 또한, 소화 기능이 좋아 사소하고 작은 일에 깊이 빠져들지도 않는다. 이처럼 태음인과 소양인은 화병과 다소 거리가 있는 체질이다.

그럼, 한국인들은 어떨까? 무엇보다 양적 성향이 매우 강하다. 그중에서도 '양 중의 양 중의 양'인 열태양인(금양)과 '양 중의 양 중의 음'인 한태양인(금음)이 압도적으로 많다. 태양인의 강한 양적 성향은 외부 자극에 대해 태음인처럼 편안하게 받아들이지 못한다. 상황에 민감하게 반응하며 할 말은 해야 직성이 풀린다. 그러니 당연히 스트레스가 심할 수밖에 없다. 굳이 두 체질을 비교하면 한태양인의 스트레스가 더 심하다.

또한, 태양인은 양적 신경인 교감신경이 강해 쉽게 마음이 들뜨고 흥분되는 측면이 있다. 그리고 분노를 주관하는 간이 가장 약하다. 분노를 참지 못하고 터뜨리다가 보면 몸과 마음이 상할 수밖에 없다. 반대로 자연스럽게 생겨난 분노를 표현하지 못하고 지나치게 억눌러도 역시 문제가 된다.

그래서 마음의 상처가 반복되거나, 사회적 억압으로 분노를 표출할 통로가 막히거나 해소하지 못하면 가슴에 울분이 쌓인다. 특히 여성들은 가부장적 권위주의 아래서 일방적인 희생만을 강요받았다. 이 같은 상황에서 분노와 울분이 켜켜이 쌓여 '한(恨)'이 되고 '화병(火病)'이 된 것이 아니겠는가.

잠시 오장과 정서의 관계를 살펴보자. 분노는 간을 상하게 하고, 슬픔은 폐를 위축시킨다. 또한, 지나친 생각은 비위를, 공포는 신장을 망가뜨린다. 이 모든 정서가 모이는 곳이 바로 심장이다. 가령 다른 장부가 신하라면, 심장은 군주에 해당한다. 그래서 분노하고 슬퍼하면 간과 폐는 물론 최종적으로 심장까지 상한다.

그런데 한국인의 다수 체질인 태양인(금체질)은 간이 작고 약해 혈을 넉넉하게 저장하지 못한다. 그래서 간혈을 심장으로 원활하게 보내주지 못하면 심혈 부족으로 심장이 더욱 위축된다. 이로 인해 나타나는 증상이 불안·초조, 우울증, 공황장애 등이다.

여성들은 더 문제가 된다. 생리로 인해 누구나 심장에 혈이 부족하다. 그리고 남편에 해당하는 자궁에 나쁜 기운이 쌓이면 아내인 심장이 위축되고 열을 받는다. 또한, 간혈과 심혈 부족으로 생겨난 열기가 더운 장기인 심장을 직접 타격하면 크게 요동친다. 그래서 화병이 남성보다는 여성들에게 훨씬 더 많다.

여기에 현실 공간에서 해소하지 못한 응어리와 울분이 합쳐지면 흉통, 심한 두근거림, 부정맥, 화병(火病)이 발생할 수 있다. 남성들도 여성보다는 덜하지만, 심혈 부족으로 심화(心火)가 생기면 화병을 피할 수 없다. 지금까지 내용을 요약하면 다음과 같다.

첫째, 한국인들은 역사적으로 수없이 많은 시련을 겪었다.

둘째, 양적 성향과 교감신경이 강해 태음인보다 외부 자극에 대해 더 강하게 반응한다.

셋째, 간이 약한 체질이 많아 분노가 쉽게 들끓어 마음에 큰 상처가 남는다.

넷째, 태양인은 외부 자극에 스트레스를 쉽게 받는 체질로 정서에도 큰 타격을 준다.

다섯째, 체질적으로 부족해진 간혈로 인해 심혈 부족이 생기고, 이는 모든 정서의 총합인 마음이 모이는 심장의 불안정을 초래한다.

여섯째, 혈이 부족한 여성들은 심장이 더 쉽고 크게 요동친다.

이와 같은 복합적인 문제가 개인이 처한 환경이나 사회적 억압 등으로 해소되지 않으면 어찌 되겠는가? 분노와 스트레스가 가슴에 쌓이면 응어리가 우울감으로 바뀐다. 종래에는 한(恨)이 되거나 화병(火病)이 되고 만다. 물론 상황에 따라 태음인과 소양인과 소음인도 화병(火病)이 없지는 않다. 하지만 빈도 면에서 태양인에 비할 바는 아니다.

화병 치료는 무엇보다 언급한 원인부터 해소해야 한다. 그런 다음에 적절한 건강식품이나 침뜸을 병행하면 치료가 꼭 어려운 병은 아니다.

태양인을 병들게 하는 가장 큰 원인은 스트레스

스트레스가 없는 사람이 없고, 스트레스가 부담되지 않는 체질은 없다. 하지만 그중에서도 스트레스로 인한 타격이 가장 큰 체질은 태양인(금체질)이다. 그리고 열태양인(금양)보다 한태양인(금음)의 스트레스가 더 심하고 인체에 끼치는 위험 또한 더 크다.

강도 높은 스트레스는 단 며칠 만에도 몸을 극단의 상태로 몰아간다. 자율신경 실조로 신경조직이 제멋대로 작동되고, 오장육부 전체가 급격히 무너진다. 심하면 면역기능이 망가져 아군과 적군을 구분하지 못하고 자기 몸을 공격한다. 그런 상태가 바로 자가면역질환이다. 대표적인 질병이 루푸스, 베체트, 크론병, 자가면역성 간염, 궤양성대장염, 갑상샘 이상, 다발성경화증, 쇼그렌증후군 등이다.

열태음인(목음)처럼 수렴 기능이 강해 둔감한 체질이면 상대적으로 스트레스가 적다. 하지만 한태양인은 태생적으로 예민하고 스트레스에 매우 취약하다. 이는 비록 양체질이지만 음이 더해져 감성적이고, 비위가 약해 생각이 많고, 간이 약해 짜증이 잘 나기 때문이다.

한태양인은 '양 중의 양 중의 음'인 체질이다. 아래에서부터 올라오는 양의 영향을 받아 위에 있는 음에 해당하는 감성이 쉽게 활성화된다. 그래서 우울증으로 빠져들지는 않지만 쉽게 눈물이 나고, 공감 능력과 연민의 마음이 동한다. 물론 이런 감정은 마음의 편할 때 이야기다. 그렇지 않을 때는 음양의 균형이 무너지면서 본질인 양에 해당하는 이성만 강해진다. 즉 감성이 가라앉고 대신 냉철해진다. 그래서 마음이 차가워지고 싸늘해지며 곁에 가면 찬바람이 돈다. 그럴 때는 남을 배려할 여유를 기대하기 어렵다. 이런 상황에서는 스트레스 수치 역시 높아질 수밖에 없다.

또한, 한태양인은 본질이 양이어서 자존심이 매우 강하다. 간이 약해 짜증과 분노의 마음도 다른 체질에 비해 더 쉽게 치솟는다. 그래서 상처를 받으면 쉽게 화가 나서 견딜 수 없다. 게다가 비위까지 약해 생각하면 할수록 분노의 마음이 점점 더 커진다. 며칠 지나고 나서도 생각하면 다시 화가 날 정도다. 한 마디로 '뒤끝 작렬'이다.

스트레스에 취약한 체질과 극복 방법

스트레스와 분노가 건강에 좋지 않다는 건 누구나 알고 있다. 다만 어떤 체질이냐에 따라 해로운 정도가 같지는 않다. 매우 예민한 체질도 있고, 반대로 쉽게 이겨내는 체질도 있기 때문이다. 어떤 체질이 그러한지, 만병의 근원이라는 스트레스와 분노를 또 어떻게 극복해야 할지에 대해 알아보도록 하자.

캐나다의 한 학자가 평화롭게 놀고 있는 쥐가 있는 곳에 일주일 동안 매일 아침 고양이를 지나가게 하는 실험을 했다. 며칠 뒤에 쥐의 위장을 열어보았다. 그랬더니 쥐의 위장에 피멍이 들어 있고, 심장은 거의 다 망가진 상태였다. 단지 고양이를 지나가게만 했을 뿐이다. 그런데도 얼마나 심하게 스트레스를 받았는지 생명까지 위태로워졌다.

비록 쥐를 대상으로 한 실험이지만, 사람 역시 스트레스와 분노에서 벗어날 수 없다. 지속해서 스트레스를 받으면 건강이 크게 상할 수밖에 없다. 늘 과도한 스트레스에 노출된 현대인들은 더욱 그러하다. 만약 분노와 스트레스를 함께 받는 상황이라면 건강이 크게 무너질 수 있다.

예전에 어떤 동물 실험 연구소에서 다음과 같은 흥미로운 실험을 한 적이 있다. 화를 잘 내는 사람의 입김을 고무풍선에 담아 이를 냉각시켰다. 이것을 액체로 만들어 쥐에게 주사했더니, 3분 동안 발작하다가 죽었다고 한다.

화를 내는 게 얼마나 건강에 해로운지 짐작해 볼 수 있는 사례다. 일찍 사망한 사람들을 대상으로 통계를 낸 자료도 있다. 대부분 성격이 급하고 공격적이고 비판적이며, 항상 타인과 세상에 대한 불만이 가득하고 비협조적이며 신경질을 잘 내는 성격이었다고 한다.

그리고 스트레스로 인한 문제는 뇌에도 큰 영향을 끼친다. 뇌는 가장 중요한 기관이다. 그래서 세균과 바이러스 등이 뇌로 들어오지 못하게 하는 뇌혈관 방어벽이 있다. 그런데 스트레스를 받으면 이 방어선이 느슨해져 뇌가 제 기능을 할 수 없게 된다. 이로 인해 온몸의 저항력이 떨어지고 기능이 저하되어 건강을 잃게 된다.

또한, '나는 그 꼴을 보면 못 참아'와 같은 극도의 스트레스 상황에 부닥치면, 수없이 많은 유해 호르몬이 분비된다. 우리 몸에 이런 해로운 물질이 분비되면 혈압이 올라가고 심장이 불규칙하게 뛴다. 그리고 혈관이 수축하여 혈액순환이 잘되지 않으니 얼굴이 파랗게 질린다.

강도 높은 스트레스를 연속해서 받게 되면 몸의 저항력이 급속도로 떨어져 천식이 생기기도 한다. 목이나 어깨와 허리에도 경직이 오며, 집중력이 떨어지고, 기억력도 감퇴한다. 감정적으로는 불안, 신경과민, 우울증, 분노, 좌절감, 성급함, 참을성 부족 등으로 안절부절못하고 신경질적인 반응을 보이게 된다. 그리고 몸이 굳어지고 마비되며, 심하면 뇌혈관이 터져 뇌졸중이 올 수도 있다.

가장 이상적인 삶은 스트레스를 받지도 않고 주지도 않는 것이다. 안타깝게도 그건 아무나 가능한 일이 아니다. 다만 스트레스를 최소화할 방법이 있다. 끊임없이 마인드컨트롤과 자기 최면을 거는 거다. 바로 다음처럼 말이다. 「이거 별거 아니잖아. 남도 다 겪는 거잖아. 태음인이라면 허허 웃으면서 '너는 그러든지 말든지' 하면서 잘도 넘기는데, 이만한 일로 내가 왜?」라고 말이다.

그리고 나를 힘들게 하는 사람이 있으면 「나도 부족하고 실수를 하잖아. 저 사람이 뭘 모르거나 착각했던가, 아니면 오버하는 거지. 이번만큼은 내가 마음 넓게 용서하고 이해해주자.」라고 생각하면 어떨까? 이런 생각이 혹시라도 대립하는 상대방을 위하는 마음이라고 생각할 필요는 없다. 전적으로 나의 정신과 육체 건강을 위한 것이다.

그런데 정말 턱도 없이 나를 힘들게 하고, 변화될 희망조차 없는 사람이라면 어찌할까? 그런데도 꼭 용서해야 할까? 그건 성인군자 또는 도인들이나 가능한 일이다. 그런 희망이 없는 사람이라면 그냥 무시해 버리자. 화를 내고 얼굴을 붉히며 싸우다가 보면 내 몸과 마음은 감당할 수 없을 정도로 천근만근 무너진다.

물론 이렇게 한다고 해서 스트레스가 완벽하게 해소되지는 않는다.

그래도 스트레스를 조금이라도 줄일 수 있다면 그게 어딘가. 여기에 항스트레스 호르몬의 주재료인 비타민C를 듬뿍듬뿍 섭취하자. 이것만으로도 스트레스로 몸이 망가지는 것을 줄일 수 있다.

덧붙여, 쌓인 스트레스는 날려 보내야 한다. 스트레스를 잔뜩 받았을 때, 집에만 있다 보면 안 좋은 생각이 꼬리를 물고 이어지면서 내 몸과 마음을 더욱 힘들게 한다. 이럴 때는 무조건 밖으로 나가 친구를 만나 즐겁게 시간을 보내자. 아니면 취미 활동과 운동으로 스트레스를 발산해야 한다. 그래야 내 복잡한 머리가 잠시나마 휴식을 취하고, 스트레스도 다소나마 가라앉을 수 있다.

마지막으로 스트레스와 분노를 체질과 관련지어 생각해보자. 이런 감정은 오장육부 중에서 간과 가장 직결된다. 생각을 주관하는 비위까지 약하면 간의 분노라는 감정과 생각이 만나 '생각하면 할수록 스트레스가 가중되고 분노'가 솟구친다.

그래서 스트레스는 간과 비위가 약한 한태양인(금음)이 가장 취약하다. 그다음으로 간이 가장 약한 장부이고 비위가 최고로 강한 장부인 열태양인(금양)이다. 이 두 체질은 스트레스와 분노의 마음이 정신과 육체를 무너뜨리지 않도록 특별히 더 신경을 써야 한다.

또한, 이 두 체질은 우리 민족 중에서 가장 많은 비율을 차지한다. 아직도 "태양인은 거의 없다면서요?"라고 말하는 분은 없기를 바란다. 그런 분은 필자가 출판한 1권 「가장 쉬운 8체질 자가진단」부터 읽어보았으면 좋겠다.

마음과 몸, 그리고 정신과 육체는 결코 분리되어 있지 않다. 마음의 문제가 육체 건강을 무너뜨린다. 또한, 섭생 잘못으로 육체가 무너지면 마음도 요동칠 수밖에 없다. 되도록 너그러운 마음으로 상대를 이해하고 용서하자. 이 땅에 태어나고 살아있다는 것에 감사하게 생각하자. 작은 장점이나 성취에도 서로를 칭찬할 수 있다면 더 좋겠다. 저 하늘의 구름이 부를 때까지는 즐겁고 행복한 인생을 살다 가야 하지 않겠는가. 행복은 우리가 이 땅에 온 이유이니까 말이다.

한국인의 주식(主食)으로 체질을 파악해보자.

한 나라의 음식 문화를 살펴보면 그 나라 사람들의 주된 체질을 짐작할 수 있다. 열대우림 지역의 아프리카인들은 서늘한 성질의 과일이 주식(主食)의 일부다. 선천적으로 몸이 냉한 음적 체질이 열대 과일을 주로 먹는다면 장이 냉해져 견디기 어렵다. 그렇다면 열대우림 지역민들은 태음인이나 소음인일 가능성은 작다.

인도인들은 덥고 매운 양적 성질의 카레를 즐겨 먹는다. 카레는 뛰어난 건강식이기도 하지만, 발산적이고 더운 양적 성질이 강하다. 그렇다면 인도인들은 카레가 잘 맞는 음체질을 먼저 떠올릴 수 있지 않을까. 여기에 'No problem(괜찮아요, 전혀 문제없어요)'까지 고려한다면 태음인으로 추정할 수 있다.

북유럽인들은 육류를 즐겨 먹는다. 에스키모인들 역시 기름진 육식이 주식이다. 이 같은 육류 단백질과 지방을 원활하게 소화하기 위해서는 튼튼한 간과 쓸개즙이 필요하다. 그렇다면 이들 역시 태음인이지 않겠는가.

그럼 한국인의 주식은 무엇일까? 우리 민족이 주로 먹었던 음식은 곡물과 채소다. 곡물에 풍부하게 함유된 탄수화물은 간에서 글리코겐으로 저장되었다가 필요할 때에 다시 포도당으로 전환되어 활용된다. 그렇다면 곡물의 탄수화물은 간의 영양물질이라고 할 수 있다. 그리고 뿌리보다는 잎채소가 주로 식탁에 올랐다. 잎채소의 성분 역시 대체로 간을 보하고, 서늘한 음적 성질이다. 이를 종합하면 한국인의 곡채식 문화는 간이 약한 양적 체질에 가장 잘 어울린다.

반면 육식은 특별한 날이 아니면 구경조차 힘들었다. 그래서 소고깃국에는 가난했던 우리 조상들의 아픔이 녹아 있다. 될 수 있는 대로 많은 사람이 고기 맛을 보기 위해 가마솥에 물을 가득 부었다. 그리고 채소를 듬뿍 썰어 넣은 다음에, 기름 덩어리가 잔뜩 붙어있는 소고기 몇 점을 넣고 끓인 음식이 바로 소고깃국이다. 그렇게 해서라도 고기 맛을 보고 싶었던 것이 아니었을까.

그런데 소고기와 같은 육류는 대체로 성질이 따뜻하고 폐를 보하는 성미를 지닌 게 가장 많다. 그래서 몸이 냉하고 폐가 약한 태음인은 육류 단백질을 섭취하지 못하면 건강을 지키기가 쉽지 않다. 반면에 초근목피(草根木皮) 위주의 섭생에도 병들지 않고 살아남을 수 있는 체질은 당연히 간이 약하고 양적 체질인 태양인이다.

음식뿐만이 아니다. 우리 조상들은 찬 바람이 밀려드는 가옥 구조에 보온이 힘든 옷으로 힘겹게 겨울을 버텨냈다. 그런 환경에서는 몸이 냉하거나 폐가 약한 소음인과 태음인은 건강을 유지하는 게 쉽지 않다. 과거 한국인에게 폐병과 기관지 질환이 많았던 것도 이런 의식주와 깊은 관련이 있지 않을까. 그러다 보니 이제마 선생에게 찾아온 환자들은 대부분 태음인 또는 소음인이었을 것이다. 그런 점에서 선생이 태양인을 부정하고 '태음인 50%, 소음인 20%'로 본 건 어쩌면 당연할 수도 있겠다는 생각이 든다.

이와 달리 태양인은 양(陽) 체질에 해당하니 시베리아 기후 같은 매서운 추위만 아니라면 어떻게든 적응해낸다. 게다가 곡채식은 최상의 체질 음식이다. 그래서 상대적으로 건강했을 테니, 선생을 찾는 사람들이 많지 않았을 것이다.

이처럼 태음인과 소음인은 대체로 음식이 맞지 않고, 추위도 이겨내기 힘든 환경이라 아픈 이들이 훨씬 많지 않았을까. 그래서 각종 민간요법과 보양 음식이 음(陰) 체질 위주로 발달할 수밖에 없었다. 현재 우리가 알고 있는 대부분의 건강식품이 태음인과 소음인에 이롭고, 태양인과 소양인에게는 해롭다고 필자가 주장하는 것도 바로 이런 이유 때문이다. 특히 우리 민족의 체질이 태양인으로 다수를 이루고 있다면 심각한 문제가 아닐 수 없다. 녹용, 홍삼, 경옥고, 공진단, 영지버섯, 상황버섯, 흑염소즙 등이 모두 약이 아니라 독이 되기 때문이다.

촛불 혁명의 선봉에 선 사람들

한국인을 두고 '한(恨)의 민족'이라고 한다. 탐관오리들의 수탈과 억압적인 가족관계는 민중들에게 끝없이 슬픔과 분노를 불러일으켰다. 폐의 감정은 곧 슬픔이니, 폐가 약한 태음인은 슬픔으로 인해 폐가 더 약해진다. 폐가 약해지니 슬픔은 더욱 깊어져 한(限)이 되고 만다.

태양인은 폐가 강해 슬픔은 상대적으로 잘 이겨내지만, 간이 약해 쉽게 분노가 치민다. 그러나 사회적 억압으로 이를 발산하지 못하고 억누르다 보면 그게 응어리가 되어 한(限)으로 발전한다. 그래서 우리 민족은 한(限)을 해소하기 위해 마당극과 같은 다양한 민속놀이를 통해 특유의 해학과 풍자로 이겨내고자 했던 게 아닐까.

슬픔이 때로는 민중의 아픔을 달래는 치유제가 될 때도 있다. 탄압과 억압은 분노의 감정을 일으킨다. 그런데 분노와 응어리진 한(限)을 치유하는 감정이 바로 슬픔[5]이다. 우리 민족은 구슬픈 가락의 아리랑을 부르며 가슴속에 쌓인 한(限)과 억눌린 분노를 풀어냈다. 슬픈 드라마나 영화를 보면서 한바탕 울고 나면 가슴이 후련해지는데, 바로 이런 원리가 숨어 있다.

하지만 분노의 감정을 통제하고 삭이는 데도 한계가 있다. '간의 분

---

[5] 오행(五行)은 '木-火-土-金-水'의 순서대로 순행한다. 이때 바로 다음 단계에 있는 오행(五行)을 돕는 역할을 하는 것을 상생(相生)이라고 한다. 즉 목생화(木生火), 화생토(火生土), 토생금(土生金), 금생수(金生水), 수생목(水生木)이다. 반면 한 단계 건너뛰어 다른 오행(五行)을 극하는 것을 상극(相剋)이라고 일컫는다. 목극토(木克土), 화극금(火克金), 토극수(土克水), 금극목(金克木), 수극화(水克火)가 바로 그것이다. 이러한 오행(五行)의 상극 작용에 오지(五志, 정서)를 대입할 수 있다. 즉 '기쁨이 슬픔'을, '슬픔이 분노를' 극한다는 것이 그것이다.

노'는 언제든지 불꽃으로 타오를 준비가 되어 있다. 분노가 임계점을 넘었을 때, 개인의 분노는 사회적 분노와 합쳐져 용광로처럼 타오른다. 과거 수많은 민초들의 항쟁, 동학농민운동, 4·19, 6·10항쟁, 대통령 탄핵, 촛불 혁명이 바로 그것이다. 그리고 그런 혁명의 선봉에 선 사람들이 바로 태양인(금체질)이었다.

체질을 알고 싶으면 한국인의 눈을 보라

앞에서도 다루었지만, 날카롭게 '찢어진 눈'은 양적인 태양인의 특징이다. 발산하는 기운에 초점을 맞추면 태양인의 눈은 크게 세 가지 특징이 있다. 먼저 양적 체질이라 눈빛이 밖으로 발산되는 경향이 있다. 둘째, 두뇌 활동이 활발하니 초롱초롱 반짝이는 총명한 느낌을 발한다. 셋째, 간은 분노의 감정과 관계가 있으니 약간 짜증스럽거나, 양적 기운과 합쳐져 날카로운 느낌이 들기도 한다. 사람에 따라 이 세 가지 눈빛이 모두 엿보이는 사람이 있다. 또는 총명하거나, 날카로운 느낌 한 가지로 나타날 때도 있다.

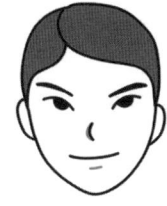

태양인

간혹 사람을 만나다 보면 눈빛이 매우 날카롭고 매서워서 섬뜩한 느낌이 들 때가 있다. 그런 사람들은 강하고 발산적인 양적 기운에 분노의 감정이 합쳐져 나타나는 경우가 많다. 당돌한 눈빛 역시 양적 기운의 발현이다. 이런 사람들은 대부분 태양인이다.

그렇다고 모든 태양인이 그런 눈빛을 하고 있다고 할 수는 없다. 사주 영향에 따라 태양인답지 않은 부드러운 눈빛의 소유자도 얼마든지 있기 마련이다. 혹시라도 눈빛이 날카롭다고 무어라 하지는 말자. 그중에서는 간의 건강 상태가 좋지 않아 일시적으로 그런 눈빛을 발하는 예도 있기 때문이다. 때로는 날카로운 눈빛과 달리 마음이 따뜻한 사람들도 있지 않겠는가. 즉, 태양인의 눈빛은 일반적으로 그렇다 정도로 이해해주기를 바란다.

오행(五行)	木	火	土	金	水
오장(五臟)	肝	心	脾	肺	腎
오규(五竅)	눈(目)	혀(舌)	입(口)	코(鼻)	귀(耳)

한편, 태양인은 다른 체질에 비해 눈의 피로가 심하다. 왜냐하면, 눈은 간의 영역이기 때문이다. 특별히 눈병이 없더라도 조금 무리하거나 몸이 좋지 않으면 눈부터 피로해진다. 그러므로 태양인인데 눈이 피로하다면 간 기능이 저하되었다는 신호로 해석할 수 있다.

이처럼 눈을 지배하는 것이 간이다 보니, 눈병 역시 간과 관련된 경우가 매우 많다. 녹내장, 안구 건조, 안정 피로, 눈 충혈, 비문증(飛蚊症) 등은 태양인에게서 가장 많이 나타나는 눈병이다. 한국인들은 근시(近視)로 안경을 끼는 사람들이 유독 많다. 이 역시 태양인 체질의 간 기능 허약에 큰 원인이 있다.

기름진 음식을 먹으면 가스가 찬다.

쌀 소비량이 급격하게 감소하고 있다. 과거보다 먹을거리가 다양해졌고, 빵과 육류를 중심으로 식습관이 서구화되었기 때문이다. 이러한 식습관의 변화를 시대 변화에 따른 자연스러운 현상으로 받아들이기에는 이로 인해 발생할 건강상의 문제가 너무 크다.

지방과 단백질은 십이지장에서 쓸개즙과 췌액의 도움을 받아 소화된다. 또한, 지방 및 단백질과 같은 육류는 약한 폐를 도와주고, 강한 간의 기운을 풀어내는 약성을 지니고 있다.

그런데 서양 사람들은 대체로 태음인이 많아 심폐 기능이 허약하다. 대신에 간은 튼튼해서 쓸개즙이 잘 분비된다. 그래서 육식을 주식으로 해도 별다른 문제가 생기지 않고, 오히려 건강한 생활을 유지할 수 있다.

이와 달리 우리나라는 간이 약한 태양인들이 압도적으로 많다. 그런데도 이를 무시하고 육식 위주의 섭생을 하면 강한 폐가 더욱 강해지고 약한 간은 더욱 위축된다. 또한, 쓸개즙 부족으로 음식물이 장에서 빠르게 부패한다. 이는 대장에도 큰 부담을 준다. 특히 지방과 같은 기름진 음식을 소화하려면 쓸개즙이 많이 필요하다. 하지만 쓸개즙 부족으로 완전 소화가 이루어지지 않으면 장에 부담을 주고 혈액이 오염될 위험이 크다.

쓸개즙 부족으로 인한 부패는 육식을 많이 했을 때만 발생하는 것은 아니다. 간 기능이 약해 쓸개즙 생산이 원활하지 않으면 곡채식을 해도 음식물이 빠르게 부패한다. 그러므로 지나치게 방귀를 많이 뀌고 냄새까지 심하다면 쓸개즙이 부족한 태양인일 가능성이 매우 크다. 물론 태음인도 방귀를 잘 뀌는 사람이 있다. 그런 경우는 대부분 장이 지나치게 냉해서 발생하는 현상이다. 쓸개즙 부족으로 인한 음식 부패가 아니니, 태양인과 달리 냄새는 그리 심하지 않다.

밀가루 음식이 소화가 안 되는 체질은?

밀가루 음식을 먹으면 소화가 안 되고, 속이 더부룩하고, 가스가 발생하는 사람들이 있다. 이 역시 체질과 관련이 있다. 빵이 서양인들의 주식이 될 수 있었던 것은 밀이 태음인의 약한 폐를 보하는 성미(性味)가 강하기 때문이다. 그래서 그들은 날마다 빵을 주식으로 먹어도 별다른 탈이 생기지 않는다. 그런데 한국인들은 폐가 강한 태양인이 많아서 밀가루가 안 맞는 사람들이 많다.

그럼 밀가루는 태양인이 먹어서는 안 되는 음식일까? 꼭 그렇지만은 않다. 밀의 주 영양소는 탄수화물이다. 탄수화물은 분해되어 포도당으로 바뀐다. 포도당은 간에서 저장되고, 간을 도와주는 영양소다. 이런 성질만 생각하면 밀가루는 간이 약한 태양인에게도 이로운 점이 있다. 그러므로 밀가루는 태양인이 못 먹을 정도의 음식은 아니다. 그렇다면 대체 무엇이 문제가 된다는 말일까?

국내에서 소비되는 밀가루는 대부분 미국산이다. 미국에서는 밀을 수확하기 일주일 전쯤에 수확량을 늘리고 수확이 쉽도록 건조제의 일종인 라운드업 제초제를 밀밭이 흠뻑 젖을 정도로 뿌린다. 또한, 통밀 형태로 적도지방을 거쳐 수입하는 과정에서 싹이 트는 걸 방지하기 위해 방부제를 살포한다. 이뿐만이 아니다. 수입 후 고운 빛깔로 소비자들의 눈을 사로잡기 위해 표백제를 첨가한다. 또한, 쫄깃한 면을 만드는 과정에서 소화 장애를 일으키는 다량의 글루텐이 생성된다.

간이 튼튼한 태음인은 이런 독성을 어느 정도 이겨낼 수 있다. 하지만 간이 약하고 장이 예민한 태양인들은 탈이 나는 경우가 많다. 밀가루의 독성이 얼마나 강한지는 바구미 실험을 통해서도 확인된 바가 있다. 시민단체에서 진행하는 수입 밀과 우리 밀을 비교·실험하는 장면을 본 적이 있다. 우리 밀에 들어간 바구미는 밀가루 속으로 들어가 정착했다. 하지만 수입 밀에 넣은 바구미는 도저히 못 살겠는지 밖으로 빠져나오려고 아우성쳤다.

어릴 적 기억을 떠올려보면 집에 두었던 우리 밀 포대 속에는 늘 바구미가 들끓었다. 하지만 요즘 수입 밀은 몇 년을 쌓아두어도 바구미가 생기지 않는다. 이처럼 바구미조차 수입 밀을 외면한다. 그러므로 해독 장기인 간이 좋지 않은 사람들은 건강이 무너질 수밖에 없다. 그래서 예민한 분들은 밀가루 음식을 먹으면 불편하다고 호소한다.

그런데 유럽이나 남미로 여행을 가서 빵을 먹으면 불편하지 않다. 지인들은 물론 필자도 경험한 사실이다. 이들 국가에서는 미국처럼 농약을 뿌리는 것을 금지하고 있거나, 그럴 필요를 못 느끼기 때문이다. 방부제와 표백제를 뿌릴 일도 없고, 우리처럼 쫄깃한 빵을 만들기 위해 글루텐이 생성되도록 가공하지도 않는다.

물론 미국산 수입 밀로 가공한 밀가루에 들어 있는 독성물질이 사람을 바로 죽게 하지는 않는다. 하지만 항생제처럼 장벽을 손상하고 유익균의 균형을 무너뜨린다. 이처럼 유익균이 급격히 줄어들면 소화 기능이 저하되고, 면역기능이 무너져 자가면역질환 발생 위험이 커진다. 이렇게 수입 밀이 해롭지만, 이를 느끼지 못하는 사람도 많다. 대체로 간이나 비위가 좋거나 몸의 감각이 둔감한 사람들이다. 그렇다고 해로움이 없는 건 아니다. 독성물질이 몸에 서서히 쌓여 종래는 체내 시스템을 망가뜨리게 된다.

미국산 수입 밀은 체질을 불문하고 섭취를 줄여야 한다. 대신 쌀국수나 쌀빵, 또는 우리 밀로 만든 제품을 더 많이 먹자. 하여튼, 수입 밀로 만든 밀가루 음식을 먹었을 때 소화가 잘되지 않는다면 태양인, 그중에서도 비위가 약한 한태양인(금음)일 가능성이 가장 크다. 다만, 태음인이나 소음인도 속이 냉하거나 소화 기능에 문제가 있을 때는 밀가루 음식이 부담될 수도 있다. 그러므로 밀가루 섭취 시의 반응 하나로 체질을 판단해서는 안 된다.

커피가 잘 받는다면 태음인이거나 소양인

식습관이 서구화됨에 따라 커피는 짧은 기간에 한국인의 가장 대표적인 차 문화로 자리 잡았다. 그렇다면 커피는 어떤 체질에 도움이 되는 음료일까?

알다시피 커피는 유럽 사람들의 대표적인 기호식품이다. 그런데 지역별 나라별 음식 문화는 아무렇게나 만들어지지 않는다. 수천 년의 세월이 흐르면서 그곳 사람들의 몸에 가장 궁합이 맞는 음식으로 최적화된다.

유럽인은 음적인 태음인이 주류를 이루고 있다. 태음인은 자율신경계[6]에 속하는 교감신경이 약하고 부교감신경은 매우 강한 체질이다. 그런데 음적 신경인 부교감신경이 과도하면 심장 박동수가 감소하여 맥박이 느려지고, 혈압이 떨어지며, 정서적으로는 우울감이 생기기 쉽다. 또한, 소화관의 연동 운동이 증가하여 비만으로 발전할 가능성도 커진다.

그런데 커피는 교감신경을 강하게 자극한다. 동양의학적 관점에서는 폐와 심장 기능을 활성화하는 작용을 한다. 그래서 커피는 부교감신경과 심폐 기능이 약한 태음인에게 아주 좋은 식품이다. 그래서 태음인은 '하루 한두 잔의 커피가 심장병을 예방한다'라는 이야기에 가장 어울리는 체질이다.

태음인이 주축인 유럽인은 부교감신경이 강해서 심장 박동력이 저하되기 쉽다. 음(陰)의 성질이 강해서 양적 장부인 심장의 열기가 약하다고 이해할 수도 있다. 그런데 심장 박동력이 저하되면 혈액순환에 문제가 생긴다. 커피는 이럴 때 약한 교감신경과 심장을 자극하고, 양기

---

6 자율신경계는 교감신경과 부교감신경으로 나누어지며 서로 활성과 억제의 길항적 작용을 통해 우리 몸의 전체적인 건강을 유지한다. 가령 교감신경은 동공을 확장하는 반면에 부교감신경은 동공을 축소한다.

(陽氣)를 북돋울 수 있는 매우 좋은 식품이다.

그래서 유럽인만으로 좁혀서 커피의 인체 작용을 연구하면 당연히 심장병을 예방하고 도움이 된다는 결과가 나올 수밖에 없다. 그렇다면 여러분이 만약 음적 체질인 태음인이라면 건강을 위해서라도 하루 한 두 잔의 커피를 마시기 바란다. 소양인은 '음 중의 양'으로 발현되는 양상은 '양'이지만 본질은 '음'이다. 그래서 교감신경이 강한 체질이 아니므로, 적당한 커피는 특별히 문제가 되지 않는다.

커피가 교감신경을 자극해 인체 균형을 무너뜨린다.

한국인의 커피 사랑이 뜨겁다. 본고장인 유럽보다 커피 가게가 더 많고, 하루에 마시는 양도 더 많지 않을까 싶다. 정말 이렇게 커피를 가까이해도 괜찮은 걸까? 결론부터 이야기하자면, 태양인이 다수인 한국인은 태음인이 위주의 유럽인들과 달리 커피가 이롭지 않다.

왜냐하면, 커피는 양적이고 발산적이며 폐를 보하고 카페인이 많이 들어 있는 음료이기 때문이다. 그래서 태양인이 커피를 많이 섭취하면 강한 양적 기운이 자극을 받아 음양 균형이 무너지고 상열감이 악화한다. 그리고 강한 폐는 더 강하게, 약한 간은 더 위축된다. 또한, 카페인이 교감신경을 자극해 가슴 두근거림을 유발하고 깊은 수면을 방해한다. 장이 약한 분들은 커피의 자극적인 성질 때문에 장염, 위통, 설사 등의 문제가 생기기도 한다. 그런데도 청장년층의 커피 사랑은 끝이 없다. 건강을 해칠 위험이 큰데도 커피 공화국이 되어가는 것 같아서 보통 걱정이 아니다.

커피의 해로움 중에서 교감신경 자극이 가장 큰 문제가 된다. 태양인은 교감신경이 가장 쉽게 자극을 받는 체질이다. 현대인들은 늘 바쁘게 움직이고, 과거보다 훨씬 복잡한 세상을 살고 있다. 수면 부족과 각종 스트레스에 많이 노출될 수밖에 없는 환경이다. 그래서 건강에 이상이 있는 태양인은 누구나 교감신경이 항진된 자율신경실조 상태라고 해도 크게 틀린 말은 아닐 것이다.

교감신경이 항진되면 신경이 곤두서고 혈액 흐름이 빨라진다. 그렇게 되면 심장에 과부하가 걸려 쉽게 피로해진다. 이런 상태가 계속되면 심장 기능이 저하되어 열기가 가라앉고, 박동력도 저하되어 몸이 냉해진다. 선천적으로 강했던 태양인의 심장이 후천적으로 문제가 생기는 것이다. 한태양인(금음)이 소음인보다 오히려 냉증이 더 많은데, 이 역시 혈 부족과 함께 교감신경 항진이 한 이유가 된다.

또한, 교감신경 항진은 인체 기관에 혈액공급을 어렵게 해 피부와 소화기와 생식기에도 문제를 일으킨다. 그리고 다량의 활성산소를 발생시켜 세포와 조직의 파괴를 촉진한다. 덧붙여 소화 기능이 스트레스를 받아 위축되고, 교감신경 항진으로 내장에 혈액공급이 줄어든다. 만약 심장까지 지치면 비위에 혈액이 부족해져 소화력이 급격히 떨어진다.

태음인은 부교감신경이 강하고 교감신경은 약하다. 그래서 적당한 스트레스는 오히려 자율신경계의 균형을 회복하는 데 도움이 될 수도 있다. 하지만 태양인은 교감신경이 강해 마음이 쉽게 들뜨고 불안정해지기 쉽다. 그러므로 이를 자극하는 커피를 즐겨 마시면 건강이 무너질 수밖에 없다.

간혹 자율신경실조증으로 고통을 호소하는 분들이 있다. 열에 아홉은 교감신경이 과도하게 항진되어 나타나는 문제다. 교감신경은 양적 신경이니, 음양의 불균형과도 직결된다. 자율신경실조증을 앓고 있다면 만나보지 않아도 90% 이상은 교감신경이 가장 강한 양적 체질 태양인이다. 그렇다면 체질을 아는 것은 자율신경실조로 나타나는 수많은 증상을 이해하고 치료하는데 가장 핵심적인 정보가 된다.

이러한데도 교감신경 항진이 있을 때 약물로만 접근해서야 되겠는가. 먼저 자신의 체질이 무엇인지부터 살펴보아야 한다. 그리고 교감신경을 항진시키는 삶의 조건과 섭취 음식이 무언지 찾아보아야 한다. 그 전에 먼저 즐겨 마시던 커피부터 줄이거나 끊어야 하지 않을까.

물론 태양인이라도 커피에 대한 반응이 모두 같지는 않다. 몸에서는 부담이 되고 있어도 이를 눈치채지 못하는 사람도 있다. 때로는 커피가 도움이 된다고 착각하기도 한다. 머리가 무겁고 몸이 처질 때에 한잔의 커피가 양적 기운을 자극해 일시적으로 활력이 생길 수 있기 때문이다. 그러므로 커피를 마시고 특별히 불편함이 없거나, 약간의 도움이 되었다고 커피가 잘 맞는 체질이라고 성급하게 판단해서는 안 된다.

태양인이 심신이 지쳤다는 것은 교감신경 항진으로 긴장 상태가 오래되어 나타난 경우가 많다. 그런데도 커피 등으로 다시 교감신경을 자극하면 어찌 될까? 체력이 다했는데도 내 몸을 보고 억지로 힘을 내라고 채찍질하면 건강이 더욱 망가질 수밖에 없다.

4부
건강한 100세 인생,
8체질이 결정한다.

체질 찾기는 건강을 지키는 최고의 묘약

8체질 입문기

8체질연구소 체질진단 믿을 수 있을까?

체질 찾기는 건강을 지키는 최고의 묘약

건강식품이 약이 아니라 독이라면?

건강에 특히 관심이 많은 우리 민족답게 건강식품이 참으로 많다. 홍삼, 녹용, 공진단, 경옥고, 흑염소즙, 영지버섯, 상황버섯, 석류, 마늘즙 등. 그런데 이들 식품이 건강 증진에 도움이 될 수도 있지만, 반대로 부작용이 생길 수 있다는 사실을 모르는 분들이 의외로 많다. 가령, 말기 암이 걸렸는데, 특정 건강식품을 먹고 극적으로 치료되었다는 이야기를 들어본 적이 있을 것이다. 반면 오히려 병세가 더 빠르게 악화하기도 한다. 대체 왜 이런 차이가 생기는 걸까?

아무리 좋은 건강식품이라도 체질에 맞지 않으면 약이 아니라 독이 되기 때문이다. 모든 건강식품은 특정 장부의 허약함을 돕거나, 지나친 기운을 깎아 균형을 맞추는 역할을 한다. 그런데 허약한 장부는 깎아내고, 강한 장부는 기운을 돕는다면 어찌 되겠는가. 음양과 장부 균형이 무너져 건강이 더 빠르게 악화할 수밖에 없다.

    그래서 반드시 타고난 장부 허실에 따라 약과 침을 처방해야 한다. 즉, 모든 건강식품은 정확한 체질이 우선이다. 그런 점에서 혹시라도 건강에 문제가 생겨 건강식품을 섭취하고자 한다면 반드시 '정확한 체질 찾기'부터 시작하기를 바란다.

건강 회복에 체질이 왜 중요한 거지?

    건강을 위해서는 깨끗한 환경에서 자란 좋은 먹거리가 필요하다. 그런데 난치성 질환을 이겨내거나, 건강한 백 세 인생을 누리고자 한다면 이것만으로는 부족하다. 체질을 고려한 섭생이 뒷받침되어야 한다.

    사람은 누구나 평생 변하지 않는 고유의 체질이 있다. 또한, 체질에 따라 음과 양으로 구분되고, 선천적으로 결정되는 강한 장부와 약한 장부를 지니고 태어난다. 이러한 음양과 장부 균형이 무너지면 병이 생기고 악화한다. 그러므로 질병의 근본 원인과 해결 방안은 찾고자 한다면 체질을 떠나서는 그 어떤 답도 찾을 수 없다. 외상으로 인한 병을 제외한 그 밖의 모든 병에 대한 치료는 겉으로 드러난 결과만 보고 접근해서는 근본 해결이 어렵기 때문이다.

    건강한 삶을 영위하기 위해서는 자신의 체질을 정확히 알아야 한다. 그러나 체질 체질진단 오류가 너무 심각하다. 혹시라도 본인 체질을 확신할 수 없다면 건강식품을 함부로 섭취해서는 안 된다. 음양과 장부 균형이 무너져 건강을 잃을 수도 있기 때문이다.

건강식품 때문에 아버지의 건강이 위협받다.

어느 날 아버지로부터 급한 전화가 왔다. 혈압이 갑자기 오르고, 잠도 오지 않고, 심한 두통으로 매우 힘들다고 하셨다. 확인해보니, 유튜브가 범인이었다. 노인과 여성은 혈이 부족하니 무조건 당귀가 좋다는 방송에 그만 넘어가신 거다. 당장 섭취를 중단하시게 했다. 대신에 증상에 맞는 태양인 약재를 추천해드렸는데, 이틀 만에 정상을 회복하셨다.

그런데 필자와 부친은 모두 애초 소음인(수체질) 체질로 알고 있었다. 그렇게 짐작하기도 했지만, 한의원 진단 역시 동일했다. 소음인은 물론 태음인도 당귀가 이로우니, 적어도 이 두 체질은 될 수가 없다. 실제 부친의 체질은 폐가 강하고 간이 약한 태양인(한태양)이다. 그래서 폐를 보하고 간을 힘들게 하는 당귀를 이겨내지 못한 거다.

당귀는 혈을 보하는 핵심 약재다. 그래서 단순하게만 생각하면 혈이 부족한 여성이나 노인에게 도움이 된다. 그래서 자칭 유튜브 전문가가 당귀를 추천했을 것이다. 하지만 당귀의 양적 성질과 오장육부의 궁합을 생각하지 못했다. 그리고 이때 궁합은 곧 체질을 말한다. 그런데 아직도 다수 전문가는 우리 민족의 절대다수가 태음인과 소음인 위주의 음 체질이라고 착각하고 있다. 그 말이 맞는다면 당귀는 누가 먹어도 도움이 되어야 한다. 특히 여성과 노인에게는 더 좋은 효과가 있어야 했다.

체질 찾기, 건강을 지키는 최고의 묘약

본인의 체질만 정확히 알아도 평생 건강을 지키는 데 큰 도움이 된다. 사람은 누구도 예외 없이 크고 튼튼한 장부와 작고 약한 장부를 동시에 갖고 태어난다. 그런데 질병은 주로 강하고 약한 장부 사이의 균형이 무너질 때 발생한다. 그러므로 정확한 체질을 알면 강한 장부가 더 강해지지 않고, 약한 장부가 더 약해지지 않도록 예방할 수 있다. 혹여 어떤 이유로 건강이 나빠지더라도 체질을 알면 병의 원인과 진행 경로를 예측할 수 있고 대처 역시 가능하다.

최근 건강식품을 소개하는 프로그램이 홍수를 이루고 있다. 체질에 대한 지식이 전혀 없거나 본인 체질에 대한 확신이 없는 대중들은 '무엇이 어디에 매우 좋다.'는 출연자들의 달콤한 속삭임에 쉽게 휘둘린다. 어떤 식품이나 약재도 모든 사람에게 언제나 좋을 수는 없다. 그런데도 방송에서 소개하는 식품을 만병통치약처럼 받아들인다. 그런 식품이 오히려 건강을 망가뜨리고 자칫 생명을 위협할 수 있는데도 말이다.

체질에 대한 기본 지식과 함께 나의 체질이 무엇인지 정확히 알기만 해도 쉽게 현혹되지 않는다. 나의 체질에 맞는 음식과 약재를 주체적으로 선별해 낼 수 있기 때문이다. 그래서 어떤 전문가는 "정확한 체질을 찾는 것은 그 무엇과도 바꿀 수 없는 가치가 있다."라고 말하기도 한다. 이는 체질 찾기가 그만큼 어렵다는 의미이다. 또한, 본인의 체질만 찾을 수만 있다면 평생 건강을 지킬 수 있는 최고의 방법을 알게 된다는 뜻이기도 하다. 그런데 현실은 체질을 찾는 게 쉽지 않다. 정확한 체질을 알기 위해 여러 한의원을 교차 방문을 해보면 한의원마다 진단해 주는 체질이 모두 다르다. 안타까운 일이 아닐 수 없다.

결과보다는 원인 치료가 우선

질병이 생겼을 때 이를 근본적으로 치료하기 위해서는 반드시 원인을 찾아 해소해야 한다. 어떤 병이라도 원인이 있기 마련이다. 아무런 이유도 없이 병이 저절로 생기지는 않는다. 병은 대부분 자신의 잘못된 섭생이나 균형을 잃은 생활 방식에서 비롯된다. 병이 쉽게 치료되지 않는다면 결과만 쫓거나 원인을 알지 못하기 때문이다.

사람들은 질병을 예방하거나 이겨내기 위해 운동, 영양제, 건강식품, 침·뜸, 부항요법 등을 활용한다. 이런 방법으로도 어느 정도 효과를 거둘 수는 있다. 하지만 병의 뿌리를 뽑거나 재발을 막기는 어렵다. 이들 방법 역시 원인이 아닌 결과 치료이기 때문이다. 요컨대, 병의 원인은 체질을 통하지 않고는 정확하게 찾아내는 게 쉽지 않다.

일반적으로 정서나 먹는 음식이 건강에 가장 큰 영향을 끼친다. 그런데 정서와 음식은 체질과 밀접한 관련이 있다. 가령 정서를 예로 들면, 체질적으로 간이 약하면 쉽게 스트레스를 받고 분노가 솟구친다.

건강식품 역시 체질에 따른 궁합이 있다. 인삼이나 녹용처럼 아무리 약성이 뛰어난 건강식품이라도 태양인(금체질)에게는 독(毒)으로 작용한다. 이런 식품을 섭취하면서 다른 치료법을 적용해본들 건강이 회복

될 수가 없다. 만약 질병이 생긴 원인이 인삼이나 녹용 때문이라면 결과 치료가 무의미하지 않겠는가.

그런데 정서와 건강식품 모두 체질별 장부 강약의 지배를 받는다. 사람은 누구나 장부 불균형을 갖고 태어난다. 그래서 약한 장부가 더 약해지거나 강한 장부가 더 강해질 때 질병이 발생한다. 이게 바로 질병의 근본 원인이다. 그렇다면 질병 치료는 음식이나 각종 치료법을 통해 약한 장부는 기운을 끌어올리고, 지나치게 강한 장부는 기운을 덜어내야 한다. 그래서 체질을 알면 병의 원인을 알 수 있고, 치료법도 찾아낼 수 있다고 이야기하는 것이다. 이처럼 체질 의학은 원인 분석과 결과 치료를 동시에 할 수 있는 세계 유일의 맞춤 의학이다.

동양의학의 바탕이 되어야 할 8체질

사상의학은 타고난 체질에 따라 5장 6부의 허실이 다르다고 주장한다. 이 말은 체질만 알면 어떤 장부의 불균형 때문에 병이 생긴 것인지 쉽게 추론해 낼 수 있다는 이야기가 된다. 이를 통해 같은 병이라도 그 사람의 체질에 따라 다르게 치료할 수 있다. 그리고 병의 원인과 진행을 예측할 수 있어 효율적으로 치료할 수 있다는 장점이 있다. 또한, 체질에 따라 음식의 약성이 다르게 작용하기 때문에 최적화된 섭생 역시 가능하다.

8체질의학은 사상의학의 4개 체질을 8개로 세분화하였다. 사상의학은 '폐, 간, 비장, 신장' 네 장부 중에서 '폐〉간(태양)'처럼 2개 장부의 강약만으로 체질을 구분했다. 반면 8체질은 심장까지 포함한 모든 장부를 활용해 '폐〉신〉비〉심〉간(금음)'[1]의 구조로 체질을 나누었다. 이를 통해 체질마다 장기의 강하고 약함을 정밀하게 표현하여 체질진단 정확도와 치료 효과를 크게 높였다. 그 결과 체질진단과 적용이 잘 맞아떨어지면 그동안 치료가 어려웠던 각종 만성질환에도 탁월한 효과를 얻을 수 있다.

그렇다면 체질 의학은 모든 치료의 기본이 되어야 한다. 의학의 아버지로 불리는 히포크라테스는 "음식으로 치료할 수 없는 병은 약으로도 치료할 수 없다."라고 했다. 이는 어떤 치료보다 음식이 우선되어야 한다는 뜻이다. 그런데 음식은 먹는 사람과의 궁합이 중요하다.

본인의 체질과 병증에 이로운 음식을 섭취하면서 양한방 치료를 받게 되면 놀라우리만큼 효과가 증폭된다. 반면 아무리 뛰어난 치료법이라도 체질에 맞지 않는 음식이나 보양식품을 과하게 섭취하면 치료 효과를 기대하기 어렵다. 때로는 건강이 크게 무너지거나 생명까지 위협할 수 있다.

침법 역시 마찬가지다. 우리나라는 세계 최고의 원리침을 보유한 나라다. 사암침, 오행침, 8체질침, 육기침, 수지침, 수족침 등 끝이 없을 정도다. 이들 침법 모두 개별 혈자리의 혈성에 바탕을 두고 자침하는 단순한 체침(體鍼)[2]과는 많은 차이가 있다. '음양오행'이라는 대우주의 원리

---

1 필자가 운영하는 네이버 카페 〈8체질나라〉는 '금음'을 '한태양'이라고 명명하고, 장부 강약은 심장을 제외한 '폐〉신〉비〉간'으로 표시함. 이에 대한 구체적인 설명은 카페 '묵계 소고' 게시판을 참고하기 바람.
2 인체 전(全) 부위를 자침(刺鍼) 부위로 하는 침법(鍼法). 국소기관만을 대상으로 하는 분구침법(分區鍼法)과 상대적으로 쓰이는 용어. 전통적인 침자요법 〈한국전통지식포탈〉

를 인체에 적용한 매우 탁월한 침법이기 때문이다. 치료 효과의 빠른 발현과 강렬함은 일반 체침과는 비교할 수조차 없을 정도다.

그런데 효과가 뛰어난 만큼 침법 적용이 잘못될 경우는 부작용 위험 역시 매우 크다. 심하면 환자의 생명을 위태롭게 할 수도 있다. 그래서 일반인들은 될 수 있으면 원리침을 배우지 않는 게 좋다. 한의사들조차 원리침의 위험성 때문에 뛰어난 효과에도 불구하고 자신 있게 사용하는 사람이 많지 않다.

그런데 이러한 원리침의 위험을 근본적으로 예방하고, 가장 적절한 적용을 가능하게 하는 것이 8체질이다. 환자의 체질만 정확히 진단할 수 있다면 원리침이 초래할 수 있는 위험을 사전에 제거할 수 있다. 설령 부작용이 발생하더라도 곧바로 이전의 정상적인 상태로 되돌릴 수 있다.

앞으로 각종 원리침에 8체질이라는 날개를 달게 되면 침법 또한 새로운 혁명을 이룰 수 있을 거로 기대가 된다. 필자는 현재 그러한 침법 강의인 '8체질과 육기를 고려한 사암침 강좌'를 서울과 대구에서 연 2회씩 진행하고 있다. 블로그와 카페를 통해 공지하고 있으니, 관심이 있는 분들은 확인해보기 바란다.

현대인의 건강과 8체질

과거에는 상대적으로 태양인이 건강을 유지하기 좋았다. 반면에 음체질의 태음인은 건강을 지키기가 쉽지 않았다. 곡채식 위주의 식생활과 차가운 기운을 막아내기 힘들었던 의복과 주거 환경은 음체질에 큰 부담으로 작용했다. 하지만 현대생활은 생활환경과 음식 모두 태양인이 병들 수밖에 없는 조건이다. 특히 삶의 환경이 복잡다단해지면서 현대인들이 받는 스트레스는 더욱 심화하였다. 이러한 스트레스는 태양인 질병의 제일 큰 원인이다. 부족한 수면 역시 태양인의 건강을 위협한다.

음식은 또 어떠한가. 현대인들은 커피, 맵고 기름진 음식, 독성 가득한 수입 밀가루, 고기 등을 과도하게 섭취한다. 그리고 각종 화학 첨가물이 넘쳐난다. 이런 조건에서도 태음인은 그나마 간이 튼튼해 상대적으로 적응하기 수월하다. 하지만 태양인은 하나같이 부담되는 음식이니 견딜 수가 없다. 그래서 현대인들은 아픈 이들의 절대다수가 태양인이다.

또한, 병이 생기면 건강식품을 찾게 된다. 그런데 80% 이상이 태음인과 소음인에게 이로운 것들이다. 과거에는 음체질인 태음인과 소음인이 쉽게 질병에 걸렸다. 그래서 이들 체질에 이로운 쪽으로 보약과 건강식품이 발전해왔다. 그런데 이들 식품은 태양인에게는 독이나 마찬가지다.

건강 측면에서만 보면, 태양인의 수난 시대다. 태양인은 도전적이고 진취적이며 강인하고 의지적인 성격이다. 그래서 사회적으로 성공을 거두는 이들이 다른 체질에 비해 훨씬 더 많다. 대신 건강은 잃게 될 위험은 더 커졌다. 그래서 병원, 한의원, 대체의학을 하는 곳마다 태양인들로 넘쳐난다. 또한, 건강이 무너지면 면역력도 약해진다. 그 때문에 각종 희귀질환자 역시 태양인이 압도적으로 많을 것으로 추정된다. 예컨대, 현대인들은 아픈 이들의 80% 이상의 태양인이 아닐까 싶다. 이제 태양인의 존재를 인정하지 않고는 병을 치료하기 어려운 시대가 되었다.

  그렇다면 몸이 아픈데 온갖 방법으로 검사를 해보아도 그 이유를 알 수 없거나 난치병으로 고통받고 있다면 정확한 체질부터 먼저 확인해야 한다. 그래야 병의 원인을 찾아 근본 해결이 가능하다. 여러분은 이제 1, 2권의 책을 통해 그 해답을 찾을 수 있게 될 것이다. 정확한 체질을 바탕으로 어떻게 섭생해야 건강을 회복할 수 있을지 말이다.

8체질연구소 체질진단은 믿을 수 있나?

체질진단을 믿을 수 없는 슬픈 현실

혹시라도 '당신은 무슨 체질이다.'라고 자신 있게 말하는 전문가가 있다면 일단 경계해야 한다. 전문가를 자처하는 사람일수록 확신에 찬 목소리로 체질을 이야기한다. 특정 체질이라고 장담하면서 체질에 맞지 않는 음식을 단 하나라도 섭취하면 큰일이라도 생길 것처럼 겁을 준다. 그런데 목소리 크기와 자신감이 실력에 정비례하지 않는다. 알고 보면 그런 곳 역시 체질진단 오류가 심하다.

한번은 건강이 좋지 않은 지인의 체질을 상담해 준 적이 있다. 눈빛, 목소리, 체형, 성격, 음식 반응 모든 게 태양인을 가리켰다. 그런데 그분은 자신의 체질을 여태까지 소음인으로 알고 있었다. 필자가 태양인이라고 이야기하니 놀라는 눈치였다. 8체질로 유명하다는 모 한의원에서 7시간을 기다린 끝에 소음인으로 진단받았다고 한다. 그러니 황당해하는 게 당연하다.

일 년에 몇 번씩 보약을 처방받아 꾸준히 먹었다고 한다. 그런데도 건강 상태가 엉망이었다. 몸에서 열이 펄펄 끓었다. 양적 체질인 태양인인데, 소음인으로 진단받고 더운 성질의 보약을 섭취했으니 당연한 결과다. 초등학생 아들 역시 같은 체질이었는데, 오진된 체질을 바탕으로 섭생하다 보니 역시 건강이 좋지 않았다.

그 한의원은 사주를 참고해서 체질을 진단한다고 했다. 그런데 사주로는 체질진단이 불가능하다. 사주는 사주이고, 체질은 체질이다. 사주와 체질은 사람을 이해하는 서로 다른 도구일 뿐 반드시 일치하는 건 아니다. 그래서 사주 오행의 성질과 오장의 강약이 체질과 정반대로 나타나기도 한다. 그래서 같은 체질이지만 개인차가 크게 발생할 때는 사주가 도움이 된다. 그러므로 둘을 조합할 수만 있다면 한 사람의 모습을 더 정확하게 파악할 수 있다.

아무튼, 그 한의원은 사주를 적용해 체질을 보는 특별함으로 사람들의 호기심을 많이 끌었을 것이다. 그리고 사주를 토대로 설명하니 일치하는 부분이 많아 신기하면서도 신뢰하는 마음이 생겼을 테고. 그런데 체질은 일단 체질로만 접근해야 한다. 몸에 이로운 음식은 사주보다는 체질과 더 큰 관련이 있기 때문이다. 가령 태음인인데 사주에 木(장부로는 간) 기운이 약하다고 간에 이로운 잎채소와 해산물을 먹으면 어찌 되겠는가. 그리고 사주를 우선하면 체질이 아닌 사주 해석이 되고 만다.

다시 돌아가서, 특히 이해가 되지 않는 건 한의원에서 지인에게 강조한 말이다. 하체 힘이 떨어진다고 말하니, "절대 무리하게 운동하면 안 된다. 자칫 잘못하면 다리를 못 쓰게 될지도 모른다."라고 했다고 한다. 다리에 무슨 심각한 질병이 있는 것도 아닌데, 왜 이런 이야기를 했을까? 소음인은 다리가 굵지 않아도 기본적으로 하체가 탄탄한 체질인데 말이다. 설령 다리 근력이 약하다고 해도 그럴수록 더 열심히 걷고 단련해야 한다.

몸이 좋지 않을 때 하체의 힘이 빠지는 증상이 가장 잘 나타나는 체질은 태양인이다. 음적 기능이 약한 태양인은 음에 해당하는 하체가 상체보다 약하다. 그래서 하지 무력감은 태양인이 건강이 나빠졌을 때 나타나는 대표적인 증상이다. 그러므로 태양인은 하체 운동에 특히 더 힘을 쏟아야 한다. 이런 기본 지식만 있어도 소음인이 아니라는 걸 짐작할 수 있다. 참으로 안타까운 일이 아닐 수 없다. 필자와의 체질 상담 후에 지인과 가족들은 태양인 체질을 고려해 섭생했다. 그리고 얼마 지나지 않아 건강을 회복할 수 있었다.

수많은 한의원이 불황을 겪고 있다. 그런 가운데서도 '8체질' 간판만 내걸면 문전성시를 이루고 명의로 대접받는다. 그래서 '8체질 전문'이라는 간판은 대단한 강점이 아닐 수 없다. 하지만 실력과 신뢰를 인정받기 위해서는 정확한 체질 이론과 진단법으로 무장하고 있어야 한다. 그런데 그렇지 못한 게 현실이다.

우려스러운 건 체질진단 오류가 단지 지인과 그 가족에게 국한되지 않는다는 점이다. 수많은 사람이 잘못된 체질진단으로 몸에 맞지도 않은 비싼 건강식품을 먹고, 그로 인해 건강이 상하고 있다. 그러므로 체질이 확실하지 않다면 그냥 골고루 먹는 것이 상책이다. 그렇게만 해도 최소한 음식이나 약재로 인해 몸이 상하지는 않는다.

8체질연구소 체질 찾기가 정확한 이유

여러분은 본인의 체질을 정확히 알고 있는지. 혹시 어디에서 진단받은 체질이라면 다시 생각해보기를 바란다. 인터넷에 떠도는 자료로 해본 자가진단이라면 더욱 그러하다.

사상체질은 물론 8체질을 창시한 권도원 선생 모두 태음인(목체질)과 소음인(수체질)을 합쳐 70% 이상이 음체질이라고 했다. 그럼 한국인은 절대다수가 같은 음체질인 중국인들과 성향이 비슷할까. 아니, 정반대에 가깝다. '만만디(천천히)'와 '빨리빨리'라는 단어 딱 하나만으로도 두 민족의 체질적인 특성이 다르다는 점을 앞에서도 확인한 바가 있다. 생각과 행동이 느리고 느긋하고 속을 알 수 없는 중국인들은 태음인 위주의 음체질이 맞다. 반면 우리 민족은 급하고 열정적이고 도전적인 양적 성향을 지니고 있다. 그런데 어떻게 두 나라 민족성이 비슷하다고 말할 수 있겠는가.

우리 민족이 태음인과 소음인 중심의 음체질이 다수라는 주장은 사실에 전혀 부합하지 않는다. 사상의학은 음체질을 다수로 보고 태음인과 소음인 진단을 남발하고 있어 정확도가 너무 떨어진다. 8체질을 창시한 권도원 선생은 태양인(금체질) 비율을 조금 더 높게 보기는 했다. 하지만 소음인(수체질)을 61%나 된다고 보았으니, 역시 음체질 중심의 체질관에서 벗어나지 못했다. 그러므로 그런 잘못된 8체질 이론으로 체질을 진단하는 게 무슨 의미가 있겠는가.

이러니 가는 곳마다 체질진단이 달리 나올 수밖에 없다. 진단받은 체질로 섭생을 해도 건강이 좋아지지 않는 게 당연하다. 나의 정확한 체질을 알아야 내 몸에 맞는 섭생을 할 수 있다. 그래야 건강을 지킬 수 있을 텐데, 안타까운 일이 아닐 수 없다.

필자는 오랜 노력 끝에 이런 오류가 생길 수밖에 없는 이유를 정확히 파악해 낼 수 있었다. 어디서부터 왜 그런 문제가 생겼는지 알게 되면, 오류를 바로잡는 건 어려운 문제가 아니다. 필자의 체질진단이 정확하다고 자부하는 것은 이런 과정을 통해 체질 이론과 진단법을 수정 보완했기 때문이다.

이제 더는 본인의 체질을 찾기 위해 혼란을 겪을 필요가 없다. 시간과 돈을 낭비하지 않아도 된다. 단 한 번에 그것도 매우 짧은 시간에 체질을 정확히 찾아낼 수 있다. 일단 1권과 2권을 통해 스스로 본인의 체질을 찾아보기 바란다. 그래도 확신이 들지 않는다면 서울에서 진행하는 체질 상담이나 대구 8체질연구소로 예약 방문하면 된다.

체질진단에 오랜 시간이 걸리는 것은 진단법을 정확히 모른다는 뜻이다. 또한, 오진한다는 것은 체질 이론과 진단법에 오류가 있다는 의미가 아니겠는가. 체질 이론과 진단법이 정확하면 5분 안에도 99% 정확하게 체질을 찾을 수 있다.

8체질연구소는 본인 체질을 확인한 후에 체질에 대한 설명과 함께 다양한 건강 증진 방안을 소개한다. 그리고 불편한 증상을 개선할 수 방법도 함께 안내받는다. 이렇게 한 번의 상담만으로도 건강 회복에 대한 희망을 품을 수 있다. 이후에 궁금한 내용은 〈8체질나라〉 네이버 카페를 통해 문의하면 답변을 드린다.

그런데 '8체질연구소는 정말 믿을 수 있을까'라는 의구심이 드시는 분들이 있을 것이다. '8체질연구소라고 뭐가 다르겠어.'라고 생각할 수도 있다. 그런 분들은 〈8체질나라〉 카페에서 '상담 후기'와 '수강 후기'를 꼭 한 번 읽어보기 바란다. 연구소의 상담 결과에 크게 만족해하며 자신의 건강 회복 과정을 자발적으로 올려준 많은 사례를 확인할 수 있다.

전문가마다 본인의 체질진단이 가장 정확하다고 목소리를 높인다. 하지만 논리적이고 이해할 수 있는 설명이 뒤따르지 않는다면 설득력을 얻을 수 없다. 진단이 잘못되면 건강 회복은 불가능하다. 회복은커녕 오히려 건강이 크게 상할 수도 있다.

필자가 99% 정확하게 체질을 찾아낼 수 있다고 장담하는 이유가 있다. 첫째, 오류가 많은 체질 이론을 바로 잡았다. 수십 권의 8체질 관련 책을 읽어도 체질별 특징이 정리되지 않는다는 이야기를 많이 듣는다. 전문가에게 체질에 관해 질문하면 대답을 회피하거나, 설명을 들어도 명쾌하게 이해가 안 된다. 체질 구분에 음양을 무시했고, 장부 배치에 심장을 포함해 장부 강약 배열에 오류가 발생했기 때문이다. 이로 인해 음양오행론과 장상학 등의 동양의학 이론을 적용할 수 없게 되었다. 반면 8체질연구소는 이 모두를 바로 잡았기에 체질별 특징과 성격 등에 대한 설명이 쉬우면서도 논리적이고 명쾌하다.

둘째, 한 가지 방법으로 체질을 찾는 것은 언제나 오진 위험이 있다.

연구소는 다양한 방법으로 체질을 확인한다. 한두 가지 애매한 부분이 있어도 종합적으로 판단하기 때문에 오류가 생길 가능성을 최소화한다. 상담 시에 제공하는 유인물을 통해 8개 체질별 성격, 행동방식, 병증, 음식 반응 등을 요약해서 설명한다. 그 설명이 본인의 특징과 일치하면 최종적으로 체질을 확정한다. 물론 일부 일치하지 않는 내용이 있을 수 있다 하지만 이는 사주에 따른 개인별 차이일 뿐 체질이 바뀔 정도의 본질적인 문제는 아니다.

셋째, 체질에 관한 의문과 궁금증은 물론 병이 생기게 된 원인과 해결 방안에 대해서도 구체적으로 설명한다. 체질 이론이 정확하고, 장상학 이론을 충실히 반영하였기에 병증의 원인과 해결 방안을 명확히 제시할 수 있다. 그래서 이해가 쉽고, 찾게 된 체질도 신뢰할 수 있다.

넷째, 철저하게 음양론을 바탕으로 체질을 찾아 적용한다. 8체질을 포함한 모든 동양의학의 뿌리는 음양론이다. 그래서 음양을 배제한 의술은 생각할 수도 없다. 그런데 기존 8체질의학은 체질 명칭은 물론 체질 구분과 설명에 음양론을 전혀 적용하지 않았다. 그래서 안타깝게도 불완전한 체질 의학이 되고 말았다.

다섯째, 필자가 권하는 방식으로 충실히 실천한 후에 오랜 질병의 고통에서 벗어나 새로운 희망을 품게 된 분들이 셀 수없이 많다. 수많은 건강 카페가 있지만, 〈8체질나라〉만큼 만성질환을 앓고 있는 분들을 치유의 길로 이끈 곳은 거의 본 적이 없다. 카페 '임상 사례'와 '식품' 게시판을 통해 이를 확인할 수 있다.

누가 봐도 태음인, 알고 보니 태양인

사례 1

태음인(목음)을 꼭 빼닮은 태양인(금양)을 정확히 찾아낸 사례다. 두 체질은 성격 특징이 정반대에 가깝다. 그런데 태음인 같은 태양인이라니. 체질진단을 정말 잘한다는 전문가들도 이분을 보면 전부 태음인으로 볼 듯하다. 이처럼 일반적 체질 특징에서 벗어난 황당한 사례가 종종 있다.

체질을 찾고자 할 때 각종 책에서 언급하고 있는 체질별 특징에만 매달리는 경향이 있다. 그렇게만 접근하면 체질진단 오류를 범할 가능성이 매우 크다. 사람은 8체질만으로 모든 걸 규정할 수 있을 만큼 그렇게 단순한 존재가 아니다.

언젠가 두 분의 여성이 8체질연구소를 방문했다. 연구소 상담을 통해 건강이 몰라보게 좋아진 분의 강력한 추천으로 찾아왔다고 했다. 이 중에서 한 분이 전형적인 체질 특징에서 벗어나 있었다. 이분의 체질은 열태양인(금양)이었다. 이 체질은 여장부 스타일이 매우 많다. 만약 남성이었다면 상남자 스타일이었을 것이다. 왜냐하면, 음양으로 분석하면 '양 중의 양 중의 양'으로 양적 성질이 가장 강한 체질이기 때문이다.

그런데 이분은 상담 내내 차분한 모습을 유지했다. 체질적으로 폐가 가장 강한데도 불구하고 목소리가 크지 않았다. 그리고 같은 체질의 다른 분들과 달리 평소 냉증이 심하다고 했다. 풍기는 인상과 성격 역시 양적 기질이 강해 보이지 않았다. 그런 까닭에 열태양인(금양)으로 확인되었음에도 체질 설명이 본인의 특징과 맞지 않는 부분이 많다고 했다.

언뜻 보기에도 그런 느낌이 강하게 들어서 상담을 본격적으로 진행하기 전에 미리 말씀드렸다. 지금부터 하는 설명 중에서 본인 특징과 차이가 있는 내용이 꽤 있을 거라고. 그렇다고 열태양인이 아닌 다른 체질로 가정하고 설명을 듣게 되면 안 맞는 내용이 오히려 더 많을 거라는 말도 덧붙였다.

이분은 밖으로 드러난 모습만 생각한다면, 열태음인(목음)에 가깝다. 아마 어떤 곳을 가더라도 이 체질로 진단받을 가능성이 매우 크다. 왜냐하면, 어디를 가나 외적으로 드러난 모습이나 성격 등으로 판단하는 경우가 많기 때문이다. 그래서 본인은 물론 같이 온 다른 분 역시 태음인으로 알고 있었다고 했다.

마침 상담 일정이 바쁘지 않아 이분과 오래 이야기를 나누게 되었다. 사주에 수(水)의 오행이 많다고 했다. 수(水)는 수렴적이고 차가운 음(陰)의 성질로 계절로 따지면 겨울이다. 그러니 수렴과 하강의 기운이 작용하여 당연히 열태양인(금양)의 발산적이고 적극적인 성격이 크게 완화된 것이다.

또한, 음적 사주로 인해 목소리가 치솟지 않고 차분했다. 차가운 수기(水氣)의 영향을 받아 몸의 열기마저 식게 되면, 가장 양적인 체질답지 않게 냉증으로 고생할 수도 있다. 전체적으로 사주에 수(水)가 많다는데, 만약 일간과 태어난 계절까지 수(水)라면 그런 경향은 더욱 짙어진다. 또는, 일간이 극을 당하는 구조일 때도 역시 발산적인 성격이 완화된다. 반대로 태양인(금체질)인데 사주에 양(陽)의 오행이 많으면 일반적인 체질 특징보다 발산적 성격이 더욱 강해지고, 몸의 열기도 많아진다. 수없이 많은 사람을 상담하다가 보면 이렇게 일반적인 특징에서 벗어난 분들을 심심찮게 만난다.

사례2

전남 구례에서 가족과 함께 오신 또 다른 여성이 있었다. 이분도 역시 열태양인(금양)으로 확인되었다. 체격이 있고, 표정과 눈빛은 부드러웠다. 목소리도 크지 않고, 분위기 역시 묵직했다. 이런 분은 어디를 가나 열태음인(목음)으로 진단받는다. 하지만 실제로는 정반대에 가까운 열태양인(금양)이었다.

사주까지 보지는 않지만, 물어보니 일간이 경금(庚金)이라고 했다. 경금은 '바위'나 '가공되지 않은 광물질'의 성격을 지니고 있다. 그래서 이런 사주 일간을 지니고 있으면 일반적인 태양인처럼 가볍게 행동하지 않고 묵직한 분위기를 발산한다. 이분의 모습이 꼭 그러했다.

이처럼 전형적인 체질 특징에서 벗어난 분들이 대략 열 분 중에 한두 분 정도 있다. 인간은 로봇처럼 복제품이 아니다. 그래서 당연히 개인차가 있기 마련이다. 장미는 빨간색이 일반적이지만, 노란색과 분홍색과 흰색 장미도 있지 않은가. 간혹 색깔 차이가 너무 크면 전혀 다른 꽃, 즉 정반대의 체질로 보일 수도 있다. 그런데도 일반인들은 색깔에 쉽게 현혹된다. 요컨대, 사소한 개인적 차이를 본질적 차이로 오해한다. 그래서 엉뚱한 체질로 착각하게 된다.

사례3

필자는 수없이 많은 사람을 대상으로 8체질 찾기를 진행했다. 그러다 보니 상담받는 분의 눈빛만 보아도 대략 무슨 체질인지 어느 정도 짐작된다. 마스크를 끼고 있는데, 어떻게 체질을 알 수 있느냐고 신기해하는 분들도 있다.

옛날 노래 중에 "♬눈으로 말해요♪"라는 구절의 노래가 있다. 눈은 정신(情神) 활동을 확인할 수 있는 인체 기관이다. 즉, 그 사람의 성격, 마음 상태, 이성과 감성 등이 눈으로 나타난다.

그래서 눈을 자세히 살피면 체질별로 발현되는 고유한 정신적 성향을 읽을 수 있다. 이를 토대로 어떤 체질인지 추정해 볼 수 있다. 필자는 관상을 모른다. 무당과 같은 신기(神氣)도 전혀 없다. 하지만 오랜 경험이 쌓이다 보니 체질을 읽어내는 눈이 조금씩 생기게 되었다.

하지만 눈은 물론이고 마스크까지 벗어도 도저히 무슨 체질인지 짐작이 안 되는 분이 있다. 어떨 때는 눈빛과 달리 정반대 체질로 확인되기도 한다. 또는, 체형과 성격과 음식 반응 역시 전형적인 체질 특징과 연결되지 않는 경우도 있다. 전문가인 필자도 이러한데, 일반인들이 몇 가지 불완전한 지식이나 정보로 8체질 자가진단을 하는 건 가능하지 않다. 자칫 엉뚱한 체질진단으로 위험한 상황이 벌어질 수도 있다.

연인 관계인 두 분이 수도권 상담에 참여한 적이 있다. 여성은 전날 한태양인(금음)으로 진단을 받았다. 그런데 다음 날 함께 온 남자 친구는 체격이 있고, 눈빛은 부드럽고 수렴적인 느낌이 강했다. 마음속으로 '아, 이분은 열태음인(목음)이겠구나.'라고 생각했다. 그런데 몇 가지 8

체질 테스트를 진행한 결과, 뜻밖에도 열태양인(금양)이었다. 여자 친구도 남친이 여태껏 태음인으로 알고 있었다고 하면서 깜짝 놀라는 표정이었다.

남자 친구는 화를 잘 내지 않고, 목소리가 그렇게 크지 않으며, 성격도 급하지 않고, 이해심도 많은 편이다. 게다가 체격까지 적당히 있어 당연히 열태음인(목음)으로 생각했다. 필자의 실력을 모르는 분이었다면 열태양인으로 나온 결과를 믿지 않았을 것이다.

사례 4

30대 자매 두 분이 연구소를 찾아왔는데 같은 한태양인(금음)이었다. 그런데 두 분의 성격이 너무 달랐다. 동생은 많이 야위었고, 눈빛은 여리고, 목소리는 나지막했다. 성격은 매우 차분하고 여성적 성향이 두드러지게 보였다. 반면 언니는 마른 체형이 아니었다. 성격도 동생보다 양적 성향이 강해서 훨씬 씩씩하고 적극적이고 발산적인 느낌이 강했다.

아마 동생은 어디를 가나 소음인(수체질)으로 진단받았을 것이다. 그리고 언니는 전문가에게 진단받으면 소양인이나 열태양인(금양체질)으로 나왔을 테고.

사실 '태양인과 태음인', '태양인과 소음인'은 정반대에 가까운 체질이다. 그런데도 이처럼 뜻밖의 체질이 나올 때가 종종 있다. 그만큼 8체질을 찾는 게 만만하지가 않다. 그럴수록 다양한 방법을 총동원해서 종합적으로 체질을 판단해야 한다.

체질 특징과 사주 관련성

왜 이렇게 같은 체질인데도 다른 모습을 하고 있는 걸까? 개인적 차이, 즉 일반적인 체질 특징에서 벗어나는 가장 큰 이유는 사주 때문이다. 사주 일간과 일간을 둘러싼 음양오행적 양상이 체질 특징과 정반대로 흐르면 전형적인 체질의 모습에서 점점 멀어진다.

가령, 가장 양적 체질인 열태양인(금양)인데 사주에 음적 기운이 극단적으로 강하다면 평생 냉증으로 고생할 가능성이 매우 크다. 그런 경우라면 성격 역시 오히려 열태음인(목음)에 더 가깝게 보일 수 있다. 그래서 체질진단 오류에 빠지게 된다.

반대 상황 역시 마찬가지다. 실제로는 태음인이지만 사주팔자 중에서 양적 오행이 다수 분포가 되어 있거나, 일간이 병화(丙火)나 갑목(甲木)이면 태양인과 유사해진다. 음의 오행이지만 신금(辛金)이 일간일 때도 날카롭고 단호하며 직선적인 성향으로 나타날 수 있다.

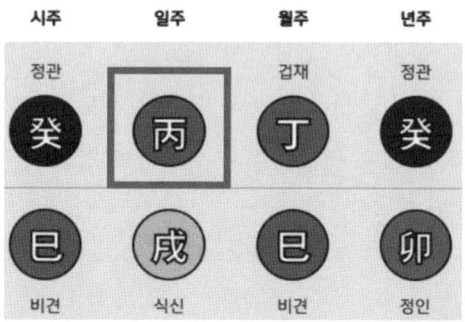

이렇게 사주에 따라 개인차가 발생하게 된다. 그러므로 8체질 하나

만으로 성격, 병증, 체형 등을 모두 확실하게 규정할 수 있다고 생각한다면 대단한 자만이거나 착각이다.

그럼, 이런 분들은 본인 체질을 찾는 게 어려울까? 꼭 그렇지는 않다. 정확한 이론과 진단법을 적용하면 체질을 정확하게 찾을 수 있다. 부정확한 체질 진단법 대신에 수정 보완한 묵계의 체질 찾기 방법을 적용하면 된다. 필자가 1권에서 제시한 오링테스트는 일반 독자들도 가능한 방법이다. 또한, 체질별 장부 강약에 음양오행론과 장상학을 정밀하게 적용하면 숨어 있는 본질까지 읽어낼 수 있다.

필자는 그런 차이를 정확하게 찾아내기 때문에 체질 찾기 오류가 거의 생기지 않는다. 반면 비전문가들은 겉으로 드러난 체형, 성격, 병증, 음식 반응에만 집착한다. 그래서 체질 판단에 혼란을 겪거나 엉뚱한 체질로 착각하게 된다. 자신이 없는 분들은 1권 〈가장 쉬운 8체질 자가진단〉을 참고해보기 바란다. 책에 언급된 오링테스트라도 꼼꼼하게 익혀 적용하면 8체질 자가진단이 어려운 것만은 아니다.

앞에서 사주에 대해서 잠깐 언급했다. 그렇다고 체질 및 건강상담을 할 때 사주까지 참고하면서 상담하지는 않는다. 필자는 사주명리학 전문가가 아니다. 그리고 사주를 조금 안다고 해도 사주까지 언급할 시간적 여력도 없다. 체질을 설명하면서 사주까지 곁들이는 게 과연 바람직한가에 대한 의문도 있다.

성격, 체형, 병증, 음식 반응에 속지 말자.

체질진단을 할 때 반드시 알아두어야 할 게 있다. 절대로 성격, 체형, 병증, 음식 반응만으로 체질을 쉽게 판단해서는 안 된다는 점이다. 상담할 때는 어쩔 수 없이 평균적인 체질 특징을 중심으로 설명할 수밖에 없다. 하지만 체질 설명이 본인의 특성과 100% 일치할 수는 없다. 동일 체질인 쌍둥이도 성격에 차이가 있다. 그런데 수십억 지구인이 같은 체질이라고 모든 게 일치할 수 있겠는가. 그럼 복제 로봇이지 저마다의 고유한 개성을 지닌 사람이라고 할 수 없다. 요컨대, 평균적인 체질 특징에 매우 가까운 분도 있지만, 사주명리 등의 영향으로 일반적인 특징에서 벗어난 예도 있다는 걸 기억해야 한다.

그렇다고 8체질이 전혀 필요 없다는 뜻은 아니다. 8체질만큼 개인의 수많은 특성을 세밀하게 찾아낼 방법이 현재로는 존재하지 않는다. 그리고 8체질은 건강을 챙기기 위해 반드시 알아야 할 필수적인 정보이기도 하다.

아무리 다른 체질로 보여도 정밀하게 검사법을 적용해보면 진짜 체질이 무언지 명확히 확인된다. 상담을 해보면 그 체질일 수밖에 없는 본질적인 특징을 곳곳에서 찾아낼 수 있다. 그러므로 겉모습만 보고 본인이나 타인의 체질을 성급하게 단정해서는 안 된다. 반대로 본인의 일부 성격이 체질 특징과 부합하지 않는다고 무조건 그 체질이 아닐 거라고 섣불리 짐작하는 것 역시 곤란하다.

8체질 찾기 및 건강 상담 솔직 후기

한 달에 한 번씩 3일 동안 수도권에서 8체질 찾기와 건강상담을 진행하고 있다. 이틀 반나절을 쉼 없이 이야기하고 나면 목이 칼칼하고 체력도 떨어진다. 그래도 아픈 분들에게 희망이 되어 드릴 수 있어 마음만큼은 늘 뿌듯하다. 한편으로는 상담을 오신 분들께서 보내주신 믿음이 필자의 에너지를 충만하게 해주기도 한다.

실제로 서울과 대구에서 필자와 상담한 후에 카페를 통해 후기를 정성스럽게 올려주시는 분들이 많다. 그럴 때마다 매우 감사하고, 더 열심히 해야겠다는 생각을 하게 된다. 그런 내용을 소개하면 다음과 같다.

- 답이 보이질 않은 상황에서 8체질나라 카페를 알게 된 건 천운 중의 천운 같습니다.
- 결과는 대만족이었습니다. 정성스럽게 살펴봐 주시고 설명해주신 묵계 선생님과 추가 설명을 해주신 반야님께 깊은 감사를 드립니다. 50분이 순식간에 지나가서 시간이 가는 줄 모르고 들었습니다.

상담을 거의 한 시간 가까이 진행한다. 그런데 상담을 오시는 분들이 언제 또 필자를 만나 본인 체질에 관한 이야기를 들을 수 있겠는가. 각종 인터넷 자료나 책 등을 통해서는 접할 수 없는 내용이다. 그래서 최대한 도움이 되는 이야기를 많이 들려 드리기 위해 힘들어도 긴 시간을 할애해 설명하고 있다.

또한, 본인 체질에 대한 전반적인 내용을 제대로 이해하지 못한 채, 병증 중심으로만 이야기를 나누고 돌아가면 건강을 종합적으로 돌보기가 쉽지 않다. 그리고 연구소에서 찾은 본인 체질에 대해 확신하기 어려워 다시 또 여러 전문가를 찾아다닐 가능성도 있다. 그래서 힘들어도 긴 시간을 할애해 종합적으로 설명하고 있다. 그래야만 여기저기 엉터리 이야기에 흔들리지 않고 믿음을 갖고 적극적으로 적용할 수 있을 테니까 말이다.

- 체질에 따른 장기 및 성격적 특징, 운동, 음식 등등. 여러 가지를 입체적으로 자세하게 설명해주셔서 가족의 건강 관리에 너무 큰 지침이 되었습니다.
- 8체질 진단 후에 길게 체질에 관해 설명을 해주셔서 좋았습니다. 카페 글도 읽고 책도 사서 읽어서 기본은 알고 있었지만, 내 체질을 확인하고 난 뒤에 직접 설명을 들으니 머리에 더 잘 들어오더군요. 앞으로 뭘 조심하고 어떻게 해야 할지 방향이 잡혀서 특히 좋았습니다.

가끔 상담 초반부터 필자의 말을 수시로 끊으면서 질문하는 분들이 있다. 그만큼 마음이 급하고 궁금한 게 많아서 그럴 것이다. 다만 정해진 상담 시간이 있는데, 덜 중요한 이야기로 시간이 허비되는 게 아깝다. 그리고 대부분의 궁금증은 설명을 끝까지 듣고 나면 대부분 해소될 수 있는 내용이다. 실제로 질문이 많았는데, 듣고 나니 묻고 싶은 내용이 해소되었다는 분들이 많다.

- 체질에 대한 설명을 듣는 것만으로 제 증상이 왜 그런 건지 단번에 이해가 되었습니다. 그걸 듣고 나니 추가로 건강에 대해 질문할 필요가 없어졌습니다. 원인이 뻔하니 결과는 당연한 거였습니다.

1시간 가까이 너무 많은 걸 한꺼번에 설명을 듣다 보니, 소화를 못 시키겠다는 분도 있다. 상담받는 사람마다 이해력에 차이가 있으니 받아들이는 정도가 당연히 다를 수밖에 없다. 그런데 필자가 그걸 일일이 가늠할 수 없다는 어려움이 있다. 어쩌면 하나라도 더 알려드리고 싶은 필자의 지나친 욕심일지도 모르겠다.

다만, 설명 내용이 유인물에 상세하게 적혀 있으니, 이후에 다시 또 꼼꼼하게 살펴보면 웬만큼 정리된다. 그래도 이해가 안 되는 내용은 책에서 확인하거나, 8체질나라 카페를 통해서 검색하거나 질문하면 해소할 수 있다.

또 어떤 경우는 '시간이 너무 짧았다.'라고 불만을 토로하는 분들이 있다. 그런데 상담을 1시간 가까이 진행한다. 연구소로 직접 오시면 때로 1시간을 넘길 때도 있다. 결코, 짧은 시간이 아니다. 아무리 욕심이 생겨도 상담을 통해 모든 걸 뿌리 뽑고 갈 수는 없지 않겠는가. 연구소 일정이 있고, 다음 순서의 상담도 진행해야 한다. 그리고 어떤 건강 관련 상담소나 병·의원을 가보아도 무한정 만족할 때까지 시간을 할애해 상담해주는 곳은 없다. 간절한 마음을 모르는 바가 아니지만, 과도하게 욕심을 낼 때는 필자도 난감하다.

베스트셀러와 회원수 1위가 말해준다.

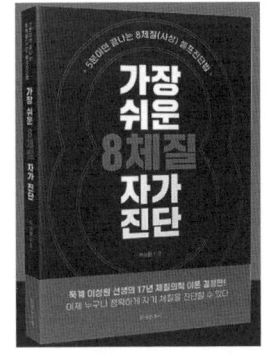

'8체질 혁명, 태양인의 나라 대한민국'이라고 했다. 쉽게 믿기 힘든 말이다. 체질 이론을 뿌리부터 뒤흔드는 주장이기 때문이다. 그래서 오랜 기간 수없이 많은 공격과 비난을 받았다.

그분들의 말처럼 정말 '사이비, 미○○'이라면 필자가 출판한 1권이 베스트셀러 건강 분야 온라인 2위까지 오를 수 있었을까? 실제 읽어보니 말이 되고 논리적이기까지 하니 많은 분께서 관심을 보내주신 게 아니겠는가. 게다가 각종 온라인 서적 사이트에서 '추천도서, 오늘의 책, 화제의 신간'으로 선정되었다. 8체질 분야 100주 연속 판매 1위를 유지하기도 했다.

또한, 필자가 운영하는 네이버 카페 〈8체질나라〉는 국내 체질 의학 사이트 중에서 회원 수가 가장 많다. 블로그 〈8체질연구소〉도 많은 분이 '이웃'을 신청하시고 찾아주신다. 그만큼 관심이 높고 믿음이 간다는 뜻이 아니겠는가. 다만 유튜브 〈8체질연구소〉는 영상의 퀄리티와 재미 측면에서 부족함이 많아 아쉬운 점이 있다.

더 중요한 건 연구소를 방문해 체질 상담을 받은 분들의 건강 상태다. 필자가 통제할 수 없는 다른 원인이 없다면, 대부분 치유되거나 건강이 호전된다. 그래서 이분들의 추천을 받은 지인이나 가족 친지들까지 많이 찾아오신다.

그래도 필자의 체질 이론에 의구심이 든다면 〈8체질나라〉 네이버 카페에 올라온 수많은 치유 사례와 후기를 확인해보기 바란다. 필자의 주장이 엉터리라면 그런 결과가 나올 수 없지 않겠는가. 이 모든 게 체질 이론과 진단법이 정확하기에 가능한 일이다.

5부
태양인 인물의
체질을 분석해보자

열태양인(금양) 인물 분석

한태양인(금음) 인물 분석

열태양인(금양) 인물 분석

〈열태양인/금양〉 윤석열 대통령

    열태양인(금양)으로 추정되는 윤석열 대통령의 체질을 분석해보자. 다만, 본 내용은 윤 대통령에 대한 정치적 지지 여부와는 아무 상관이 없음을 밝혀둔다. 단지 8체질에 대한 공부와 흥미를 위한 것임을 이해해주었으면 한다.
    이 체질은 '폐〉비장〉신장〉간'의 장부구조에서 보듯이 소화흡수를 담당하는 비위가 좋다. 그리고 배설을 주관하는 신장과 방광이 조금 약한 편이다. 그래서 살이 잘 찌고 체격이 대체로 좋은 경우가 많다. 또한, 양의 기운이 가장 발달한 체질이라 상체와 두상(머리)이 큰 편이다. 윤 대통령 역시 머리가 크고, 살이 적당히 붙은 풍채가 좋은 체형이다. 그래서 이 체질은 대략 70%는 살이 찌고, 30%는 보통 체형이다. 마른 사람은 거의 없다.

이번에는 성격 특징을 분석해보자. 이 체질은 '양 중의 양 중의 양'으로 온통 양으로만 구성되어 있다. 그래서 '상남자 스타일'이 가장 많다. 양의 기운이 강하면 자존심도 세다. 그래서 윤 대통령은 타인에게 절대 고개를 숙이지 않고, 지적받는 걸 매우 싫어한다. 그리고 직선적이고 고집과 자기주장이 매우 강한 것도 강한 양의 기운 때문이다. 간이 약해서 화를 잘 내고, 양의 기운이 강해서 화를 낼 때는 폭발적이다. 정치적 사안을 두고 '격노'했다는 말을 자주 듣는데, 이런 관점에서 이해할 수 있다. 이런 성향은 오랜 검사 생활로 인해 더 강하게 발현되는 측면이 있다.

그런데 윤석열 대통령의 사주를 적용하면 성품을 좀 더 정밀하게 살펴볼 수 있다. 다만, 명리학에 대한 필자의 짧은 지식과 지면상의 문제로 윤 대통령 본인을 뜻하는 '일간'만 살짝 살펴보도록 하겠다.

윤 대통령의 일간은 경금(庚金)이다. 경금(庚金)은 큰 바위, 강철, 가공되지 않는 광물질의 성질을 지니고 있다. 그리고 의리를 중시한다. 그래서 경금을 일간으로 둔 사람은 '묵직한 광물질'의 특성처럼 '의리에 죽고 사는' 경향을 띤다. 경금의 모습이 이러한데, '양 중의 양 중의 양'인 체질 특성과 결합하면 그런 성품이 훨씬 더 강해진다.

검찰 후배들과의 관계를 관통하는 키워드가 '의리'인 것도 어쩌면 당연하다. 다만 그 의리가 사나이다움이나 공적 의리가 될 수도 있지만, 때에 따라서는 '우리끼리'나 '우리가 남이냐'와 같은 부정적인 사적 의리로 흐를 위험도 크다.

또한, 자신이 판단했을 때 옳은 일이라고 결론을 내리면 목에 칼이 들어오더라도 꼭 해내고야 만다. 그리고 한번 판단하고 결정한 사안에서는 웬만해서는 생각을 바꾸지 않는다. 그것이 잘못된 판단이고 실수라는 걸 알게 되어도 말이다. 자존심 강한 열태양인 기질에 쇳덩어리 같은 경금(庚金)의 기질이 합쳐졌으니 어쩌면 당연할지도 모르겠다. 그런 점에서 '검찰권 지키기'나 '공정과 정의 실현'이라는 윤 대통령의 구호는 대의보다는 '사주와 체질'에서 영향을 받은 게 더 크지 않을까 한다.

경금(庚金) 일간은 비판적인 성향도 강하다. 그래서 공익을 추구하는 공무원 계통의 직업이 궁합에 맞다. 특히 군인이나 검사라면 아주 잘 어울리는 직업이다. 앞에서 언급한 이런 경금의 특성 때문에 웬만한 사람들은 접근하기가 쉽지 않다. 강한 포스가 느껴지기 때문이다.

경금의 성격도 이러한데, 열태양인(금양)의 강한 체질적 특징이 결합하면 비판적이고 직선적인 경향은 더욱 짙어진다. 자칫 나만이 옳다는 생각에 빠지게 되면 '천상천하 유아독존'이 될 위험도 있다.

또한, 경금(庚金)인 사람은 주변 사람들을 의식하지 않고 할 말은 하는 성격이다. 검사는 수사로만 말해야 하고, 정치적으로 비칠 수 있는 발언은 삼가는 것이 좋다. 하지만 윤석열 총장은 상대가 누구라도 필요할 때는 거침없이 직선적으로 생각을 표현한다.

경금(庚金)은 성격이 똑 부러진다는 표현이 어울린다. 대인관계에서도 맺고 끊는 것이 확실하다. 어정쩡한 것을 매우 싫어한다. '물에 물 타는 듯 술에 술 타는 듯한 행동'을 매우 싫어하는데, 이는 열태양인(금양)의 특징과도 일치한다.

보는 사람에 따라 이런 모습이 멋있게 보이기도 한다. 그래서 윤 대통령과 같은 타입을 좋아하는 사람들도 있다. 이런 체질 성향이 긍정적으로 발현될 때는 의협심이 되고, 부당한 것을 보면 참지 못한다.

경금(庚金)은 큰 바위이고 가공되지 않은 광물질이라고 했다. 이처럼 윤 대통령은 경금 일간의 영향을 받아 묵직한 느낌이 강하다. 게다가 풍채까지 좋아 겉모습만 주목하면 태음인으로 착각하기 쉽다.

하지만 체질적으로 양의 기운이 가장 강하기 때문에 속마음이 표정으로 나타나는 것을 완벽하게 감추기는 어렵다. 불쑥불쑥 정제되지 않는 말이 튀어나오는 것도 어찌할 수 없다. 한번 말을 하게 되면 에두르지 않고 직선적으로 표현하는 성향 역시 마찬가지다.

또한, 경금(庚金)은 강자에게는 한없이 강하지만, 연약한 상대를 보면 보스 기질과 합쳐져 도와주고 싶은 욕구가 발동한다. 그것이 설령 법 위반이라 할지라도 후배와 동료의 문제에 발 벗고 나선다. 그러다가 보면 사적 의리로 흐를 위험이 있다.

지금까지 윤 대통령의 성격을 열태양인(금양) 특징과 사주 일간을 엮어서 풀이해 보았다. 그런데 사주는 단지 일간만으로 풀이할 수는 없다. 일지 및 전체적인 오행의 조화를 종합적으로 따져보아야 한다. 그래서 내면 심리까지 완벽하게 분석하는 데는 한계가 있다.

그렇지만 최소한 윤 대통령의 성품을 이해하는 데는 어느 정도 도움이 되었으리라 생각한다. 그동안 특정 체질로 진단받았는데, 본인 성격이 일반적인 체질 특징과 맞지 않아서 고민인 분이 많을 것이다. 체질 상담할 때에 간혹 그런 경우가 생기면 사주까지 풀이할 수도 없고 난감하다. 그런 분이라면 이 글을 통해 한 사람의 성격은 체질만이 아니라 사주의 영향도 클 수 있다는 사실을 이해했으리라 생각한다.

〈열태양인/금양〉 노무현 전 대통령
그는 왜 죽음을 택할 수밖에 없었을까?

열태양인(금양) 체질 특징

- 사교성, 진취성, 급진적, 개혁적, 영웅심, 외향성, 호언장담을 잘함, 박력 있게 일을 추진함, 비타협적
- 창의성, 사고력, 표현력, 직관력이 가장 뛰어남
- 자존심이 강하고 분 노를 잘 터뜨림, 명예를 매우 중시함
- 자기중심적, 충고를 싫어함, 고집불통, 독선적, 비타협적 성향이 매우 강함
- 잘 되면 영웅이나 그렇지 못하면 따돌림을 당하기도 함, 남의 밑에서 일하기를 싫어함
- 생각과 사고가 매우 독특해 어디로 튈지 짐작하기 어려울 때가 많음, 다변가(多辯家)

　　노무현 전 대통령의 비극적인 죽음 앞에 우리 국민이 느꼈던 애통한 심정은 무엇으로도 표현하기 어렵다. 그런데 왜 그렇게 극단적인 결단을 내렸는지 궁금하지 않을 수 없다. 용서받지 못할 패륜적인 죄를 짓고도 뻔뻔하게 사는 유명인들이 많다. 부끄러움 없이 살았다고 자신한다면 당당하게 참고 견뎌야 했던 건 아닐까? 퇴임 후에 일어난 일련의 상황 속에서 노 대통령의 죽음은 이미 예견된 거나 마찬가지였다. 이는 열태양인(금양)의 성향과도 관련이 있기 때문이다.

열태양인은 8개 체질 중에서 폐가 가장 발달한 체질이다. 그래서 목소리에 힘이 넘치고, 강한 양의 기운에서 발현되는 뇌 활동이 아주 활발하다. 학창시절에는 뛰어난 말솜씨로 동료들의 마음을 사로잡았다. 대중정치인이 된 뒤에도 유창한 그의 말솜씨는 큰 자산이 되었다. 재치 있고 번뜩이는 화술로 토론의 대가(大家)라는 인정도 받았다.

또한, 양적 영역인 두뇌의 영향으로 지적 욕구가 강했다. 그래서 컴퓨터 프로그램을 직접 만드는 등 창의성이 뛰어났다. 행동은 태양인답게 대단히 열정적이고 외향적이었다. 그의 몸과 의식은 잠시도 한곳에 머물러 있지 않았다. 필요한 곳이면 어디든 주저하지 않고 달려갔다. 정치적 의제도 끝없이 만들어냈다. 그리고 지역색 타파를 위해 모든 것을 던졌다.

그뿐인가? 노 대통령은 태양인답게 강한 신념의 소유자이자 원칙론자였다. 이런 성향은 학창 시절 모습에서도 엿볼 수 있다. 중학교 2학년 때, 3·15 부정선거를 앞두고 '이승만 대통령'을 주제로 글짓기를 했다고 한다. 이에 맞서 급우들을 선동해 모두 백지를 제출했다. 학교의 추궁에는 "특정 후보에 대해 글을 쓰는 건 부정선거가 아니냐?"라고 대들면서 말이다. 정학 처분을 받고도 끝내 반성문을 쓰지 않았다고 하니, 어린 학생의 기개가 참으로 대단했다는 생각이 든다.

그런 그의 성격은 '5공 청문회'가 파국을 맞자 의원직을 사퇴한 것이나, 정치적 스승이었던 김영삼의 '3당 야합'을 비판하면서 꼬마 민주당에 남았던 일에서도 잘 드러난다. 그리고 정치적 불리가 충분히 예견되었음에도 지역감정에 맞서 끝없이 도전했던 것 역시 마찬가지다.

이처럼 한번 원칙을 정하면 아무리 힘든 난관에 부딪혀도 끝까지 밀고 나가는 것이 태양인(금체질)의 반골 기질이다. 이 체질은 한번 작정하면 중도에 포기하거나 현실과 쉽게 타협하지 않는다. 특히 열태양인(금양)은 가장 고집스럽고, 비타협적이며, 전진은 있되 후퇴를 모르는 체질이다.

한편, 노 대통령은 행동하는 양심이 되고자 했다. 어떤 고난 앞에서도 부러질지언정 휘어지는 것을 결단코 거부했다. 하지만, 그런 모습은 보는 관점에 따라서는 자기중심적이고 독선적으로 보일 수도 있다. 게다가 직선적인 성격이 더해지면서 정적이 늘어나고, 국민의 원망도 점점 커져만 갔다.

겉으로는 대화와 타협을 중시하고, 상대를 배려하는 모양새를 취했다. 하지만 실제로는 본인 생각을 조금도 꺾지 않았다. 비서진들과 토론할 때도 의견 충돌이 있으면 얼굴을 붉히고 목소리를 높여가며 논리로써 주장을 관철했다. 소신과 원칙을 앞세우며 사안에 따라 지지기반이었던 열린우리당 인사들과 대립하는 것도 주저하지 않았다. 대통령 선거 과정에서 도움을 받았던 인사들이 많았지만, 대통령 취임 후에 '밥 한 그릇' 사지 않는다는 원망을 듣기도 했다. 은혜와 도리도 모르는 몰인정한 존재로 공격받았다.

이처럼 남의 이야기보다는 본인 기준으로 모든 걸 판단하고 결정했다. 좋게 보면 소신과 원칙의 정치인이지만, 고집불통에 자기중심적이라고 공격받을 수도 있는 모습이다. 비타협적인 삶의 태도는 세월이 가도 변하지 않았다. 게다가 생각과 감정을 에둘러 표현하지 않고, 언론과 정면 대립하면서 전선은 점점 불리해졌다. 등을 돌리는 국민도 늘어만 갔다. 어느 순간 노 대통령은 집단 따돌림의 대상이 되어 있었다. 그런 악조건 속에서도 열태양인(금양) 기질대로 후퇴는 없었다.

태양인은 자존심이 매우 강하다. 노 대통령은 미국 대통령과 일본 천황 앞에서도 당당했다. 강자라고 머리를 숙이는 건 열태양인에게 있을 수 없는 일이다. 자존심과 명예에 목숨을 거는 존재가 바로 태양인이기 때문이다. 그래서 강한 지시와 일방적인 복종을 요구하는 직업은 체질적으로 맞지 않는다. 그런데 그 자존심과 명예가 치명적인 손상을 입고 말았다. 게다가 본인으로 인해 주변의 많은 이들이 고통을 받았으니 견디기가 더 어려웠을 것이다.

그렇지 않아도 간이 약해 쉽게 분노가 치미는 태양인이다. 막다른 골목으로 몰아세운 세력에 대한 끓어오르는 분노는 참기 어려웠을 터이다. 잠을 이루기 힘들었고, 심신은 망가져 글조차 쓸 힘이 없었다. 세상에 대한 분노가 그를 대통령으로 만들었지만, 이제는 그 분노가 자신을 갉아 먹고 말았다.

대통령 임기 동안 뜻대로 되지 않고 자존심이 상할 때, '대통령 못해 먹겠네'라는 말을 던진 적이 있다. 퇴임 후의 상황은 그때와는 비교할 수조차 없이 악화하였다. 명예가 짓밟히고 자존심이 뭉개지는 아픔이었다. 아무리 독한 태양인이라도 더는 버틸 힘도 이겨낼 재간도 없었으리라. 무언가 선택해야 하는데, 길은 단 하나뿐! 분노와 절망감도 견디기 힘들었지만, 본인 때문에 고통받는 주변 사람들을 지켜주기 위해서라도 '부엉이바위'로 올라갈 수밖에 없었던 게 아닐까.

독특한 성격에 어디로 튈지 알 수 없는 체질이 열태양인(금양)이다. 일반적인 관점에서 이해하기 힘들고 상대하기 힘든 사람들이 가장 많다. 자존심이 지나치게 강하고 굽힐 줄 모르는 성격이다. 그런데 노 대통령은 사회적 약자들에게는 한없이 약했다. 자존심이 강했지만, 굽혀야 할 사람 앞에서는 굽힐 줄 알았다. 그게 바로 노무현의 인품이다.

이상주의자 노무현은 정치 역정 내내 현실과 화합하지 못했다. 그래서 퇴임 후에 고향에서 농사꾼이 되어 마음의 평화를 얻고자 했다. 하지만, 세상은 한 인간의 소박한 마지막 꿈마저 외면해버리고, 끝내 그를 죽음으로 내몰았다.

〈열태양인/금양〉 정청래 민주당 의원

정치인 중에서 '사이다 발언' 하면 누가 가장 먼저 떠오를까? 정치적 선호에 따라 떠올리는 대상이 달라질 수 있을 것이다. 그런데 사이다 발언의 원조쯤 되는 정치인이 있다. 바로 전형적인 열태양인(금양) 특징을 보여주는 민주당 정청래 의원이다.

이분의 발언을 듣고 있으면 정말 거침이 없고 시원하다. 다만, 너무 과하게 시원해서 때로 정치적으로 불이익을 받거나 심각한 코너에 몰리기도 한다. 그런 사례 몇 가지를 중심으로 상남자 스타일에 가까운 열태양인 체질의 특징을 살펴보기로 하겠다.

정청래 의원은 몇 해 전에 종교계와의 갈등으로 대선 정국을 시끌벅

적하게 달군 적이 있다. 문화재청 국정감사에서 문화재 관람료를 '통행세'로 바꾸어야 한다고 주장했다. 여기에 그치지 않고 국립공원에 있는 사찰을 '봉이 김선달'에 비유하는 폭탄을 터뜨렸다. 이에 조계종은 의원직 사퇴를 요구하며 '종교 편향 근절과 한국불교 자주권 수호를 위한 전국승려대회'로 날 서게 반응했다.

이처럼 한 번의 말실수로 후폭풍이 거세가 몰아쳤다. 정치 인생 최대의 위기였다. 본인 발언이 몰고 올 파장을 꼼꼼하게 따져 보지 않고, 앞뒤 가리지 않고 내지르고 보는 성격은 '양 중의 양 중의 양'인 열태양인의 대표적인 기질이다. 이 외에도 정청래 의원은 문재인 정부 시절, '썰전'에서 말을 가볍게 하다가 청와대를 난처하게 만든 적이 있다. 다음과 같은 이야기였다.

「문재인 대통령과 트럼프 대통령이 전화통화를 했잖아요. 둘이 통화한 것을 제가 데이터(원자료)를 다 받아봤어요. 그런데 문재인 대통령이 정말 전략적으로….」

정 의원이 쏟아낸 말은 비선을 통한 정보 노출에 해당한다. 공개적인 자리에서 절대 언급해서는 안 되는 말이다. 정청래 의원은 왜 이렇게 자꾸 말실수는 하는 걸까? 열태양인(금양)은 8개 체질 중에서 양의 기운이 가장 강한 체질이다. 그래서 거침없고 시원하지만, 음의 기운이 매우 약해 '신중, 침착, 사려, 세심함'은 부족하다. 사례처럼 뒤를 돌아보지 않고 머리에 떠오르는 대로 즉각적으로 말을 꺼내다 보니 이런 어처구니 없는 실수를 거듭하게 되는 것이다.

열태양인이라도 여성은 음이 더해졌기 때문에 남자보다는 상대적으로 말과 행동이 조금 더 절제된다. 물론 추미애 의원처럼 사주가 강하면 여성이라도 큰 차이가 없다. 평균적으로 열태양인 남자는 '양 중의 양 중의 양'에 '양(남자)'이 거듭 더해졌기 때문에 말과 행동이 급하거나 발언 수위가 좀 더 높을 수밖에 없다. '상남자 스타일'을 떠올려보면 이해가 되지 않을까 한다.

그리고 체질적으로 비위가 약하면 생각이 많아 이것저것 따져 보게 된다. 그런데 정청래 의원은 비위가 강해 시원시원하지만 '신중한 판단과 생각'은 다소 부족하다. 한태양인(금음)도 비록 양적 체질이기는 하지만, 음이 더해지고 비위가 약해 상황에 따라서는 매우 신중하다. 비위가 가장 약한 소음인이라면 더 말할 필요가 없다. 그리고 태음인(목체질)은 음적 기운이 매우 강해서 행동이 가볍지 않고 신중하며 입도 무겁다.

정 의원에 얽힌 이야기를 하나 더 해보겠다. 새정치민주연합 시절에 최고위원회의 도중에 한 유명한 발언이 있다. 「사퇴하지도 않으면서 사퇴할 것처럼 공갈치는 게 더 문제다」라고 했다가 주승용 최고위원이 격분해서 사퇴를 선언하고 퇴장했던 이야기이다. 이 역시 열태양인 정청래 의원의 직선적이고 공격적인 성향을 보여주는 대표적인 사례다.

'사이다 발언'처럼 들릴 수도 있겠지만, 결과적으로 정치적 파란을 몰고 왔다. 그 여파로 김종인 비대위원장 시절에 표를 갉아먹는 '막말 원흉'으로 찍혀 공천에서 탈락하는 불이익을 받는다. 이런 성향이다가 보니 정청래 의원에 대한 호불호는 보는 관점에 따라 너무나 뚜렷하게 갈린다.

국회의원은 동료 의원과 국민을 설득할 수 있어야만 본인의 생각을 정책에 반영할 수 있다. 그렇다면 내용 못지않게 표현 방식 역시 중요하다. 앞으로는 '공격적인 말투'는 줄이고, 전후 사정을 따져가며 매사 조금만 더 신중하게 발언했으면 하고 기대해 본다.

아무리 공격적이고 발산적이고 도전적인 성격인 열태양인(금양)으로 태어났다고 해도 그것이 변명이 될 수는 없다. 그 누구든 장점은 더욱 살리고, 부족함은 채워나가야 한다. 기본 체질 성향은 변하지 않아도 나의 부족한 모습은 노력 여하에 따라 얼마든지 바꾸어낼 수 있기 때문이다.

〈태양인/금양,금음〉 김종인 위원장, 장제원 전 의원

김종인 위원장과 장제원 의원 모두 열태양인(금양)이다. 이 체질은 '양 중의 양 중의 양'으로 8개 체질 중에서 양적 기운이 가장 강하다. 그래서 할 말이 있을 때 에둘러 표현하기보다는 거침없이 직선적으로 자기 생각을 드러낸다.

그리고 이 체질의 폐는 8개 체질 중에서 최강 장부여서 목소리에 힘이 넘친다. 또한, 강한 양의 영향으로 이성적 능력이 탁월하고 두뇌 회전이 빠르다. 그래서 표현력이 매우 뛰어나고 창의적이다.

하지만 또 다른 측면에서 열태양인(금양)은 '천상천하유아독존' 스타일이 가장 많은 체질이기도 하다. 세상에서 본인이 제일 똑똑하다고 생각하고, 남에게 굽히는 것은 태생적으로 잘 못하는 성격이다. 그래서 웬만해서는 자기주장을 꺾지 않고 타인의 말도 잘 듣지 않는다. 그런 까닭에 본인 스타일과 생각을 강하게 밀고 나가는 경향이 8개 체질 중에서 가장 강하다.

이렇게 확신에 차서 주저함이 없이 행동하는 스타일이니 좋게 보면 멋있게 보일 수도 있다. 이는 양적 기운이 가장 강해서 '상남자'와 '여장부' 스타일이기 때문이다. 그래서 매사 박력이 넘치고 씩씩하고 자신만만하다.

하지만 이런 성향이 과도하면 주변 사람들이 힘들어진다. 타협이라는 것을 몰라 남의 이야기를 들으려 하지 않는다. 본인 생각만 옳다고 주장한다. 또한, 목소리가 크고 두뇌 회전이 빨라서 말까지 잘한다. 그러니 순발력이 떨어지는 체질은 열태양인을 상대하기가 쉽지 않다. 그럴 때는 정말 피곤한 스타일이 되고 만다.

김종인 위원장의 체질

'카리스마'가 매우 강한 분이다. 열태양인(금양)의 대표적인 특성이다. 한태양인(금음)도 카리스마가 강한 분들이 많지만, 열태양인에 비할 바가 아니다.

필자가 보기에도 김 위원장은 누구도 범접할 수 없는 강력한 카리스마를 지닌 듯하다. 아마 사주의 힘까지 더해졌기 때문이 아닐까 한다. 그래서 거대 여야 정당이 정치적 혼란에 빠졌을 때 경쟁적으로 비대위원장을 맡기고자 했던 것이 아니겠는가. 실제로 김종인 위원장은 그런 기대를 저버리지 않고 늘 정당 내부의 혼란스러운 상황을 단번에 정리하고는 했다.

다만, 다른 열태양인 정치인들과 달리 말이 그렇게 많지 않고, 행동하는 방식에서도 무게감이 느껴진다. 그렇다고 태음인(목체질)처럼 느긋하거나 견해 표명에 신중한 성품은 아니다. 한태양인(금음)의 음의 성향에서 비롯된 온화하고 여리고 조심스럽게 행동하는 쪽 역시 거리가 멀다.

또한, 김 위원장은 표현이 직선적이고 말과 행동에 주저함이 없다. 상대가 누구이든 가리지 않고 자신의 주장을 거침없이 펼친다. 그래서 음의 기질이 더해진 한태양인이 아닌, 양으로만 가득 찬 열태양인으로 추정해 보았다.

장제원 의원의 체질

장 의원도 전형적인 열태양인(금양) 기질의 정치인이다. 겉으로 풍기는 인상부터 그러하다. 눈빛이 강하게 발산되고 전체적인 표정에서도 양적 기질이 넘쳐난다. '부드럽고 섬세하고 소심하고 온화하고 다정다감하고' 등과 같은 음적 기질과는 매우 거리가 멀다.

그리고 폐가 강해 목소리에 힘이 넘친다. 강력한 이성적 능력에서 발현되는 순발력 있는 두뇌 회전과 토론 실력도 따라올 정치인이 거의 없다. 열태양인 중에서도 특히 더 탁월하다.

하지만 후퇴를 모르는 기질 때문에 좌충우돌할 때가 많다. 말도 너무 거침없고 공격적이어서 상대를 힘들게 한다. 그래서 호불호가 갈린다. 사이다 같은 장 의원의 말과 행동에 환호를 보내는 사람이 있지만, 반면에 불편해하는 사람 역시 많다. 성정을 조금만 더 부드럽게 가다듬는다면 훨씬 더 큰 정치력을 발휘할 수 있을 텐데, 다소 아쉬움이 남는다.

그런데 사상체질에서는 태양인은 없다고 하지 않는가. 또한, 두 분의 정치 스타일에 많은 차이가 있는데 같은 체질이라고 하니, 언뜻 이해가 안 될 수도 있다. 그런 분이라면 다른 '체질 분석' 글과 함께 이 책을 꼼꼼하게 살펴보았으면 한다.

〈열태양인/금양〉 김민재 선수

김민재 선수는 이탈리아 나폴리팀을 우승으로 이끌고, 지금은 독일 최고 명문 뮌헨팀에서 뛰고 있다. 나폴리에서의 활약상은 정말 놀라웠다. 손흥민에 이어 또 한 명의 월드 클래스 선수를 갖게 된 것만으로 우리 국민에게 큰 자부심을 안겨 주었다.

그런데 축구인으로서의 김 선수의 자질 역시 체질적 특징과도 매우 관련이 깊다. 그럼, 실제 경기에서 드러난 김민재 선수의 여러 특징을 통해 열태양인(금양)일 수밖에 없는 이유를 조목조목 따져 보도록 하자.

먼저, 김민재 선수는 190cm의 장신임에도 100m를 10초대에 달릴 정도로 속도가 매우 빠르다. 여기에 순발력까지 더해져 어떤 선수에게도 쉽게 돌파를 허용하지 않는다. AC밀란과의 경기 종료 직전에 상대 선수의 헤딩슛을 바로 앞에서 올려 차기로 막아낸 모습은 전 세계 축구인들을 깜짝 놀라게 할 정도였다.

일반적으로 빠른 속도와 순발력은 양적 속성이다. 그렇다면 태양인(금체질)이나 소양인(토체질)을 떠올려 볼 수 있다. 유럽에 진출한 대부분 한국 축구선수들이 이러한 특징을 지니고 있다. 그렇다면 상대적으로 느린 음적 성향의 태음인(목체질)이나 소음인(수체질)은 일단 배제하는 게 맞다.

둘째, 김민재 선수는 키가 클 뿐 아니라 점프력까지 뛰어나서 어떤 팀과 경기를 하더라도 완벽하게 제공권을 장악한다. 이 부분에서 이탈리아 리그 1위로 평가받을 정도였다. 점프력은 순발력과 연결되는 양적 속성이다. 그리고 큰 체격을 갖기 위해서는 물려받은 유전인자도 중요하지만, 비위로 대표되는 소화흡수력도 좋아야 한다. 그렇다면, 양적 체질 중에서 열태양인(금양) 또는 소양인과 연결 지어 볼 수 있다. 같은 양 체질이라도 한태양인(금음)은 상대적으로 체격이 큰 경우가 많지 않다.

셋째, 김민재 선수는 나폴리 입단 신고식에서 강남스타일을 열정적으로 불렀다고 한다. 이 역시 적극적이면서도 타인의 시선을 의식하지 않고 주저함 없이 행동하는 양적 체질의 속성에 해당한다.

이런 특성에 가장 부합하는 체질이 바로 열태양인(금양)이다. 음양으로 표현했을 때, '양 중의 양 중의 양'에 해당하는 열태양인은 양의 성향이 가장 강한 체질이다. 그래서 '상남자'나 '여장부' 스타일이 가장 많다. 상남자는 대체로 타인의 시선을 별로 의식하지 않는다. 행동에도 거침이 없다.

물론 한태양인도 사주가 뒷받침되면 일부 이런 성격으로 나타날 수 있다. 하지만 음적 성향이 강한 태음인(목체질)은 이와 거리가 멀다. 또한,

소양인은 '음 중의 양'에 해당하는 체질이다. 그래서 겉으로는 밝고 외향적일지라도, 본질이 음이기 때문에 '상남자 스타일'이 되기는 어렵다.

넷째, 김민재 선수는 새로운 환경에 대한 적극성과 적응력이 매우 뛰어나다. 그래서 어디를 가든 사람을 쉽게 사귀는 편이다. 나폴리에서도 몇 경기 만에 팀원들을 사로잡고 융화되는 모습을 보여주었다. 참고로 태음인은 적응력에서 수동적이다. 반면 양적 성향이 강한 태양인은 이와 반대되는 성향을 지니고 있다. 그중에서도 양의 성향이 가장 강한 열태양인이 적응력 면에서 가장 적극적이다. 참고로 사교성과 거침이 없는 행동 역시 양적인 특징에 해당한다.

다섯째, 유럽리그에 진출하는 선수들이 증가하고 있지만, 중앙수비수는 많지 않다. 중앙수비수는 수비를 총지휘하는 역할을 한다. 그래서 동료 선수들과의 커뮤니케이션이 매우 중요하다. 더욱이 그 나라의 언어에도 능통해야 한다. 유럽리그에 진출하는 중앙수비수가 상대적으로 적을 수밖에 없는 이유이다.

그런데 김민재 선수는 입단한 지 얼마 되지 않았음에도 언어 장벽을 쉽게 극복했다. 적극적이고 사교적인 성격에 조직원을 이끄는 통솔력까지 갖고 있기 때문이다. 이러한 성향은 태양인 기질과 가장 관련이 깊다.

여섯째, 김민재 선수는 건장한 체격에 힘도 좋다. 그런데 하체보다는 상대적으로 상체가 더 발달했다. 참고로 태양인은 하체보다 상체가, 반면 태음인은 하체가 발달한 경우가 상대적으로 더 많다.

일곱째, 김민재 선수는 실수를 두려워하지 않는 적극성에 수비 방식도 전투적이라는 평가를 받고 있다. 이런 성격은 생각할 것도 없이 양적 성질이 매우 강한 태양인의 특징이다.

여덟째, 김민재 선수는 축구 지능이 뛰어나다. 다양한 상황에 맞게 수비 패턴을 바꾸어가면서 지능적인 축구를 한다고 평가받고 있다. 참고로 이성은 양적 특징이고, 두뇌 회전은 이성적 능력과 관련이 깊다. 감성은 당연히 음적 특징에 해당한다.

아홉 번째, 김민재 선수는 유쾌한 성격으로 팀에 쉽게 녹아들었다. 이런 성향은 음적 체질로 수동적인 태음인 특징과는 거리가 있다.

열 번째, 김민재 선수는 전반적으로 체격도 좋지만, 특히 머리가 매우 큰 편이다. 머리는 '양 중의 양'의 부위에 해당한다. 그래서 양이 가장 발달한 열태양인은 두상이 큰 경우가 많다. 다만 열태음인(목음)은 살도 잘 찔 뿐만 아니라, 수렴적인 성질이 강해 모든 부위가 굵직굵직하다. 그래서 열태음인도 머리가 큰 사람들이 있다. 반면, 한태양인(금음)과 한태음인(목양)은 소화 기능이 두 번째로 약한 장부라서 보통이거나 살이 잘 찌지 않는다. 그래서 두상 역시 대체로 크지 않다.

지금까지 김민재 선수의 체형과 성격을 8체질과 연결해서 정리해 보았다. 이런 특징을 종합할 때, '열태양인(금양)' 외에는 생각할 수가 없다. 그런데도 엉뚱한 체질을 말하는 분들이 있다. 체질은 지엽적인 특징이 아닌 종합적인 측면을 살펴야 한다.

지금까지 8체질 진맥이나 오링테스트 없이 특정 인물의 체질을 분석해보았다. 필자가 적용한 방식으로 접근해도 웬만큼 체질을 찾을 수 있다. 다만, 음양의 속성과 오장육부에 대한 이해가 전제되어야 한다. 전문가인데도 체질진단이 어렵게만 느껴진다면 음양오행이라는 기본에 충실하지 않기 때문이다. 그리고 종합적인 고려가 아닌 한두 가지 요소만을 보고 너무 쉽게 접근해도 오류를 범할 수 있다.

〈열태양인/금양〉 강남스타일 '싸이' 박재상

'강남스타일'로 한때 세계적인 스타로 발돋움했던 싸이 박재상 가수의 체질에 대해 따져 보고자 한다. 일단 체형과 성격을 고려한다면 살이 찌기 쉬운 체질로 좁힐 수 있다. 그런 체질로는 비위 기능이 좋고 신장이 약한 열태양인(금양), 소양인(토체질), 열태음인(목음)이 있다.

소주 한 병을 물 마시듯이 들이키는 싸이 가수의 모습을 보고 간이 튼튼한 태음인을 떠올리는 분도 있다. 그런 분은 미안하지만, 체질 공부를 처음부터 다시 하는 게 좋겠다. 첫째, 싸이는 태음인처럼 느긋한 성격이 아니다. 둘째, 적극적이고 외향적인 성격과 역동적인 퍼포먼스는 양적 성향이다. 셋째, 술은 체질과 상관없이 알코올 분해 효소가 원활하거나, 위장 기능이 좋아도 잘 마실 수 있기 때문이다. 그런 점에서 일단 태음인(목체질)은 배제하는 게 맞다.

여러분은 대학축제나 매년 진행하는 '여름 흠뻑 쇼'에서 몇 시간씩 쉬지 않고 소리를 내지르는 싸이 가수의 모습을 본 적이 있을 것이다. 정말 대단한 폐와 목을 지녔다는 감탄이 절로 나온다. 열소양인(토음)도 폐가 두 번째로 강한 장부이기는 하다. 하지만 목소리가 그 정도로 받쳐준다면 가장 강력한 폐를 갖고 태어난 열태양인에 한 표를 던지고 싶다.

그리고 인기 연예인과 가수는 끈질김과 집요함과 불굴의 의지가 없으면 성공하기가 쉽지 않다. 이런 말을 하면 의지력이 약한 소양인(토체질)에 해당하는 강호동 씨나 이영자 씨 같은 경우를 들어 의문을 제기하는 분들이 있을지 모르겠다. 강호동 씨는 씨름 선수로서의 명성을 배경으로 타고난 끼를 발산하다가 방송국에 픽업이 된 경우다. 그러니 밑바닥에서 출발한 다른 연예인들과는 상황이 다르다고 봐야 한다.

게다가 싸이 가수는 언젠가 연말 공연의 규모와 성과를 두고 김장훈 씨와 스피커 숫자 하나까지 자존심 경쟁을 벌였다고 한다. 지나친 경쟁심으로 적자를 보면서까지 말이다. 이는 태양인 특유의 오기와 자존심을 잘 보여주는 예라고 할 수 있다. 이 외에도 강력한 눈빛, 상체 발달, 고집스러운 성격 등을 참고할 때도 열소양인(토음)보다는 열태양인(금양)에 더 가까울 것으로 추정된다.

〈열태양인/금양〉 미스 트로트 김태연

어린 트로트 가수인 열태양인(금양) 김태현 양의 체질을 분석해보자.
태양인을 음양적 성질로 정리하면 '양 중의 양'으로 표현할 수 있다. 8체질은 이를 다시 또 음양으로 나눈다. 가령 '양 중의 양'인 태양인에 다시 또 '양'을 살짝 추가하면, '양 중의 양 중의 양'인 열태양인(금양)이다. 그리고 '양 중의 양'인 태양인에 '음'을 추가하면, '양 중의 양 중의 음'인 한태양인(금음)이 된다.

이렇게 태양인 중에서도 열태양인은 양적 성향이 매우 강한 체질이다. 그래서 매사 활력이 넘친다. 신나는 음악이 나오면 흥을 참지 못하고 펄쩍펄쩍 뛰기도 한다. 이런 특징은 김태연 양이 「범 내려온다」라는 노래를 부를 때 확연히 드러난다. 그래서 김태연 양의 밝고 경쾌한 노래를 듣고 있노라면 어깨춤이 절로 나온다. 또한, 조용히 앉아 있는 게 오히려 어색할 정도로 잠시도 가만히 있지 못하고 끊임없이 몸을 움직인다. 동작이 크고 힘도 넘친다.

그런데 양의 기운이 강하면 몸과 마음에서 뿜어져 나오는 기운도 강한 법이다. 이것이 양의 영역에 해당하는 이성적 능력과 결합하면 어찌 될까? 김태연 양처럼 눈빛이 밖으로 발산되고 매우 반짝거릴 것이다. 때로 발산적 기운이 너무 지나치게 강하면 어디로 튈지 예측이 안 될 수도 있다. 그리고 강한 양의 성향으로 인해 어떠한 상황에서도 주저함 없이 행동하게 된다.

노래할 때도 약간 과하다 싶을 정도로 표정 연기에 거침이 없다. 필자의 장모님도 이런 태양인 특징을 읽으셨는지, "태연이는 어린아이 같지 않아."라고 말씀하셨다. 열태양인(금양)은 씩씩한 여장부나 상남자 스타일이 매우 많다. 그래서 김태연 양의 이런 성향은 어쩌면 당연할지도 모르겠다.

열태양인의 타고난 장부구조는 '폐>비>신>간'의 순서로 배열된다. 그런데 폐가 최강 장부라는 점은 한태양인(금음) 김다현 양과 같다. 하지만, 열태양인은 폐가 한태양인보다 좀 더 강하다. 즉, 8개 체질 중에서 가장 강력한 폐를 갖고 있다. 그래서 노래를 듣고 있으면 목소리가 매우 시원하게 터져 나와 고음이 당연한 듯한 착각이 들기도 한다.

또한, 폐는 슬픔을 주관한다. 열태양인은 폐가 가장 강한 체질이다. 그 때문에 이 체질은 슬픔에 매우 강하고, 설령 슬픈 일이 생겨나 잘 이겨내는 편이다. 그래서 '태연이, 저 아이에게는 과연 슬픔이란 감정이 있을까.'라는 생각이 문득문득 들 때가 있다. 슬픈 노래조차도 신나게 웃으면서 노래할 때는 더욱 그러하다. 물론 슬픔이 없는 사람이야 없겠지만, 상대적으로 다른 체질보다는 잘 이겨낸다는 것이다.

열태양인의 중간 장부는 비위가 조금 강하고 신장은 조금 약하다. 그래서 소화흡수는 잘 되나 배설 기능이 약해 한태양인보다 살이 더 잘 찌는 편이다. 실제로 김태연 양이 어느 방송 프로그램에서 '과거 살이 쪘는데 다이어트를 통해 살을 뺐다.'라는 말을 했다고 한다. 이 역시 열태양인 체질의 특징 중의 하나다.

지금까지 열태양인 특징을 한태양인과 비교해서 살펴보았다. 모든 체질적 특징은 음양적 성격과 오장육부의 타고난 강약에서 비롯된다는 점을 한 번 더 확인했다. 이런 원리를 바탕에 깔고 체질을 분석하면 체질 진단이 그렇게 어려운 건 아니다. 그렇지 못한 현실이 안타까울 뿐이다.

축구 국가대표 선수 체질은?

먼저 축구와 관련된 다음 기사부터 같이 보자.

"중국이 뛰는 축구에 약하다는 것을 아는 만큼 그 점에서 우위를 점하겠다는 의도였다. 전날 열린 여자부 경기에서도 한국은 기동력의 우위로 중국을 1-0으로 꺾은 바 있다. 이날 미드필더들을 중심으로 한 한국의 기동력은 압도적이었다."

"경기 중 머리가 찢어지는 부상에서 붕대를 감고 최선을 다하는 ○○ 선수와 달리 후반 중반부터 포기한 듯한 중국 선수들의 모습에 실망한 홈 팬들로부터 크게 야유를 받았다."

"정신이 몸을 지배한다. 나라를 대표해서 뛰는 것이었기 때문에 사명감으로 한 발 더 뛰었다. (인터뷰)"

위에 언급된 신문 기사와 인터뷰 내용을 통해 두 민족의 체질적 차이를 확인할 수 있다. 먼저, 한국 축구는 정신력이 매우 강하다. 이러한 정신력이 책임감이나 사명감과 결합하면 놀라운 힘을 발휘한다. 그래서 머리가 터져 피가 흐르고 다리에 쥐가 나더라도 죽을힘을 다해 뛴다. 그 결과 상상 이상의 힘을 발휘하는 경우가 많다. 어느 나라 축구팀과 비교해도 이런 독종을 찾기 보기 어렵다.

남녀 축구를 불문하고 한국 축구의 트레이드 마크는 끊임없이 움직이는 기동력이다. 이를 위해서는 불굴의 정신력과 함께 강한 심폐 기능이 뒷받침되어야 한다. 이는 '양 중의 양'이자 폐가 최강 장부인 태양인의 특징과 연결된다.

그래도 선뜻 동의하기 어려운 분들이 있다. 하지만 한국 축구선수들의 모습에서 음적 속성이 강한 태음인이나 소음인을 떠올리기는 어렵다. 두 체질은 태양인과 같은 강인한 정신력과는 거리가 멀기 때문이다.

그런데 소양인은 왜 될 수 없을까? 소양인은 '음 중의 양'인 체질이다. 즉 본질은 음이고 현상은 양이다. 그래서 겉으로 드러난 모습은 밝고 외향적이다. 하지만 내면이 음(陰)이기 때문에 마음이 여리고 약하다. 또한, 본질이 양(陽)이 아니어서 독하지 못하고, 어떤 일을 끈기 있게 밀어붙이지 못하고 쉽게 포기하는 경향이 있다. 즉 집요함, 끈질김, 저돌적, 강인함 등의 성향과는 거리가 있다. 이는 주로 태양인에게 해당하는 특징이다.

반면에 중국 축구는 어떠한가? 체격은 작지 않다. 중국인의 대다수를 차지하는 한족(漢族)은 태음인이 많다. 그래서 영양 공급만 문제가 없다면 상대적으로 체격이 크다. 그리고 태음인은 폐가 약해 뛰는 축구에 약하다. 이처럼 폐가 약해 기동력이 약한데, 축구기술까지 뒷받침되지 않으면 한국 축구의 상대가 되기 어렵다.

게다가 중국 축구 선수들은 정신력이 많이 약하다. 이는 1가구 1자녀 정책의 영향도 있을 것이다. 소황제로 떠받들어지며 성장해서 정신이 나약하고 협동적인 플레이에 익숙하지 않다. 하지만 더 본질적인 이유는 결국 체질이다. 태양인이 아니니 집요하고 끈질긴 면이 부족하다. 우리 선수들은 지고 있어도 끝까지 투혼을 발휘한다. 반면, 중국 선수들은 지고 있는 상황에서 후반전이면 쉽게 포기해 버린다. 이러한 특징은 대체로 태음인의 성향을 닮았다.

이처럼 중국 축구는 정신력 부족에 축구기술까지 떨어지니, 당분간은 한국을 쫓아 오기가 쉽지 않을 것이다. 다만 인구가 매우 많아 축구 신동이라도 곳곳에서 나오면 혹 모를까. 지금까지 축구를 통해 두 민족의 체질적 특징을 살펴보았다.

한태양인(금음) 인물 분석

〈한태양인/금음〉 한동훈 국민의힘 비대위원장

「국민의힘」 한동훈 비상대책위원장의 체질을 분석해보자. 한 위원장 역시 한태양인(금음) 특징이 가장 잘 드러난 사례이기에 어떤 측면에서 그러한지 알아보고자 한다.

'양(陽) 중의 양(陽)'인 태양인 특징

태양인은 '양 중의 양'으로 표현되는 체질로 양적 성향이 매우 강하다. 그런데 이성과 감성 중에서 양(陽)에 해당하는 건 이성이다. 그리고 이성은 두뇌를 통해 발현된다. 한 위원장은 대학교 재학 중인 20대 초반에 사법시험에 합격할 만큼 머리가 비상하다. 여기에 태양인 특징까지 더해져 두뇌 회전과 활용 능력이 매우 뛰어나다. 말솜씨도 빼어난데, 이 역시 두뇌에서 발현되는 표현력과 관련이 있다. 논리적인 대화법, 분석력, 기획 능력 역시 두뇌 활동과 연결 지어 생각할 수 있다.

일반적으로 양적 성향이라고 하면 '적극적, 도전적, 진취적, 의지적, 외향적, 빠름(성급함)' 등이 여기에 해당한다. 이런 성향은 한 위원장의 태도와 행동에서 잘 드러난다.

이분은 누가 어떤 질문을 해도 답변에 거침이 없다. 적극적이고 도전적인 성향에 뛰어난 이성적 능력이 결합했기 때문이다. 빠른 말투 역시 양적 성향이다. 이외 강한 양적 성향이 반영된 모습을 구체적으로 정리하면 다음과 같다.

- 양적 속성인 직진 성향 및 도전 정신이 강하다. 그래서 후퇴를 모르는 끈질긴 승부욕이 발휘될 때가 많다.
- 인상이 매우 다부지고 의지력도 강하다. 이는 여리고 약한 소음인의 모습과는 거리가 멀다.
- 일과 업무에 대한 의욕이 왕성하고, 새로운 일을 계획하고 실천하는 능력이 뛰어나다.
- 판단과 결단을 빠르게 내리고, 한번 결정한 일은 속도감 있게 밀어붙인다.
- 양은 이성이고, 이성은 두뇌를 통해 발현된다. 이러한 두뇌 활동의 활발함은 반짝이는 눈빛, 판단력, 표현력, 직관력으로 나타난다. 한 위원장의 순발력 있는 언어 구사 능력도 이와 관련이 있다.
- 다만 타고난 지능에 태양인의 뛰어난 두뇌 활동이 결합하면 자칫 본인 능력에 대한 과신이나 자만으로 흐를 위험이 있다. 그래서 한 위원장 표정과 행동에서 지적 우월의식이 나타날 때가 있는데, 이

를 늘 경계해야 한다. 정치적인 사안을 두고 논쟁할 때도 다소 과격하다 싶을 정도로 상대방을 향해 공격적인 태도를 보일 때가 많다. 간이 가장 약한 체질이라 분노의 감정을 통제하지 못하는 것도 한 이유가 된다. 이는 한동훈 위원장이 정치인으로 대성하고자 한다면 반드시 극복해야 할 과제다.

비위 허약에서 오는 특징

한태양인은 소화를 담당하는 비위가 간 다음으로 약한 장부다. 그래서 한 위원장처럼 마르거나 보통인 체형이 매우 많다. 그리고 특정 사안을 두고 대립하거나 감정이 격해지는 상황이 아니라면 대체로 사려 깊게 행동한다. 이는 생각을 주관하는 비위가 약하기 때문이다. 여기에 양(陽)의 반영인 두뇌의 치밀함과 음(陰)의 꼼꼼함이 결합하면 더욱 그러하다.

양적 성향에 신장이 차강 장부여서 오는 특징

한태양인의 신장은 폐 다음으로 강하다. 그리고 신장의 정서는 '겁, 공포, 두려움'이다. 이를 종합하면, 한 위원장은 본질인 '양(陽)'의 특징에 신장의 '겁 없는' 기질이 합쳐져 어떤 사람 앞에서도 물러서거나 두려워하지 않고 거침없이 행동한다. 때로 공격적인 말투로 나타나기도 한다.

그래서 한 위원장에게 '굴복'이라는 단어를 떠올리기는 쉽지 않다. 민주당 국회의원들과의 설전에서 이런 모습을 확인할 수 있었다. 다만 모든 한태양인들이 다 이렇게 행동하지는 않는다. 한 위원장은 지적 우월의식에 강한 사주의 기운이 더해졌기 때문일 것이다. 이런 성향이 지나치면 과도하게 공격적인 언행으로 나타날 수 있다.

> **양적(본질) + 음적(현상) + 태양인 + 비위 허약 에서 오는 특징**
> ① 태양인
>   본질은 양(양 중의 양)
>   두뇌 활동, 적극적, 도전적, 진취적, 의지적
> ② 음이 더해짐
>   현상은 음(양 중의 양 중의 음, 음적 태양인)
>   감성, 꼼꼼, 세심, 부드러움, 온화함, 여성적
> ③ 비위 허약
>   '폐)신)비)간', 생각이 많음

한동훈 위원장은 ②로 인해 겉모습은 온화하고 부드러워 보이며, ①과 ②가 더해질 때는 세련되고 설득력을 발휘한다. ②의 감성이 약해지고 ①의 이성만 강해질 때는 대단히 계산적이거나 냉랭하고 차가운 성격으로 돌변한다.

②와 ③이 결합하면 부드럽고, 절제하며, 합리적인 모습으로 나타난다. 하지만 ①로 인해 무언가를 하고자 할 때는 대단히 도전적이고 적극적이다. 가슴 속에 파괴와 혁신의 칼날을 동시에 지닌 야망의 소유자다. 다만 ②와 ③이 있어 그 발톱을 마음속에 담아두고 때를 기다리기

도 한다.

①의 두뇌 활동과 ②의 꼼꼼함과 ③의 생각이 결합하면 용의주도하고 완벽주의적 성향을 발휘한다. 그래서 무슨 일을 하든 '적당히'가 안 되고, 언제나 확실하게 해야 직성이 풀리는 성격이다. 또한, 타인의 시선을 많이 의식하고, 누구에게도 지기 싫어하는 면도 있다. 그래서 좋게 발현되면 책임감이 강하고 일에 대한 성과도 크다. 반대로 지나치면 '피곤한 스타일'이 되기 쉬운 단점도 있다.

한동훈 위원장의 체질적 특징을 음양의 속성과 장부의 오행적 성격을 중심으로 정리해 보았다. 아마 지금까지 한 위원장을 한태양인(금음)이 아닌 소음인으로 생각한 분들이 많을 거다. 물론 비위가 약하고 신장이 강한 건 소음인과 같다. 이는 두 체질의 교집합이기 때문이다.

하지만 소음인은 본문에서 살펴본 만큼 태양인과 같은 양적 기운(양중의 양)이 강하게 발현되는 경우는 거의 없다. 상대적으로 음적인 성향에 태양인만큼 간이 덜 약해서 쉽게 분노를 터뜨리지도 않는다. 그러므로 본질을 보지 못하고 겉모습만 보고 접근하면 태양인과 소음인으로 착각할 수 있다.

〈한태양인/금음〉 이재명 민주당 대표

민주당 이재명 대표는 한태양인(금음) 특징이 선명하게 드러나는 인물이다. 그렇다고 이 체질 모두가 이재명 지사와 거의 같은 스타일이라고 할 수는 없다. 어떤 이들은 이렇게 말할 수도 있다. '나도 같은 체질이지만 이재명 대표 스타일과는 많이 다른 데, 묵계 선생이 체질진단을 잘못할 거 아닐까. 이해가 안 되네.'라고.

같은 체질이면 큰 줄기인 본질이 같다는 뜻이다. 구체적인 각론으로 들어가면 당연히 개인차가 있을 수밖에 없다. 사람은 소품종 대량 생산된 로봇이 아니지 않은가. 체질을 제대로 이해하기 위해서는 겉으로 드러난 지엽적인 특징만 봐서는 안 된다. 본질 그 자체를 볼 줄 아는 눈을 키워야 한다.

먼저, 한태양인 이재명 대표의 체형부터 살펴보자.

이 대표는 다소 말라 보인다. 이는 배설 기능은 좋지만, 소화흡수 기능이 약하기 때문이다. 한태양인(금음)은 '폐>신>비>간'의 장부구조를 지니고 있다. 이에서 보듯이 배설을 담당하는 신장과 방광 기능이 좋고, 소화흡수를 주관하는 비장과 위장이 약하다. 그래서 이 체질은 마른 사람이 많다.

물론 어떤 경우라도 예외는 있기 마련이다. 한태양인이 모두 마른 체형은 아니다. 대략 70% 정도가 마른 체형이라고 보면 된다. 나머지 20%는 보통이고, 10%는 예외적으로 살이 약간 찌는 예도 있다. 그러므로 체형은 중요한 참고사항이기는 하지만, 이것만으로 체질을 확정할 수는 없다.

이재명 대표의 성격도 한태양인의 특징일까?

이 대표는 그렇게 평범한 스타일이 아니다. 양적 기질이 매우 강하게 발현되는 인물이다. 일반적으로 감성은 음이고, 이성은 양에 해당한다. 그래서 음에 해당하는 여성이 남성보다 더 감성적이다. 그런데 한태양인은 '양 중의 양 중의 음'에 해당하는 체질이다. 즉, 본질은 양이지만 현상(겉모습)은 음이라는 이야기이다. 이처럼 본질이 양이니, 이 대표는 매우 이성적이고 논리적이다.

그런데 이성은 두뇌를 통해 발현된다. 그러니 한태양인은 두뇌 활동이 매우 활발할 수밖에 없다. 이 체질은 창의성, 직관력, 판단력, 표현력이 다른 체질에 비해 상대적으로 뛰어난데, 바로 그런 이유 때문이다. 실제로 이재명 대표는 뛰어난 지능까지 결합해 이성적 능력이 탁월하다. 그래서 언변이 유창하고, 두뇌 회전이 빠르며, 임기응변에도 매우 능하다.

또한, 한태양인처럼 양의 기운을 강하게 받는 체질은 양의 고유한 속성인 속도(빠름), 적극성, 의지력, 도전정신, 직선적인 성향을 띠는 경우가 많다. 그래서 이 대표의 스타일 역시 말과 행동이 빠르고, 발언이 거침없고 직설적이며, 성정도 매우 급하게 발현되는 경우가 많다.

한국인들은 이 대표만큼은 아닐지라도 양과 이성이 발달한 민족이다. 이 때문에 대체로 성정이 급하고, 속도전에 강점이 있으며, 창의성이 뛰어나다. 도전정신과 의지력 역시 매우 강하다. 그럼 한국인들은 어떤 체질이 많을까? 당연히 태양인이다.

한태양인(금음)은 본질적 측면에서 양적 체질이라고 했다. 다만 이재명 대표는 같은 체질인 다른 사람들보다 성정이 훨씬 더 강하다. 그래서 '나도 같은 체질이지만, 저런 모습은 아닌데'라는 의문을 갖게 된다.

왜 같은 체질인데도 성격 차이가 생기는 걸까? 여러 요인이 있겠지만 가장 크게 영향을 끼치는 건 사주다. 이재명 대표는 전체적으로 강한 사주에 표현 및 재능의 발휘와 관련되는 '식상'이 발달했다. 그리고 발산적인 성질인 병화(丙火)의 영향을 크게 받았다. 그런 경우라면 성정이 더 강하고 직선적이며 적극적인 모습으로 나타나게 된다.

다만 한태양인은 뛰어난 이성에서 비롯된 본인의 재주를 과신하게 되면 겸손함을 잃을 수 있다. 자칫 세상에서 내가 가장 똑똑한 사람이라는 자만에 빠져 일을 그르치거나 위기에 봉착하기도 한다. 또한, 지나치게 머리로만 계산하다가 보면 '자기 꾀에 자기가 넘어가는' 실수를 저지른다.

이럴 때일수록 '지장 위에 덕장이 있다.'라는 옛말을 참고할 만하다. 그래서 재능이 뛰어난 사람은 반드시 '덕'을 함께 갖추어야만 천하를 다스릴 수 있는 지도자가 될 수 있다. 또한, 성급함이나 과도한 민첩성은 경솔함과 잦은 실수로 나타나기도 한다. 그래서 '고구마' 소리를 들을지언정 급할수록 좀 더 신중하게 처신할 필요가 있다.

이재명 대표가 진정으로 위대한 지도자가 되고자 한다면 이러한 한태양인의 부족해지기 쉬운 단점을 반드시 극복해야 한다. 누구나 인정하듯이 이 대표는 이성적 능력과 재능만큼은 그 어떤 정치인과 견주어도 뒤지지 않는다. 그러므로 마음가짐과 정치 스타일을 어떻게 보완하느냐에 따라 정치 지도자로서의 미래가 결정될 것이다.

이재명 대표는 양적인 성향만 가지고 있는 걸까?

그렇지는 않다. 태양인은 '양 중의 양'에 해당한다. 태양인 중에서 한태양인(금음)은 음이 다시 추가되어 '양 중의 양 중의 음'이다. 즉, 타고난 본질은 양이지만 음의 외피를 걸치고 있어 겉으로 드러나는 모습은 음이라는 뜻이다. 그래서 일상적인 생활은 음적인 모습으로 살아간다. 그러다가 특정 상황이 되면 내부에 잠재되어 있던 본질인 양적 성향이 강하게 분출된다.

이처럼 겉으로 드러난 모습이 음(陰)이라서 일상생활 속에서는 세심하고 소심하고 꼼꼼한 여성적인 성향을 띤다. 여기에 비위가 약해 생각이 많다. 정리하면, 본질인 양의 한 요소인 '이성적 능력'에, 음의 특징인 '꼼꼼함', 그리고 비위가 약해 생겨나는 '깊은 생각'이 합쳐져 있다. 그래서 어떤 체질보다도 치밀하고 용의주도하게 일을 계획해서 추진한다.

이처럼 체질을 분석할 때에 음양적 접근이 매우 중요하다. 그런데 안타깝게도 현재 8체질의학계는 체질 분석에서 가장 중요한 음양적 성격을 철저하게 외면하고 있다. 안타까운 일이 아닐 수 없다. 가령 8체질의학계 체질 용어에 '목양'과 '목음'이 있다. 이때 목양은 목체질에서 양적 성향이 더 강하고, 목음은 음적 성향이 더 강하다는 뜻이 아니다. 음양적 의미와는 아무 상관이 없다. 금양과 금음이라는 이름에 붙는 '음'과 '양'도 역시 마찬가지다.

지금까지 음양의 성질이 한태양인(금음) 특징에 어떻게 반영되는지 이재명 대표를 통해 알아보았다. 만약 이러한 음양적 특징에 오행까지 적용해 장부 강약을 풀어본다면 이재명 대표의 스타일을 더욱 정밀하게 설명할 수 있을 것이다.

이렇게 음양은 체질 분석에 필수적인 요소다. 그런데도 음양의 중요성을 모르는 분들이 너무 많다. 전문가들조차 8체질 분석에 음양을 거의 활용하고 있지 않다. 이런 말도 안 되는 어처구니없는 일이 당연한 것처럼 받아들여지고 있다.

이런 현실이 너무 안타까워 체질 분석을 통해 음양의 중요성을 특별히 강조해 보았다. 이렇게 음양적 특징만으로도 어느 정도 체질 분석이 가능하다. 체질에서 음양이 얼마나 중요한지 꼭 기억했으면 한다.

〈태양인/금음〉 이준석 개혁신당 대표

정치인들은 각자 저마다의 정치 스타일이 있다. 또한, 언론에 노출되는 빈도가 높아 외모와 체형은 물론 성격 등의 특징을 파악하기가 상대적으로 쉽다. 그래서 다른 직업군의 유명인들에 비해 좀 더 많이 체질 분석하고 있는 점 이해를 바란다.

이준석 대표의 체질은 한태양인(금음)이다. 이 대표는 체격부터 그리 크지 않다. 소화 기능(비위)이 간 다음으로 약하다, 간과 비위 모두 소화 관련 장부다. 그래서 이 체질은 소화 기능이 좋은 열태양인에 비해 상대적으로 체격이 작다.

체형도 소화흡수를 담당하는 비위가 약하지만, 배설 기능을 주관하는 신장과 방광이 강해서 마른 경우가 70%다. 나머지 30%는 보통이거나 살이 약간 찐다. 이 대표는 보통 체형이었는데, 근래 들어 몸이 많이 불었다. 하지만 비만으로 발전할 가능성은 크지 않다.

이 대표는 토론을 정말 잘한다. 어떻게 저렇게 해박하고, 순발력 있고, 조리 있게 말하는지 감탄이 나올 정도다. 한동훈 위원장 편에서도 다루었듯이, 이러한 특징은 양적 기질에 기반을 둔 이성적 능력(두뇌 활동 포함)이 뛰어나기 때문이다.

또한, 본질인 양의 기운이 발동되면 적극적이고 도전적으로 변한다. 한번 작정을 하면 어떤 억압이나 회유에도 굴하지 않는다. 뒤를 돌아보지 않고 본인의 소신대로 일을 추진한다. 국민의힘을 탈당하고 개혁신당을 창당하는 과정에서 이런 모습을 여실히 확인했다.

이러한 모습은 양적 기질에 두려움과 관련된 강한 신장의 기운이 더해졌기 때문이다. 신장이 강하면 대체로 겁 없이 행동한다. 즉, 한번 결단하면 누구도 말릴 수 없고, 한다고 하면 하는, 그래서 끝까지 하고 마는 성격으로 나타난다. 이준석 대표가 '국민의힘'을 박차고 나온 것도 그런 측면에서 이해해 볼 수 있다.

이준석 대표는 분노를 주관하는 간이 가장 약하다. 그다음으로 비위가 약해 생각이 많다. 게다가 양적 체질이니 자존심이 매우 강하다. 그래서 본인이 억울하게 억압을 받고 자존심까지 상했다고 생각하면 이를 떨쳐버리지 못한다. 그 결과 참을 수 없는 분노가 치밀어 오른다. 이는 음의 수렴적 기운에, 비위가 약해 생각이 많고, 간이 약해 분노가 쉽게 솟구치기 때문이다.

그런 예는 독자들도 이미 알고 있을 것이다. 당 대표로서 대통령 선거와 지방선거를 승리로 이끌었으니, 당연히 일등 공신이라 할 만하다. 하지만 이 대표는 곧바로 당 대표에서 쫓겨나고 말았으니, 토사구팽(사냥 후에 개를 잡아먹는다)을 당했다고 생각했을 것이다. 이럴 때 한태양인은 '뒤끝 작렬'한다. 마음의 상처를 절대 잊지 못한다. 생각할수록 분노가 치밀고, 상대는 어떤 경우에도 용서가 되지 않는다. 그 정도가 심하면 분노가 통제되지 않고 분출되고, 마음속으로 복수의 칼을 갈게 된다.

그래서 애초 국민의힘으로 되돌아가는 일은 불가능했다. 어떻게든 성공해서 분노의 마음을 대통령에게 되돌려주어야 한다. 그래서 이것이 지나쳐 방송에서도 과하다 싶을 정도로 공격적인 표현을 쏟아냈다. 필자도 보고 있으면 조마조마한 마음이 들 정도였다. 그래서 22대 국회의원으로 당선되자마자 윤 대통령을 향해 탄핵을 떠올릴 수 있는 '임기단축'과 같은 날이 선 발언을 쏟아냈던 것이리라. 안철수 의원과의 갈등 역시 마찬가지다. 과거 국민의당 시절부터 이어져 온 악연을 잊지 않았기 때문이다. 이런 뒤끝은 이준석 대표만 있는 게 아니다. 한태양인이라면 누구나 가진 특징이다. 이재명 대표와 국민의힘 한동훈 비대위원장도 마찬가지다.

그렇다고 이준석 대표가 늘 감정적이고 공격적으로 행동하는 정치인은 아니다. 평소에는 현상이자 겉모습인 음의 영향을 받아 차분하고 신중하다. 사려 깊고 남의 이야기를 잘 들으며 배려하는 자세도 갖추고 있다. 토론에서의 공격적인 태도와 달리 개인적인 만남에서는 다정다감하고 예의 바른 청년 정치인의 모습을 보여주기도 한다.

따지고 보면, 이준석 대표만큼 정치적 자산을 많이 가지고 있는 인물은 흔치 않다. 젊은 정치인, 천재적인 전략가, 탁월한 지적 및 토론 능력, 개혁적 사고, 좌우에 치우치지 않는 사고의 유연함, 그리고 사교성까지. 앞으로 정치가로서 큰 능력을 발휘할 수 있을 거라는 믿음이 크다.

다만, 큰 정치인이 되고 싶다면 포용력을 좀 더 키웠으면 하는 바람이다. 그리고 국민에게 안정감을 주기 위해서라도 감정을 조절하지 못하는 공격적인 발언 태도 역시 다듬을 필요가 있다.

〈한태양인/금음〉 문재인 전 대통령

문재인 전 대통령은 원칙주의자다. 어떤 상황에서도 자신의 신념과 원칙을 포기하는 법이 없다. 그렇다고 해서 아집과 독선으로 가득 찬 그런 원칙주의자는 아니다. 겉으로는 온순하게 보인다. 하지만 옳다고 생각하는 일은 끝까지 밀어붙일 정도로 고집이 매우 세다.

대학 시절에는 독재에 맞서 학생운동을 주도하다가 강제 징집되었다. 특전사에서도 누구보다 잘 적응해 '군인 체질'이라는 말을 듣기도 한다. 이런 성향은 대체로 소신과 의지가 강한 태양인(금체질) 체질에서 쉽게 찾아볼 수 있는 특징이다.

그런데 문 대통령은 한태음인(목양)이나 소음인과 유사한 성향도 함께 지니고 있다. 성품이 대단히 부드럽고 온화하며 합리적이기 때문이다. 자신이 하고자 하는 방향으로 사람들을 이끌고 이용하기보다는 뒤에서 궂은일을 도맡아 하며 뒤따라가는 편이다.

또한, 한태양인(금음)의 부정적 속성인 교만하거나 독단적이지 않고 겸손하기까지 하다. 언젠가 정치 입문을 권유받았을 때, "고통을 이겨낼 자신감과 배짱과 결기가 있어야 하는데, 내게는 그런 것이 없다."라고 말한 바가 있다. 이는 한태양인의 일반적인 특징과는 다소 거리가 있다.

노무현 대통령 시절에 민정수석과 비서실장을 거치면서 큰 어려움을 겪은 바가 있다. 스트레스를 견디지 못해 치아 여러 개가 빠지는 등 건강이 크게 상했다. 그리고 당시 교수였던 조국 의원으로부터 "시쳇말로 뻥도 좀 치고 세게 이야기해야 하는데 진짜 실현 가능한 이야기만 해서 좀 갑갑하다."라는 말을 듣기도 했다.

이는 마음 여리고 순한 한태음인이나 소음인의 특징이기도 하다. 이뿐만이 아니다. 필자는 문재인 전 대통령이 누군가를 향해 화를 내거나 모질게 말했다는 이야기를 들어본 적이 없다. 아무리 인품이 있어도 주장이 강하고 고집이 센 태양인이라면 쉽지 않은 일이다. 덧붙여 심한 스트레스는 한태양인의 가장 취약한 성격 특징이다.

문 대통령의 장점으로 '소통과 겸손의 지도력'을 말하는 이들이 많다. 사람을 만날 때 허리를 숙이고 무릎을 땅에 대는 일을 마다하지 않는다. 이런 모습은 대상이 누구이냐에 따라 달라지지 않는다. 어떤 목적을 갖고 하는 의도된 계산이 아닌 진심이 느껴지는 행동이다. 이는 도도하고 자존심 강한 태양인의 일반적인 모습은 아니다.

이번에는 외모, 특히 눈빛을 한번 보자. 날카롭고 강렬한 카리스마를 느낄 수 있는 발산적인 눈빛이 아니다. 옆집 아저씨 같은 부드럽고 온화한 눈빛이다. 또한, 태양인은 폐가 크고 강해서 목소리가 톤이 높고 카랑카랑하다. 하지만 문 대통령의 목소리는 보통 높이에 굵게 깔리는 경향이 짙다.

이처럼 문 대통령은 전형적인 한태양인 특징에서 많이 벗어나 있다. 그래서 필자도 초기에는 어떤 체질인지 자신하지 못했다. 이렇게 혼란스러웠던 이유는 아마 사주 때문이 아닐까 싶다. 장미 중에서는 드문 색깔인 하얀 장미쯤 된다고 보면 된다. 그럼 전혀 다른 꽃으로 착각할 수 있다. 그래도 장미는 역시 장미다.

체질만으로 한 사람의 성격을 완벽하게 분석하기는 어렵다. 그런 기대를 하는 사람이 있다면 그건 본인의 8체질 지식에 대한 오만이거나 무지에서 비롯된 행동이다. 체질은 한 인간의 특징을 큰 틀에서 추정해 볼 수 있는 하나의 수단일 뿐이다. 내면에 숨겨진 본질은 여러 상황을 종합적으로 고려해서 판단해야 한다.

'사람' 냄새가 난다는 문재인 전 대통령, 그래서 정치적인 의견을 달리하는 이들도 "노무현은 믿지 않지만, 문재인은 믿는다."라고 말한다. 다만 지금껏 보아온 한국의 정치 현실을 고려할 때 마음 여림과 부드러움만으로 국정을 이끌기는 쉽지 않다. 정치적인 결단이 필요할 때는 단호하고 강력한 통치력을 발휘할 수 있어야 한다. 그런데 뭔가 2% 부족함이 있었다. 그래서 비판론자들은 문 대통령을 두고 '되는 것도 없고, 안 되는 것도 없다'라는 말을 했던 것이 아닐까.

〈한태양인/금음〉 이명박 전 대통령

이명박 전 대통령(이하 'MB')은 한태양인(금음)이다. 먼저 외적 특징부터 살펴보면, 인상이 다소 날카롭고 눈빛은 발산적이다. 이 체질은 양적 성향에 뇌 활동이 매우 활발하다. 그래서 눈빛이 발산적으로 나타난다. MB의 목소리가 카랑카랑한 것도 강한 폐기와 관련 있다. 또한, 간이 약하기 때문에 분노가 잘 솟구치고, 타인에 대한 관용의 마음이 부족해지기 쉽다. 체형이 왜소하고 마른 건 비위 기능이 약하기 때문이다.

다음으로 MB의 정치 스타일을 체질적 관점에서 접근해 보자. MB는 선천적으로 양에 해당하는 이성이 발달해 두뇌 활동이 매우 활발하다. 그래서 사고력과 표현력이 뛰어나고, 창의성이 발달해 새로운 아이디어를 찾아내는데 소질이 있다. MB는 자신의 이런 장점을 살릴 줄 아는 정치인이다. 어느 직책에 있든 새로운 정책을 만들어내고, 늘 이슈를 주도했다. 명석함과 창의성이 뒷받침되기에 가능한 일이다.

서울시장 재직 시에 이런 모습이 가장 드러났다. 아무도 생각하지 못했던 대중교통체계를 개편했다. 재선에 도전할 때는 '청계천 복원'을 이슈로 민주당의 김민석 후보를 따돌렸다. 이후 청계천 사업을 성공적으로 마무리한 후에, 이를 바탕으로 '대운하 건설'을 대통령 선거의 주된 공약으로 내세웠다. 이는 모두 태양인(금체질)의 순발력과 저돌성, 그리고 명석한 두뇌 회전에서 비롯된 발상이다.

적극성과 실행력도 MB의 체질적 특성과 관련이 있다. MB가 오랜 기간 몸을 담았던 건설업은 속도전이 매우 중요하다. 그리고 어떤 곳보다 도전정신과 추진력이 요구되는 업종이다. 그런 건설업에서 잔뼈가 굵은 MB는 대통령 당선 후에도 본인 스타일을 유지했다. 즉 '전진은 있데. 후퇴가 없다'라는 태양인 기질대로 저돌적으로 정책을 추진했다. 그래서 한번 결정한 정책은 누가 무어라 반대해도 포기하지 않았다. 왜냐하면, 모든 건 결과로 말하면 되기 때문이다.

이는 과거 권위적인 CEO들의 행하는 방식이다. 이런 성향의 CEO들은 참모들의 의견을 참고할지언정 민주적인 협의의 방식으로 정책을 결정하지는 않는다. 그리고 결정 사안에 대해서는 조건 없는 추종만 있을 뿐, 이견(異見)은 용납되지 않는다. 특히나 한국의 기업 문화는 그 어떤 조직보다 위계질서가 뚜렷하다. 이런 운영 방식은 일의 성과를 내는데는 분명한 장점이 있다. 하지만, 그것이 한태양인(금음)의 자기중심적이고 독선적인 특성과 결합하면 갈등이 커진다. 국민 통합까지 신경 써야 할 대통령이라면 더욱 그러하다.

한편, 한태양인은 자존심이 강해 타인의 충고를 쉽게 받아들이지 못한다. 의외로 소심하여 심한 비판을 받으면 마음의 상처를 크게 받는다. 오랫동안 그런 생각에서 빠져나오지 못할 때도 있다. 그런 상처가 고집스럽고 독선적인 성격과 더해지면 자칫 '오기의 정치'를 하거나 반대 세력에 대한 공격으로 나타날 수도 있다.

그리고 MB는 왜 유독 자기 사람에게 집착했던 걸까? 과거 한 언론에 실린 다음과 같은 글이 있다. 「MB는 호불호(好不好)가 분명하고 낯을 가리는데, 30대의 젊은 나이에 사장이 된 후에 정주영 회장 아들들의 견제와 감시를 받으면서 아무도 믿지 않는 습성이 생겨서 그렇다.」

라는 내용이다.

 태양인은 대체로 의심이 많아서 타인을 잘 믿지 못한다. 남이 한 일에 만족을 못 하고 직접 확인해야 한다. 그래서 모든 일에 일일이 직접 관여하거나 분신처럼 믿을 수 있는 사람에게만 일을 맡기려는 경향이 있다. 이 같은 태양인의 특성에 과거의 피해의식이 결합하면서 '코드 인사'에 지나치게 매달렸던 건지도 모르겠다.

〈한태양인/금음〉 천재 피아니스트 임윤찬

 세계적인 천재 피아니스트 임윤찬 군이 대한민국에서 나올 수밖에 없는 이유를 8체질의 관점에서 분석해보고자 한다.

 K팝에 이어 클래식까지 대한민국의 음악이 전 세계를 호령하고 있다. 몇 해 전에 임윤찬 군이 세계적인 권위를 자랑하는 '반 클라이번 피아노 콩쿠르'에서 압도적인 실력으로 우승했다. 직전 대회인 2017년에는 선우예권 씨가, 2015년에는 조성진 씨가 '쇼팽 콩쿠르'에서 우승하기도 했다. '쇼팽 콩쿠르'와 더불어 3대 클래식 콩쿠르 가운데 하나인 '퀸 엘리자베스 콩쿠르'에서 첼로 연주자 최하영 씨가 우승하는 쾌거를 거둔 적도 있다.

 한국인들은 K팝에서 클래식까지 왜 이렇게 음악 분야에서 대단한 능력을 발휘하는 걸까? 먼저, 한국인 특유의 '신명 문화'와 연결해 볼 수 있다. 우리는 '신(신명)이 난다'라는 말을 많이 쓴다. 여기에는 자신의 존재를 자각하지 못할 정도로 '신나게 놀고 신바람 나게 일한다.'라는 의미가 담겨 있다.

무당이 신내림을 받을 때 춤과 노래를 동반한 도취 된 상태에 빠진다. 이를 신내림, 즉 신명(神明)이라고 한다. 무당의 신내림 상태처럼 한국인의 의식 속에는 '신명'이란 DNA가 살아 숨 쉬고 있다. 그래서 언제 어디서나 기회만 되면 노래와 춤으로 타고난 흥겨움과 끼를 표현한다. 둘러보면 그런 문화적 자질이 독보적인 예술 능력으로 발휘되는 사례가 무수히 많다.

그런데 아무리 무속신앙 전통이 반영되었다고 해도 체질적 뒷받침이 없다면 '신명'의 이유를 완벽하게 설명할 수 없다. 즉, 한국인의 체질이 '신명'을 만드는 원천 중의 하나라는 이야기다. 임윤찬 군도 예외는 아니다. 그의 신명 나는 연주는 체질과도 밀접한 관련이 있다. 대체 체질이 음악적 성취와 어떤 관련이 있다는 건지 구체적으로 알아보도록 하자.

소음인은 '양 중의 음'으로 본질은 비록 양이지만 현상인 음의 기운에 눌려 매우 여성적인 성격으로 발현된다. 그래서 대체로 섬세하고 부드럽고 온화하며 신중한 편이다. 그리고 적극성과 도전정신과 진취성 역시 부족하다.

태음인은 '음 중의 음'으로 음적 성향이 가장 강하다. 그래서 늘 진중하고 너그럽다. 하지만 소음인처럼 순발력과 적극성과 의지력과 도전정신이 태양인과 비교하면 크게 떨어진다.

그렇다면 두 체질은 신명 나게 놀고 즐기고 끼를 발산하거나, 강한 의지를 발산하는 성향과는 거리가 멀다. 물론 음체질도 술이 있고 분위기가 고조되면 상황에 따라 즐겁게 놀 수는 있다. 하지만 때와 장소를 가리지 않고 '신명'을 발산하는 체질이라고 볼 수는 없다. 그래서 태음인이 절대다수인 유럽 사람들이 한국인들의 순발력과 속도, 그리고 흥겹고 역동적인 모습에 매우 놀라워하는 시선을 보내는 것이리라.

소양인은 '음 중의 양'으로 본질은 음이고 현상은 양이다. 겉모습이 양으로 발산되기에 끼가 많고 흥이 넘친다. 다만 본질이 음이어서 집요하고 끈질기게 의지를 관철하는 힘은 크게 떨어진다. 다시 말해, 비록 흥은 넘치나 목표를 향해 포기하지 않고 끈질기게 실천해 가는 그런 강인함은 부족하다. 그래서 소양인도 두 체질과 마찬가지로 우리나라 민족성과는 다소 거리가 있다. 그렇다면 세 체질 모두 임윤찬 군의 성향과는 다소 거리가 있다.

태양인은 '양 중의 양'이다. 양의 기운이 강해 적극적이고 도전적이고 진취적이며 의지적인 성향을 띤다. 다만 열태양인(금양)은 '양 중의 양 중의 양'으로 온통 양밖에 없어 감수성이 떨어진다. 또한, 신장이 약해 겉보기와 다르게 은근한 겁이 있다. 따라서 어려운 상황에 부닥치면 강인하게 밀고 나가지 못하고 주저하는 경향을 보인다.

한태양인(금음)은 '양 중의 양 중의 음'이다. 즉, 본질이 '양 중의 양'인 태양인이다. 그래서 일단 도전적이고 의지적이며 강인한 성격에 뜨거운 열정이 바탕에 깔려 있다. 이러한 특징은 임윤찬 군의 모습에서도 잘 드러난다.

전하는 이야기에 의하면, 임윤찬 군은 밥 먹는 시간을 빼고는 늘 피아노를 치는데, 중요한 대회가 있을 때는 새벽 3시까지도 연습했다고 한다. 한 마디로 지독한 연습벌레였다는 것이다. 스승인 한예종 손민수 교수도 임윤찬 군을 두고 이렇게 평했다. "피아노에 대한 열정은 누구도 말리지 못할 정도로 훈련량이 엄청나다."라고.

게다가 임윤찬 군의 성공은 한태양인의 강한 자존심과 완벽주의적 성향도 한몫했다. 먼저, 자존심과 발산적인 고집은 양적 성향의 발로이다. 그리고 비위가 허약해 생각이 많다. 양적 성향이라 이성과 두뇌 능력 역시 뛰어나다. 음(陰)의 세밀함이 합쳐지면 완벽주의자가 된다. 그래서 체력이 바닥나도 '적당히'는 용납이 되지 않는다. 무엇이든 확실하게 해야 직성이 풀린다. 게다가 승부욕이 강하고 타인의 시선을 많이 의식하는 성격이다.

그래서 완벽한 연주를 위해 모든 열정을 쏟아부었다. 그 결과 놀라운 결과를 얻게 된 것이다. 한태양인은 한 번 목표를 정하면 끝장을 보는 성격이다. 단지 천재성만으로 콩쿠르 우승을 이야기해서는 안 되는 이유다. 그런 점에서 한태양인이 가장 많은 비율을 차지하는 대한민국 사람들은 모두가 대단한 능력의 소유자들이다. 두뇌 회전이 빠른 데다가 목표 달성을 위해 끝까지 노력하는 성격이기 때문이다. 그래서 한태양인은 한 분야에서 대성할 가능성이 가장 큰 체질이기도 하다.

그런데 한태양인은 사상체질로 '양 중의 양'이다. 8체질로 분화되면서 겉모습인 '음'이 추가되었다. 이처럼 현상인 음의 영향으로 평상시에는 말수가 적고 차분하고 목소리는 나지막하다. 또한, 예의 바르고 조용한 성격의 소유자들이 매우 많다.

그런데 약한 간의 분노와 음적인 예민함에 더하여, 양의 솟구치는 기운이 합쳐질 때가 있다. 그렇게 되면 강한 고집과 폭발적인 분노로 나타날 수 있다. 즉, '한 성격' 할 수 있다. 그래서 그랬던 걸까. 작년 인터뷰 영상에서 임윤찬 군은 자기와 같은 자식을 낳으면 키우기 힘들 것 같다고 했다. 하지만 본질에 해당하는 양적 기운이 피아노 연주라는 긍정적 에너지로 이어질 때는 신들린 듯한(≒신명) 폭발적인 모습으로 분출될 수 있다.

그런데 전문가들은 폭발적인 에너지와 기교도 대단하지만, 세밀한 표현력 역시 놀랍다고 했다. 세밀한 표현력은 감성에서 나온다. 그리고 감성은 음적인 속성이다. 임윤찬 군은 본질인 양적 기운의 폭발력과 이성에 기반을 둔 분석 및 이해력이 뛰어나다. 여기에 음적 속성인 감성이 결합하면 당연히 완벽한 연주를 해낼 수 있다.

타고난 개인적 능력이나 정도의 차이는 있겠지만, 임윤찬 군과 같은 성향의 사람들이 적지 않다. 한국인들은 태양인이 다수이기 때문이다. 그런데도 사상의학계와 8체질의학계 모두 대한민국 사람 대부분을 여전히 태음인이나 소음인으로 보고 있다. 그 비율이 무료 70% 이상이다. 반면 태양인은 여전히 거의 없거나, 매우 적은 체질로 보고 있다. 이는 전혀 사실이 아니다. 한국인은 양체질이 절대다수이다. 태양인, 그중에서도 한태양인(금음)이 압도적으로 많다. 체질 비율을 적용한다면 한태양인이 대한민국의 주류다.

다시 말하지만, K팝과 클래식 그리고 창의적인 한국의 대중문화가 세계를 휩쓸고 있다. 그 힘은 체질과 밀접한 관련이 있다. 바로 한국인들의 다수가 태양인이기 때문이다.

〈한태양인/금음〉 손석희 아나운서

손석희 아나운서는 한태양인(금음)의 성격과 특징이 아주 잘 드러난다. 이분의 아나운서로서 살아온 과정과 평소의 삶의 태도를 한 번 꼼꼼하게 살펴보도록 하자.

촌철살인(寸鐵殺人)이라는 말이 있다. '간단한 말로도 남을 감동하게 하거나 남의 약점을 찌를 수 있음'을 뜻한다. 손석희 아나운서와 가장 잘 어울리는 한자성어다. 이분의 전체 인생을 통틀어 체질적 성향을 가장 잘 보여준 방송은 뭐니 해도 MBC 라디오 〈시선 집중〉이다.

출근 시간과 겹쳐 필자도 과거 즐겨 들었던 방송이다. 지난 1주일 동안 시선이 집중되었던 인물을 전화로 인터뷰하는 방식으로 진행되었다. 손 아나운서와 상대 인물의 불꽃 튀는 아슬아슬한 공방 때문에 잠시도 귀를 떼기 힘들었던 기억이 난다.

손석희 아나운서의 질문은 상대가 누구이든 거침이 없었다. 또한, 상대의 어떤 반응에도 차분하면서도 순발력 있고 논리정연하게 되받아 질문했다. 이러한 순발력과 순간 집중력은 유시민 씨도 인정할 만큼 당대 최고라는 찬사를 들었다.

또한, 상대방이 아무리 돌발적이고 예측 불가능한 반응을 보여도 손석희 씨는 당황하지 않고 냉정함을 유지했다. 그리고 가장 적절한 단어와 내용으로 되받아치면서 집요하게 질문을 이끌어갔다. 질문 내용은 상대의 입장이나 기분과 상관없이 언제나 날카롭고도 거침없었다.

이러한 모습은 비위가 약할 때 나타나는 깊이 있는 생각, 양적 능력인 순발력과 명석한 두뇌 활용 능력, 집요하고 끈질기며 공격적인 태양인 성향, 흥분을 억누르는 음적 성향까지 더해졌을 때 가능한 모습이다. 이러한 성격과 특징에 가장 가까운 체질이 바로 음적 태양인인 한태양인(금음) 체질이다.

손석희 아나운서는 일종의 결벽증에 가까운 모습을 보여주기도 했다. 대면 토론 프로그램을 진행할 때의 이야기다. 출연자와의 친밀도가 사적인 감정을 유발해 객관적 진행을 방해할 수 있다고 생각했다. 그래서 방송 전에는 출연자들과 커피 한잔조차 나누지 않았다고 한다. 그런 철저함 때문이었을까, 이른 새벽에 그것도 라디오에 불과했음에도 청취율이 높고 사회적 반향도 매우 컸다.

〈시선 집중〉에서 보여준 손석희 씨의 모습은 한태양인이었기에 가능했다. 소심하고 여린 소음인(수체질), 차분함과 깊이 있는 생각이 부족한 소양인(토체질), 느긋하고 순발력이 떨어지는 태음인(목체질), 성급하고 자기 말만 하기 바쁜 열태양인(금양)이라면 절대 쉽지 않다.

요컨대, 〈시선 집중〉과 같은 프로그램은 한태양인 진행자가 가장 잘 어울린다. 이 체질은 한번 생각을 정하면 쉽게 후퇴하지 않는다. 저돌적인 데다가 성취를 위해 집요하게 물고 늘어진다. 적극성과 추진력에 차분함과 깊은 생각이 더해져 치밀하게 진행할 수 있는 능력이 있다.

또한, 책임을 맡은 일은 완벽히 해야 직성이 풀리는 성격이다. '적당히'는 스스로 용서하지 못한다. 그리고 양적인 체질이어서 이성적 특징에 해당하는 두뇌 회전도 매우 빠르다. 그래서 언변과 순간 대응능력 역시 뛰어나다.

한태양인의 성격과 특성을 손석희 씨의 삶을 통해 좀 더 알아보도록 하자. 이분은 MBC 방송사에서 근무할 때도 거침없는 언변과 대쪽 같은 성품으로 주목을 받았다. MBC 파업 때는 '공정방송 쟁취'라는 리본을 달고 9시 뉴스를 진행했다. 이 때문에 파업 주동자로 낙인찍혀 투옥된 적도 있다.

그의 원칙과 소신 앞에는 그 어떤 개인의 영화나 타협도 있을 수 없었다. 그래서 정치권의 숱한 유혹을 뿌리치고 끝까지 방송인의 남았던 것이 아닐까. 잠시 방송사를 떠나 있을 때도 광고업계에서 거액의 돈으로 유혹했지만, 조금의 주저함도 없이 물리쳤다고 한다. 탄핵 국면에서도 가장 먼저, 그리고 가장 치열하게 대응했던 언론인 역시 손석희 씨다. 원칙과 소신에 죽고 사는 딸깍발이 선비 기질을 여실히 보여주었다.

한태양인이 정도를 걸을 때는 앞에서 언급한 그런 성격과 특징으로 나타난다. 손석희 아나운서는 냉철함과 반듯함, 자기 일에 대한 투철한 장인정신, 여기에 약자를 진정으로 이해하고 품을 줄 아는 따뜻함까지 겸비했다. 그래서 방송인을 꿈꾸는 젊은이들이 첫 번째로 꼽는 롤모델이 바로 손석희 아나운서다.

⟨한태양인/금음⟩ 미스 트로트 김다현

익산 처가에 가면 장모님이 TV조선에 출연한 트로트 가수를 너무 좋아해서 온종일 관련 프로그램을 시청하신다. 두 해 전에 전세 버스를 타고 조카 결혼식에 다녀온 적이 있다. 그때도 역시 마찬가지였다. 대구와 인천을 오가는 내내 TV조선 트로트 프로그램에 출연한 어린 가수들의 노래가 흘러나왔다.

필자의 의지와 상관없이 트로트 음악에 무방비로 노출된 것이다. 그러다가 보니 나도 모르게 자연스럽게 직업병이 발동되어 어린 가수들의 체질과 노래 스타일을 분석해보게 되었다.

김다현 양은 '양 중의 양'인 태양인이다. 이를 8체질로 더 세분화하면 '음'이 살짝 추가된 '양 중의 양 중의 음'인 한태양인에 해당한다. 김다현 양은 이처럼 양적인 태양인이지만 '음'이 살짝 추가되어 감성적인 성격이 엿보인다. 한 마디로 감성을 담아 노래하는 능력이 뛰어나다. 그래서 어린아이답지 않게 애절한 목소리와 자연스러운 표정 연기로 감성을 놀랍도록 잘 담아낸다. 그런 까닭에 앞으로 트로트가 아닌 발라드 전문 가수가 되어도 큰 호응을 끌어낼 수 있겠다는 생각이 들었다.

또한, 김다현 양은 겉모습이 '음'이니 노래를 하지 않을 때는 차분하고 신중한 여자아이의 면모를 갖고 있다. 여기에 비위가 약해 '많은 생각'까지 더해졌다. 그래서 예의 바르게 행동하고, 공감 능력이 있으며, 말투는 또박또박 정제되어 있다. 이런 특징 때문에 소음인(수체질)으로 착각하는 분들이 의외로 많다. 하지만 본질은 어쨌든 '양 중의 양'인 태양인 체질이다. 그래서 분위기가 고조되면 내재 되어 있던 발랄한 외향적 모습이 거침없이 밖으로 표출된다.

그리고 한태양인(금음) 김다현 양의 장부구조를 강약에 따라 나누면 '폐〉신〉비〉간'의 순서로 배열할 수 있다. 장부 강약에서 보다시피 역시 폐가 매우 강해 작은 덩치에도 고음 처리가 놀랍도록 뛰어나다. 목소리가 너무 쉽고 자연스럽게 올라갈 뿐만 아니라, 고음이 안정적으로 유지된다.

그리고 체형은 아담한 편이다. 이는 소화기 장부인 간담과 비위가 약하고, 배설을 주관하는 신장과 방광이 조금 강하기 때문이다. 그래서 김다현 양은 체질적 특성상 약간 마른 듯한 아담한 체형이다.

간혹 '나는 김다현 양과 스타일이 다르니 한태양인(금음) 체질이 아니겠네.'라고 생각하는 분도 있을 것이다. 가수와 연예인들은 일반인들과는 성향이나 행동방식에 다소 차이가 있다. 훨씬 더 양적이고, 대중을 사로잡는 끼가 있다. 인기를 얻기 위해서는 사주에서 말하는 도화살이 있을 가능성도 크다고 본다.

이 같은 일반인과 다른 특별한 재능과 모습이 없다면 그 어려운 가수나 연예인으로 주목받기는 쉽지 않다. 그러므로 체형이나 성격 일부분을 단순하게 비교하면 체질 판단의 오류에 빠질 위험이 매우 크다. 결국, 정확한 체질진단을 위해서는 겉으로 드러난 현상보다는 본질을 볼 수 있어야 한다.

8체질연구소에서는 체질에 음양오행과 장상학을 주도면밀하게 적용한다. 그래서 숨어 있는 본질을 정확히 찾아내어 상담하고 있다. 체질 판단이 정확할 수밖에 없는 이유다.

〈체질 분석〉 불의에 맞선 저항, 한국인 체질은?

대한민국 현대사를 '권위주의 권력에 맞서 민주화를 쟁취하기 위한 저항의 역사'라고 일컫기도 한다. 이런 관점에서 본다면 이를 이끌고 주도한 체질은 볼 것도 따질 것도 없이 태양인(금체질)이다.

그런데 태양인이라고 단정하는 특별한 이유가 있을까? 소음인(수체질)은 앞으로 나서기보다는 참모형에 가깝다. 그리고 소심하고 지나치게 생각이 많다. 소양인(토체질)은 겉모습과 달리 마음이 여리고, 끈기와 단호함이 부족하다. 태음인(목체질)은 변화보다는 현상 유지에 익숙하고, 분노를 행동으로 바로 옮기는 성향이 아니다. 그래서 이 세 체질은 성격상 아무래도 저항의 대열에서 한 발자국 떨어져 있을 수밖에 없다.

그렇다고 태양인이 아니면 민주화에 대한 열망이 크게 떨어지거나 행동으로 옮길 수 없다는 뜻은 아니다. 태양인이 의지나 실행력 면에서 상대적으로 훨씬 더 강하다는 의미로 이해하면 된다. 아무래도 체질 성격상 태음·소양·소음 체질은 태양인만큼 저항적으로 행동하기가 쉽지 않은 게 사실이다. 그러므로 혹시라도 '특정 체질에 대한 무시'나 '체질 간의 우열'을 논하는 거로 생각하지는 말았으면 한다.

덧붙여, 모든 태양인이 불의를 보면 반드시 저항한다고 이해해서도 안 된다. 같은 체질이라고 사람이 모두 똑같을 수는 없다. 단지 그렇게 행동하는 사람이 태양인에게 더 많을 뿐이다. 태양인 중에서도 저항은 커녕 재빠르게 타협하고 굴종하는 사람 역시 역사 속에서 쉽게 찾아볼 수 있다.

하여튼 태양인은 성격상 불의한 상황을 보았을 때 이에 맞서는 저항적 의지가 가장 쉽게 발동하는 체질이다. 이는 타고난 강한 양적 기운에 간 기능이 허약해 쉽게 분노를 터뜨리기 때문이다. 저항 정신으로 연결되는 태양인 특성을 좀 더 구체적으로 살펴보면 다음과 같다.

할 말은 해야 하고, 아닌 건 아니다

태양인은 내 기준과 판단에서 벗어난 행위에 대해서는 그 꼴을 두고 보지 못 한다. 그래서 반드시 지적해야 직성이 풀린다.

고집이 세고, 집요하며, 의지가 강하다.

태양인은 목표가 이루어질 때까지 집요하고 고집스럽게 밀고 나간다. 때로는 세속적인 유혹과 일신의 영달 따위는 가볍게 물리치고, 정의를 위해 자신을 불사르기도 한다. 궁핍한 삶 속에서도 지조를 지키고자 했던 '딸깍발이 선비'의 모습을 떠올리면 이해가 될 듯하다.

한번 작정하면 끝장을 봐야 한다.

태양인은 강한 양적 속성으로 인해 직진 성향이 매우 강하다. 그래서 고민은 하되 한번 결정하면 강한 추진력을 발휘한다. 또한, 부러질지언정 휘는 것을 매우 싫어한다. 작전상 후퇴가 안 될 때도 많다. 그래서 결정한 목표에 대해서는 무모하다 싶을 정도로 앞으로만 달려갈 때가 많다.

참을 수 없는 분노

태양인은 군사독재처럼 불의의 정도가 심할 때는 상대가 아무리 강하고 폭력적이라도 물러서지 않는다. 끓어오르는 분노를 도저히 참을 수가 없다. 그래서 가고자 하는 길이 불구덩이라는 걸 알면서도 뛰어드는 걸 주저하지 않는다.

독자 여러분, 어떠한가. '불의에 맞서 저항을 주도한 태양인'의 모습이 어느 정도 이해가 되었는지 모르겠다. 그래서 대한민국 현대사는 그 어떤 나라보다 드라마틱하고 역동적이다. 이 모든 게 대한민국은 태양인이 주도하는 '태양인의 나라'이기 때문에 가능한 일이다.

그런데 모든 태양인이 이처럼 '딸깍발이 선비'의 모습만 하고 있는 걸까? 그렇지 않다. 때로는 정반대의 부정적인 모습으로 나타나기도 한다. 창의적이고 깊이 있는 사고 능력은 권모술수에 능한 모습으로, 자존심은 정당한 비판에 대해서도 맹목적인 반발로, 도전정신과 성취 욕구는 끝없는 권력욕으로, 불의에 대해 분노할 줄 아는 마음은 거꾸로 상대 진영에 대한 공격성으로 나타나기도 한다.

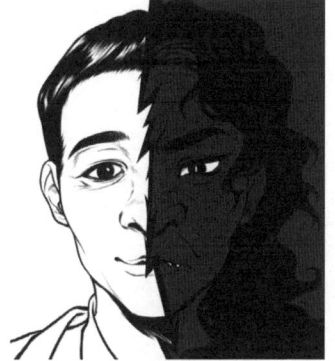

정치판을 살펴보아도 태양인으로 추정되는 인사들이 본인의 신념을 버리고

다른 진영으로 넘나드는 것을 흔히 발견한다. 소신과 의지보다는 일신의 영달을 우선하는 약삭빠른 태양인의 모습이다. 그것도 모자라 함께 했던 과거 동지들을 공격하는 선봉에 서기도 한다. 변절에 대한 자기합리화는 또 얼마나 기가 막히게 잘하는지. 역시 머리 잘 쓰는 태양인의 또 다른 부정적인 모습이다.

어떤 체질이든 성향 면에서 양면성이 있다. 장단점을 함께 지니고 있다. 그런데 태양인만큼 개인에 따라 극과 극의 모습을 보여주는 체질은 없다. 이 역시 강한 양적 성향과 관련이 있을 것이다. 양은 음과 비교해 변화의 속성이 훨씬 강하기 때문이다.

6부
태양인 무얼 어떻게 먹어야 하지?

태양인에게 약이 되는 건강식품

태양인에게 독이 되는 건강식품

태양인(금체질) 음식 궁합

태양인에게 약이 되는 건강식품

노벨상을 세 번 수상한 천연발효 식초

　체질 및 건강상담을 하면서 건강 유지와 회복을 위해 가장 기본적으로 섭취해야 할 식품 두 가지를 늘 강조한다. 바로 비타민C와 천연발효 식초다. 이 둘은 가격이 크게 부담되지 않으면서도 효능이 뛰어나기 때문이다.
　그런데 식초 효능에 관한 연구로 노벨의학상을 세 번이나 받았다는 사실을 아는 분은 많지 않다. 식초가 인체 건강에 얼마나 좋으면 그 대단한 노벨의학상을 한 번도 아니고 세 번씩이나 수상했다는 걸까.
　첫 번째 노벨상은 1945년 핀란드의 바르타네 박사의 식초 효능에 관한 연구다. 논문을 한마디로 정리하면, 식초의 초산 성분이 음식물의 소화흡수를 돕는 촉매제 역할을 한다는 내용이다.
　우리가 건강을 위해 아무리 좋은 음식을 먹어도 소화흡수가 되지 않으면 아무 소용이 없다. 그런데 잘 발효된 천연식초의 초산 성분은 음식에 들어 있는 영양소의 이용률을 크게 높여준다. 즉 영양 성분을 있는 그대로 흡수하게 해준다는 뜻이다.

그렇다면 평소에 단무지, 복어 맑은탕, 오이 냉채, 냉면을 먹을 때는 반드시 식초를 듬뿍듬뿍 넣어 먹을 일이다. 각종 무침을 만들 때도 마찬가지다. 게다가 식초는 살균 작용까지 하기에 식중독을 예방하는 효과까지 기대할 수 있다.

두 번째 노벨상은 1953년 영국인 크레브스 박사와 미국인 리프먼 박사의 공동 연구를 통해 이루어진 식초 효능에 관한 것이다. 압축 정리하면, 식초를 섭취하면 2시간 이내에 피로가 해소되고, 탁한 소변의 색이 맑아진다는 내용이다.

스트레스를 심하게 받거나, 운동을 과도하게 했을 때, 또는 과로하면 간과 근육에 피로 물질인 젖산이 쌓인다. 이로 인해 혈액 내에 노폐물이 쌓여 혈액이 탁해지고, 몸이 산성화되어 노화가 촉진되며, 찌꺼기가 많이 생겨 소변 색깔도 탁해진다. 그런데 식초에 함유된 구연산은 피로 물질인 젖산을 분해하는 효능이 탁월하다. 그래서 이 모든 증상을 예방해준다.

그러므로 각종 독소와 어혈로 인해 혈액이 탁해지기 쉬운 현대인들은 누구나 식초를 곁에 두고 섭취하는 것이 좋다. 필자도 몇 해 전에 온종일 텃밭에서 땅을 뒤집는 일을 한 적이 있다. 그때 천연발효 식초를 희석해 계속 마시면서 일했더니, 근육통과 피로감이 전혀 생기지 않아 매우 놀랐던 경험이 있다.

세 번째 노벨상은 1964년 미국인 브롯호 박사와 독일인 리넨 박사의 식초 효능에 관한 연구다. 식초가 스트레스를 해소하는 부신피질 호르몬을 촉진한다는 내용이다.

이 논문에 따르면 식초의 주성분인 초산에 더하여 구연산, 단백질, 각종 비타민, 미네랄 등이 보조 역할을 해 부신피질 호르몬을 만든다고 한다. 참고로 현대인들이 겪는 만병의 근원이 스트레스다. 특히 한국인들은 간이 약한 체질이 가장 많다. 그래서 간과 작용과 관련 있는 스트레스에 더욱 취약하다. 필자의 생각으로 간이 약한 체질은 병이 생기는 원인의 50~60% 정도가 스트레스 때문일 거로 추정하고 있다.

참고로 부신피질호르몬은 신장 위쪽에 있는 부신이라는 내분비 기관에서 분비되는 각종 호르몬을 말한다. 부신피질호르몬 중에서도 '코티솔'이라는 호르몬은 각종 스트레스로 인해 발생하는 염증을 억제하고 집중력을 높이는 역할을 한다.

그런데 식초의 주성분인 초산은 필자가 그렇게 강조하는 비타민C와 함께 현대인들이 겪는 스트레스를 진정시켜주는 효능이 탁월하다. 이를 통해 인체에 생길 수 있는 수많은 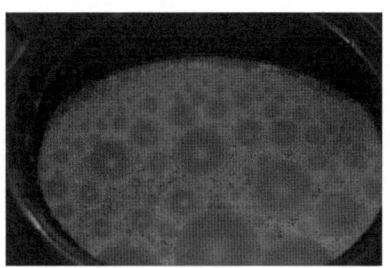 부정적 작용을 해소해 주는 작용을 한다. 8체질연구소는 비타민C와 함께 블루베리와 솔잎을 재료로 만든 천연발효 식초를 가장 기본적인 건강식품으로 권하고 있다. 〈8체질몰〉에서도 식초를 취급하고 있는데, 효과가 그만큼 뛰어나기 때문이다.

노벨의학상 논문에서 다룬 일반 식초 효능도 그러한데, 야생 블루베리와 같은 품질 좋은 재료에 천연발효 과정을 거쳐 만든 식초라면 말할 필요조차 없다. 이렇게 좋은 식초이니, 위장만 받아준다면 비타민C와 함께 가장 기본적인 건강식품으로 늘 곁에 두고 섭취해보기 바란다.

그런데 위장이 불편하면 식초를 먹을 수 없을까? 위염이 있으면 상처를 자극해 속이 쓰릴 수 있다. 하지만 상처에 소독약 바르면 일시적으로 통증이 생기듯, 식초 역시 염증 부위를 살균하는 효과가 있다. 이럴 때는 힘들지 않을 정도로 물의 양을 최대한 늘리거나 블루베리 효소와 섞어서 섭취하면 된다. 위의 부담도 줄이고, 새콤달콤해서 맛도 좋다. 식초를 싫어하는 아이들도 좋아할 것이다.

솔잎은 신선(神仙)이 먹는 불로장생의 명약

솔잎은 식초, 비타민C, 오가피와 함께 태양인에게 가장 좋은 식품 중의 하나다. 그래서 건강 유지와 질병 치료가 필요한 분들께 많이 추천하고 있다. 더구나 솔잎은 약성이 따뜻해서 서늘한 성질의 건강식품을 잘 받아내지 못할 때 편안하게 섭취할 수 있는 장점도 있다.

예로부터 솔잎은 신선들이 먹는 식품으로 알려져 있을 만큼 불로장생의 상징이다. 그래서 장복하면 늙지 않고 힘이 날 뿐만 아니라, 머리카락이 새로 돋고 흰머리가 검어진다고 했다. 또한, 심장을 튼튼하게 하고, 뇌 기능을 맑게 하는 작용도 한다.

이처럼 솔잎 효능은 대단히 뛰어나다. 의학의 신으로 추앙받는 신농씨의 〈신농본초경〉에서도 인간의 수명을 늘리는 120가지의 약 중에서 솔잎을 제일 첫머리에 놓고 있을 정도이다. 이처럼 솔잎은 비록 흔하지만 가장 귀하고 신비로운 약재다. 참고로 각종 의서에 기록된 솔잎 효능을 좀 더 살펴보면 다음과 같다.

- 솔잎을 오랫동안 생식하면 늙지 않고, 원기가 왕성해지며, 추위와 배고픔을 모른다. (동의보감)
- 솔잎을 먹으면 몸이 거뜬해지고, 힘이 솟으며, 추위를 타지 않는다. (향약집성방)
- 솔잎을 생식하면 종양이 없어지고, 모발이 돋아나며, 오장을 편안하게 하여 오랫동안 불로장수한다. (본초강목)

솔잎은 독이 없고 신맛이다. 오색(五色)은 청색이고, 엽록소와 비타민C가 풍부하다. 그리고 간경을 가장 강하게 보하고, 다음으로 비경과 심경으로 귀경한다. 이러한 약성을 보아도 솔잎이 태양인에게 가장 이로울 것이라는 사실을 능히 짐작할 수 있다. 이제마 선생 역시 오가피장척탕에 송절과 송엽(솔잎)을, 미후등식장탕에 송화를 주요 약재로 사용했다. 이로 보아도 솔잎이 태양인에게 좋은 약재임을 알 수 있다.

솔잎의 효능을 좀 더 구체적으로 알아보도록 하자.

1. 뇌 기능 활성화, 뇌졸중 예방과 치료

엽록소와 아세틸콜린이 풍부하게 함유되어 있어 뇌 기능을 활성화하고 치료해주는 효능이 뛰어나다. 또한, 솔잎에는 말초신경을 확장하는 물질이 들어 있어 뇌졸중 예방과 치료에도 큰 도움이 된다. 솔잎의 뾰족뾰족한 형상을 생각할 때도 뇌졸중처럼 막힌 혈관을 뚫어주는 성질이 있을 거로 추측할 수 있다.

2. 위와 장운동 촉진

탄닌이 풍부해 위 운동을 촉진해 식욕을 돋우고 위 점막을 보호한다. 또한, 장의 긴장을 풀어 변비를 해소하는 효능이 있다.

3. 혈당 조절, 심혈관 질환 개선

솔잎은 혈당 조절에도 최고의 식품이다. 당뇨 전 단계였던 분이 품질 좋은 솔잎기름을 섭취하고 2주일 만에 정상을 회복한 사례가 있을 정도다.

4. 암 예방, 항산화 효과

활성산소를 제거하는 성분이 다량 함유되어 있어 노화 방지는 물론 암을 예방하는데 뛰어난 효능을 발휘한다.

5. 콜레스테롤 저하, 고혈압과 동맥경화 예방

솔잎에는 말초혈관을 확장하는 성분이 들어 있다. 그래서 뇌졸중과 고혈압에도 매우 효능이 좋다. 또한, 솔잎의 정유 성분은 콜레스테롤 수치를 내려주어 고혈압과 동맥경화 예방에 뛰어난 작용을 한다.

6. 코로나 후유증 해소

코로나가 한창일 때 백신을 맞거나 감염이 되었을 때 후유증으로 고생한 분들이 많았다. 고열로 인한 조직 손상이 가장 심한 문제가 되었지만, 스파이크 단백질 전염으로 생긴 독소와 혈전도 중요한 원인이었다. 그런데 이를 해독하고 배출하는데 솔잎차 효능이 매우 뛰어나다는 사실이 각종 연구 논문을 통해 밝혀진 바가 있다. 이외에도 솔잎에는 RNA와 DNA의 부적절한 복제와 변형을 억제하여 각종 합병증을 예방하고 치료하는 성분도 함유되어 있다.

7. 그 밖의 효능

니코틴 해독과 배출, 빈혈 개선, 어혈 제거, 피로 및 원기회복, 신경통, 산후풍, 두통, 눈 피로 해소, 시력 증진, 체내 노폐물 제거, 숙취 해소 등에도 효과가 탁월하다.

그런데, 솔잎은 누가 먹어도 부작용이 없을까? 송진이 좋지 않다는 말 때문에 꺼리는 분들이 있다. 선조들은 각종 한약 처방에 솔잎, 송절, 송근을 많이 활용해 왔다. 정말 문제가 된다면 이런 약재를 쓸 수 없지 않겠는가. 정유 성분은 우려와 달리 오히려 혈관을 깨끗하게 해주는 작용을 한다. 더구나 간을 도와주니, 태양인이라면 더욱 문제가 되지 않는다.

다만 솔잎의 탄닌 성분이 철분의 체내 흡수를 방해할 수 있다. 그러므로 철분제를 복용하는 빈혈 환자나 임산부들은 될 수 있으면 피하는 것이 좋다.

참고로, 솔잎을 증류해서 나오는 농축액으로 만든 것이 솔잎기름(적송유)이다. 솔잎 관련 제품 중에서 효능이 가장 뛰어나다. 그중에서도 품질이 가장 뛰어난 제품을 〈8체질몰〉에서 판매하고 있다.

비타민C 고용량 요법의 불편한 진실

비타민C가 건강에 매우 좋다고 해서 고용량으로 복용하는 분들이 많다. 필자는 태양인의 건강을 지키는 필수 식품으로 추천하고 있기도 하다. 그런데 「비타민C의 불편한 진실」이라고 말하면서 부작용을 언급하는 전문가들이 있다. 그런 이야기를 압축 정리하면 다음과 같다.

"비타민C 고용량 섭취가 만병통치약이 될 수는 없다. 오히려 부작용 위험이 크다. 환상에서 벗어날 필요가 있다."

일리가 있는 이야기일까? 절대 그렇지 않다. 이런 주장이 얼마나 잘못된 건지 조목조목 따져보자.

1. 비타민C를 고용량으로 오래 섭취하면 위염이 생길 수 있다.

위염이 심할 때는 당연히 비타민C 섭취를 조심해야 한다. 하지만 비타민C 때문에 없던 위염이 생기는 경우는 거의 없다. 오히려 비타민C는 헬리코박터균의 치료 효과를 높이고, 위장 세포를 건강하게 만든다.

그래서 위염과 같은 염증을 예방하는 효능이 뛰어나다.

다만, 이미 심한 위염을 앓고 있는 분이라면 고용량 섭취는 유의해야 한다. 위장의 상처를 더 자극할 수 있기 때문이다. 그런 경우는 위염부터 먼저 치료해야 한다. 이럴 때는 〈8체질몰〉에서 판매하는 건강식품인 〈속시원〉을 추천한다.

만약 위염이 있음에도 비타민C를 꼭 섭취하고 싶다면 예민한 위벽과 염증 부위를 자극하지 않는 중성 비타민C나 리포조말 비타민C가 무난하다. 대신 분말에 비해 효과는 다소 떨어질 수 있다. 이후 위장의 건강 상태가 좋아지면 고용량 분말로 서서히 바꾸면 된다.

2. 비타민C 고용량 요법은 요로결석이나 신장결석을 유발할 수 있다.

비타민C가 대사를 거쳐 배설되는 과정에서 일부 성분이 '옥살산'으로 변환된다. 이 옥살산이 칼슘과 결합해 신장과 방광에서 결석을 유발한다는 것이다. 특히 비타민C는 소변을 산성화시켜 요로결석 위험을 더 높일 수 있다고 주장한다.

그런데 옥살산은 소변이 알칼리성일 때만 결석이 될 수 있다. 그런데 비타민C 고용량 요법을 시행할 정도인 분들은 대부분 소변이 산성을 띠고 있다. 그래서 결석이 생기는 일은 거의 일어나지 않는다.

중요한 사실은 비타민C가 이뇨 작용을 촉진한다는 점이다. 그러므로 비록 미세한 결석이 생긴다고 할지라도 곧바로 배출된다. 그래서 오히려 결석을 예방하는 효과가 있다. 실제로 요로결석이 자주 생겨 힘들었던 분이 분말 비타민C 고용량 요법을 한 후에 결석이 더는 생기진 않앉다는 사례가 있다.

    그런 까닭에 지금까지 많은 분이 비타민C 고용량 요법을 시행했지만, 이 때문에 결석이 생긴 경우를 지금껏 한 번도 들어본 적이 없다. 다만, 물을 너무 적게 섭취하는 분이라면 결석 위험이 전혀 없지는 않다. 그래서 결석이 걱정된다면 평소보다 물을 조금 더 많이 섭취하면 충분하다.

3. 비타민C 효능이 좋다고 하지만, 평소 비타민이 풍부한 과일만 자주 먹어도 충분하다.

    많은 의료인이 하루 300~500mg의 비타민C만 먹어도 충분하다고 말한다. 이는 비타민C 부족으로 생기는 괴혈병만 걸리지 않으면 된다는 이야기처럼 들린다. 그런데 우리의 목표는 괴혈병에만 안 걸리면 되는 게 아니다. 모두가 오래오래 건강하게 살아야 하지 않는가.

    참고로, 한국인은 간이 약한 체질이 가장 많다. 그런데 비타민C는 간에서 저장되는 영양물질이다. 그렇다면 한국인은 태음인이 주축인 서구인들에 비해 비타민C 저장 능력이 크게 떨어진다고 보아야 한다. 그렇다면 비타민C를 인위적으로 보충해주어야 한다. 그게 간을 건강하게 하는 방법이기도 하다.

    태양인으로 건강이 좋지 않은 분들은 대체로 간 기능이 크게 떨어져 있다. 이때 채소와 과일만으로는 부족한 비타민C를 충분히 채울 수 없다. 또한, 하루 300~500mg의 비타민C만으로는 획기적인 건강 회복을 기대하기도 어렵다. 그래서 비타민C 고용량 요법이 꼭 필요하다.

또한, 현대인은 스트레스, 각종 공해 물질, 수면 부족, 염증 질환 등을 겪고 있다. 이를 해소하고 도와주는 데 비타민C가 중요한 역할을 한다. 그러므로 과거보다 비타민C가 훨씬 더 많이 필요하다. 그리고 농약 사용은 채소와 과일 내의 비타민C 함량을 떨어뜨린다. 왜냐하면, 표면에 뿌려진 독성물질을 해독하기 위해 식품 내에 저장되어 있던 비타민C가 소모되기 때문이다. 이뿐만 아니라, 과일이나 채소를 가공하거나 냉장고에 보관하는 과정에서 일부 비타민C 성분이 파괴된다. 이 역시 비타민C 부족의 원인으로 작용한다. 그래서 현대인은 간이 튼튼한 태음인조차도 비타민C를 보충해주어야 한다. 그래서 비타민C는 모든 체질에 꼭 필요하다.

4. 비타민C는 일정량만 흡수되고 대부분 배설된다.

비타민C를 일정량 이상 복용하면, 나머지는 배설된다는 이야기가 맞다. 그런데 한 가지 간과한 사실이 있다. 비타민C는 배설되는 과정에서도 대단히 중요한 역할을 한다는 점이다.

위장에서는 헬리코박터균을 비롯한 각종 유해균의 치료 효과를 높인다. 대장에서는 유익균을 활성화하고 유해균을 억제해 면역기능을 끌어올린다. 또한, 방광과 요도를 통과하면서 염증을 치료해 방광염에 크게 도움이 되기도 한다.

그런데도 비타민C를 고용량으로 섭취해도 몸에 흡수되는 건 극히 일부밖에 되지 않는다고 주장한다면, 이는 무지하거나 진실을 호도하는 이야기일 뿐이다.

5. 비타민C를 복용하면 상열감과 불면증 생길 수 있다.

비타민C는 서늘하지만 약간의 발산적인 성질이 있다. 그래서 음액(혈,진액,정) 부족으로 인한 음허화동 때문에 평소 얼굴에 열감이 있는 분은 다소 부대낄 수 있다. 즉, 기존 상열감에 비타민C의 발산적인 성질이 더해지면 열 상승이 자극되어 상열감, 뾰루지, 두통, 불면증 등이 생길 수 있다.

간혹 비타민C를 섭취하고 잠이 잘 오지 않을 수 있다. 그럴 경우는 건강이 회복될 때까지 저녁에 섭취하는 것만 중단하도록 하자. 그리고 비타민C 복용량을 대폭 줄여 충분히 적응되면 그때 다시 조금씩 증량하면 된다. '구더기 무섭다고 장 담그는 일'을 포기할 필요는 없다.

6. 비타민C 고용량 요법을 시행하면 설사가 생길 수 있다.

설사는 병이 아니라 일시적인 증상이다. 비타민C는 약간 서늘한 성질이 있다. 그리고 배설되면서 장을 거쳐 가는데, 이때 삼투압을 증가시켜 장내로 수분이 유입된다. 이로 인해 설사가 생길 수도 있다. 그런 분은 처음부터 비타민C 고용량 요법을 하지 말고, 소량부터 시작해서 조금씩 늘려가자. 지나치게 서늘한 음식을 피하는 것도 설사를 예방 및 해소하는 데 도움이 된다.

7. 비타민C 고용량 요법의 선구자인 라이너 스폴링 박사가 암으로 죽었고, 한국에 이를 정착시킨 하병근 박사도 결국 단명했다.

사실을 왜곡하면 안 된다. 전후 사정을 정확히 알아보지도 않고 이런 거짓 정보를 퍼뜨려야 되겠는가. 라이너 스폴링 박사는 전립선암이 있었음에도 90세까지 장수했다. 그리고 하병근 박사는 유년 시절부터 생명이 위태로운 불치병을 갖고 있어 평생을 질병과 사투를 해온 분이다. 그분이 고인이 된 건 수술 실패로 인한 것이다. 비타민C 때문에 건강이 망가진 게 아니다. 오히려 두 분은 비타민C 고용량 요법을 꾸준히 해왔기에 그나마도 힘든 시간을 버틸 수 있다.

이런데도 시중에 떠도는 「비타민C의 불편한 진실」이라는 이야기를 별생각 없이 맹목적으로 받아들이는 분이 있다. 혹시나 이런 이야기에 현혹이 되어 가장 저렴하면서도 최고의 건강식품인 비타민C를 멀리하는 우(愚)를 범하는 분들이 있을까 염려된다.

그래도 필자에게 체질 및 건강 상담을 받은 분들만큼은 절대 흔들리지 않을 거라고 믿는다. 비타민C 고용량 요법을 통해 건강을 회복한 수많은 분의 사례가 이를 증명해 준다. 특히 간 기능이 선천적으로 약한 태양인(금체질)은 밥처럼 섭취해야 할 필수적인 건강식품이다.

간을 보하고 기관지에 좋은 모과

"과일 전 망신은 모과가 시킨다."라는 말이 있다. 모과가 빛깔과 향기는 좋으나, 다른 과일과 달리 맛이 너무 시고 떫어서 먹을 수가 없어서 붙여진 속담이다. 게다가 모과는 남자들의 정력을 떨어뜨린다는 소문에 한때 꺼렸던 과일이기도 하다. 하지만 모과는 오히려 태양인에게는 정력제이자 보약으로 알려지면서 다시 주목받고 있다.

모과의 성질은 따뜻하고 맛은 시고 떫다. 또한, 색은 노랗고 비타민C가 매우 풍부하며 간과 비위로 귀경한다. 이를 고려할 때 태양인과 소음인은 이롭고, 태음인과 소양인은 해롭다고 하겠다.

모과 효능을 대략 살펴보면 다음과 같다. 모과는 위의 습을 제거하고, 따뜻하게 하며, 설사를 멎게 하고, 구토나 곽란을 치료한다. 또한, 근육 경련을 예방하고, 마비, 각기증, 수종, 이질을 치료하며, 간을 편안하게 해주는 효능이 있다.

모과는 떫은맛을 내는 탄닌이 많은데, 이 성분이 강력한 수렴작용을 해서 설사 환자에게 도움이 된다. 하지만 수렴작용과 따뜻한 성질이 변비를 악화시킬 수도 있다. 마찬가지로 수렴작용이 소변을 농축시켜 양을 적게 만든다. 그래서 소변량이 적거나, 소변이 붉고 신장 질환이 있을 때는 피해야 한다.

예로부터 "신맛이 지나치면 간기가 넘쳐서 비기가 끊어진다."라고 했다. 이는 신맛이 간기를 너무 강하게 해서 비장을 억누르는 것을 말한다. 그래서 비위 기능이 많이 약한 사람은 장기 복용을 유의해야 한다.

이를 체질 의학적 관점에서 해석하면 주로 간이 튼튼한 태음인에게 해당하는 이야기다. 태음인이 심장질환, 고혈압, 발열 등이 있을 때도 부작용이 생길 수 있다. 어떤 음식이나 약재든 모두에게 좋을 수가 없다. 그러므로 체질을 정확히 알고 섭취하는 것이 좋다.

모과의 효능을 소개해 놓은 책들이 많다. 『본초강목』에서는 모과는 술독을 풀고, 가래를 제거하며, 속이 울렁거릴 때 먹으면 속이 편안해지고, 구워 먹으면 설사병에도 잘 듣는다고 하였다. 『동의보감』에서는 갑자기 토하고 설사하면서 배가 아픈 위장병에 도움이 되고, 설사 뒤에 오는 갈증을 멎게 하며, 힘줄과 뼈를 튼튼하게 하고, 다리와 무릎에 힘이 빠지는 것을 낫게 한다고 기록되어 있다.

이처럼 모과는 비위를 조화롭게 해 급체나 토사를 다스려 준다. 그리고 근육을 부드럽고 튼튼하게 해주기 때문에 근육 경련과 종아리가 단단하게 뭉친 경우나 쥐가 날 때도 활용할 수 있다. 또한, 모과는 기관지를 튼튼하게 해줄 뿐만 아니라, 피로 해소에도 뛰어난 효능이 있다. 그래서 체력이 약하고 조금만 피곤하면 감기에 잘 걸리는 증상 예방에 아주 효과적이다. 특히 감기로 인한 기침과 가래에 매우 큰 도움이 된다. 그러므로 태양인이라면 기관지에 문제가 있을 때는 도라지보다는 모과를 달여서 먹도록 하자. 도라지도 기관지에 좋지만, 폐가 약한 체질에 이로운 약재이기 때문이다. 효능을 좀 더 구체적으로 살펴보면 다음과 같다.

감기 치료와 목 보호

모과에는 사포닌, 사과산, 구연산, 비타민C 등이 함유되어 있어 감기 치료에 큰 도움이 된다. 또한, 공기가 건조하여 목이 아플 때나 기침, 가래, 폐렴 등과 같은 기관지 질환에 매우 뛰어난 약성을 발휘한다.

피로 해소, 피부 미용

모과에 풍부하게 들어 있는 탄닌과 비타민C는 피로 해소는 물론 피부 미용에 매우 뛰어난 효과가 있다.

혈당 조절과 당뇨

모과에 들어 있는 당분은 주로 과당의 형태로 들어 있다. 이 과당은 다른 당분과 달리 혈당의 상승을 막아주는 효능을 발휘한다. 즉, 체내의 당분 흡수를 지연시키고, 이미 흡수된 당분은 빨리 소모하기 때문에 당뇨 환자의 에너지원으로 작동한다.

임신으로 인한 입덧, 소화 장애

모과는 입덧의 원인이 되는 위장 장애를 완화해준다. 모과는 유기산이 많고 신맛이 소화효소의 분비를 촉진해 소화 기능을 좋게 하기 때문이다. 그래서 속이 울렁거릴 때 모과차를 마시면 속이 편해지는 효과를 얻을 수 있다. 단, 신맛이 강해서 위벽이 예민하거나 위염이 있을 때는 불편할 수 있다.

설사

모과는 칼슘, 칼륨, 철분 등의 무기질이 많이 함유된 알칼리성 식품이다. 특히 떫은맛을 내는 탄닌이 풍부한데, 이것이 수렴작용을 강화해 설사를 멈추게 한다.

기력회복

모과는 간을 도와 힘줄과 뼈를 튼튼히 한다. 그래서 근육이 저리고 아플 때 약으로 많이 사용한다.

그 밖의 효능

술독을 풀어주어 숙취 해소에 좋고, 신진대사를 촉진한다. 또한, 천연방향제, 어깨와 무릎 통증, 하지 무력증, 근무력증, 근육통, 요통, 관절염, 신경통, 갈증 해소 등에 널리 활용할 수 있다.

토마토 익을 때는 의사 얼굴이 파랗게 질린다.

아버지와 텃밭을 함께 일구고 있다. 그중 절반 정도의 땅에 토마토를 키운다. 아버지 연세가 90세이시니 건강이 좋으신 편이 아니다. 그래도 토마토를 수확할 즈음에는 아버지 건강이 좋아지시는 게 확연히 느껴진다.

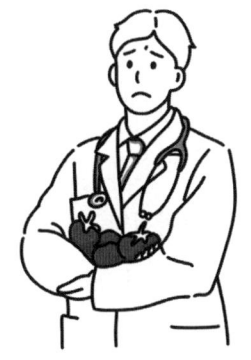

대체 토마토에 어떤 효능이 있기에 아버지 건강에 크게 도움이 되었던 걸까? 토마토와 관련된 유명한 속담이 있다. "토마토가 빨갛게 익으면 의사의 얼굴이 파랗게 질린다."라는 말이 그것이다. 토마토 효능이 그만큼 뛰어나다는 이야기다.

토마토를 즐겨 먹으면 피부 노화를 방지하고, 탄력성을 유지할 수 있으며, 암과 혈관성 질환을 예방할 수 있다고 한다. 강력한 항산화 작용을 하는 붉은 색깔의 라이코펜 성분 때문이다. 라이코펜은 루테인 및 베타카로틴과 함께 '카로티노이드 3총사'로 불리는 물질로서 토마토에 가장 많이 함유되어 있다.

토마토의 효능은 수많은 연구 결과로도 확인되었다. 토마토 요리를 즐겨 먹는 사람은 심장마비와 전립선암에 걸릴 위험이 절반 정도 낮아진다고 한다. 특히 전립선암의 경우는 예방은 물론 치료 효과까지 있는 것으로 밝혀졌다. 이는 항암 물질인 라이코펜 뿐만 아니라 토마토에 함유된 비타민C와 루테인 등의 다양한 성분이 시너지 효과를 발휘하기 때문이다. 토마토의 효능을 좀 더 알아보자.

먼저, 동양의학에서 살펴본 토마토의 효능부터 살펴보자.

①진액을 생성하고 갈증을 멈추고 ②위를 튼튼하게 하고 소화를 도와주며 ③피를 보충하고 간을 편안하게 해주고 ④혈압을 내리는 등의 작용을 한다.

병증과 관련된 토마토 효능은 다음과 같다.

① 전립선암, 위암, 폐암, 자궁경부암, 유방암, 구강암 등을 예방한다. 특히 남성의 전립선암에는 특효로 알려져 있다. 핵심적인 역할을 하는 것이 토마토의 붉은 색소인 라이코펜 성분으로 항암 효과가 뛰어나다는 베타카로틴 성분보다 2배 이상 더 강력하다고 한다. 그래서 '10대 항암 식품'으로 꼽았을 정도다.

② 항산화 성분은 각종 질병을 예방하고, 피부를 보호해 주며, 신체

노화를 억제하는 효능이 탁월하다. 다량 함유된 라이코펜은 가장 강력한 항산화 물질로 우리 몸의 유해산소를 빠르고 강하게 배출해 주기 때문이다.

③ 다량 함유된 비타민C는 혈액을 맑게 해준다. 그래서 혈전이 쌓이는 것을 막아주기 때문에 고혈압, 뇌졸중, 심근경색 등을 예방한다. 또한, 루틴 성분도 풍부해 혈압을 내리고 혈관을 튼튼하게 해주는 작용도 있다.

④ 토마토는 식이섬유가 풍부해 배변 활동을 도와주고, 대장 기능을 활성화해 콜레스테롤 수치를 낮춰주기 때문에 비만 해소에도 큰 도움이 된다. 또한, 비타민C, 비타민E, 미네랄 성분은 피부 노화 방지와 재생을 촉진한다.

⑤ 위장 기능을 촉진하여 소화를 돕는다. 그리고 유기산이 많아 지방 소화를 돕고 육류의 산성을 중화시켜준다.

⑥ 그 밖의 효능으로 갈증 및 피로 해소, 신진대사 촉진, 당뇨 예방, 뼈 튼튼, 치매 등의 노인성 질환 예방, 심신 안정, 불면증 해소 등이 있다.

이와 같은 토마토 효능은 거의 모든 체질에서 경험할 수 있다. 다만 성미(性味)를 살펴볼 필요는 있다. 토마토는 달고 시며 서늘하다. 색깔은 붉고 비타민C가 풍부하며, 간경과 위경과 심경에 작용한다.

이를 종합하면 한태양인(금음)과 소음인(수체질)에 가장 이롭다. 하지만, 붉은색이고 심경에도 작용하는 걸 생각하면 태음인(목체질)도 그렇게 부담되지는 않는다. 이처럼 체질에 크게 상관이 없는 건 장부 귀경

과 성미(性味)가 골고루 섞여 있고 무독하기 때문이다. 그래서 부작용이
생기는 경우는 거의 없다. 아무쪼록 저렴하면서도 몸에 좋은 토마토를
많이 섭취하고 모두가 건강해지기를 희망해 본다.

야생 블루베리, 무농약, 무거름, 무제초제

블루베리는 간은 물론 눈 건강에 탁월하다. 항산화 성분도 매우 풍부한데, 야생은 재배한 것에 비해 7배나 함량이 더 높다고 한다. 국내에 바로 그런 야생 블루베리가 있다. 백두대간 700~1,000m 고지대에서 인위적인 손길이 전혀 가해지지 않은 야생 제품이다. 그래서 품질 면에서 그 어떤 블루베리와도 비교 불가능하다.

국내 유일 야생블루베리 농장은 경북 김천시 대야면에 있다. 전북 무주와 충북 영동이 만나는 백두대간 깊은 산골이다. 더욱 놀라운 건 농약과 제초제를 쓰지 않고, 오염된 거름조차 주지 않는 블루베리라는 점이다. 인위적인 그 어떤 사람의 손길도 닿지 않은 블루베리라니, 쉽게 믿기 힘든 이야기다.

다음 내용은 블루베리 농장 홈페이지에 올라와 있는 대야농장을 소개한 글이다. 이곳에서 생산하는 블루베리가 왜 특별한지 이해가 될 것이다.

"백두대간 해발 1000m 고랭지에 대규모의 야생 블루베리 단지를 조성하였습니다. 모두가 불가능하다고 했습니다. 하지만 일체의 직간접

공해 요인을 철저히 막고, 야생과 똑같은 상태로 최상의 명품 블루베리를 키우고자 했습니다. 저의 신념은 3년여의 노력 끝에 결실을 보았습니다.

최고의 명품 블루베리 생산을 위해 화학비료나 제초제는 물론 일체의 오염된 거름을 사용하지 않았습니다. 심지어는 물도 주지 않고 오직 자연에 맡겨서 야생과 똑같은 환경에서 재배했습니다. 그 결과, 미국과 캐나다의 깊은 산속에 자생하는 자연산 야생 블루베리와 똑같은 성분이 검사로 확인되었습니다. 그래서 소비자 여러분께 당당히 명품이라 자부하는 블루베리를 자신 있게 권하게 되었습니다."

서두에서 언급했듯이, 블루베리는 눈 건강 유지와 회복에 최고의 효능을 발휘한다. 눈 피로와 안구 건조증은 물론 초기 녹내장을 치료한 사례가 있을 정도다. 효능 중에서도 눈 건강과 관련된 사례를 중심으로 좀 더 집중적으로 알아보기로 하겠다.

사례 1

필자의 어머니가 요양병원에 계실 때다. 간병인이 예전에 녹내장 초기증상을 앓은 적이 있다. 그런데 블루베리를 꾸준히 갈아 먹었더니, 놀랍게도 병증이 사라졌다고 했다.

➡ 눈에 피로가 누적되거나 나이가 들면 시력과 연관된 망막 안 시홍세포인 로돕신이 분해되면서 시력에 문제가 생긴다. 그런데 블루베리에 다량 함유된 안토시아닌(포도의 30배)은 로돕신의 재합성을 촉진해

눈 건강을 회복시켜 준다. 이를 통해 근시 완화, 녹내장, 백내장, 눈 피로 개선, 노안 등에 도움이 된다. 참고로 로돕신은 시각 영역의 정보를 두뇌에 전달하는 핵심물질이다.

사례 2

난곡 차윤득 선생이 야생 블루베리를 재배하게 된 동기다. 선생께서는 늘 눈의 피로가 심했는데, 캐나다에서 비행기를 타고 난 후에 눈이 매우 편해졌다. 그 이유가 기내에서 제공하는 블루베리 때문이었다는 걸 나중에 알게 되었다. 검증을 위해 그 이후에도 블루베리를 섭취해보았는데, 이전과 같이 눈이 좋아지는 걸 확인할 수 있었다.

➡ 블루베리를 섭취하면 안구 내 모세혈관의 혈액순환이 원활해져 눈의 피로가 감소한다. 다만, 개인에 따라 블루베리 효능이 나타나는 정도와 시간 차이가 있다.

사례 3

차윤득 선생의 블루베리를 드신 분들의 사례다. "안구 건조증이 있는 분들이 대야농장 블루베리즙을 섭취했는데, 다음날 일어나니 건조했던 눈이 매우 편해졌다."

➡ 구 건조증이 좋아진 것은 블루베리에 다량 함유된 항산화 물질과 아미노산 때문이다. 이들 영양소가 피로가 쌓여 생기는 '눈이 뻑뻑한 증상'에 도움이 된다. 또한, 블루베리는 간에 매우 좋은 과일이고, 간은 눈을 지배한다. 그러므로 간 기능이 활성화되면서 눈이 좋아지는 효과가

증폭되는 게 아닐까 한다.

블루베리 효능 사례 몇 가지를 살펴보았다. 그렇다고 누구나 단기간에 눈 건강이 획기적으로 좋아지기를 기대하는 건 무리다. 다만, 블루베리를 장기간 섭취한다면 효능을 볼 가능성이 크다는 점은 분명하다.

그리고 이왕이면 좋은 품질의 블루베리를 섭취하면 더 좋다. 대야농장 야생 블루베리가 바로 그런 제품이다. 예전에 캐나다 고지대 야생에서 생산된 블루베리와 비교 품질 검사를 해본 적이 있다고 한다. 그 결과 거의 차이가 없는 것으로 확인되었다.

이렇게 국내 최고의 약성을 지닌 야생 블루베리인데 많은 분이 함께 맛볼 수 있으면 얼마나 좋겠는가. 그래서 농장주인 차윤득 선생님의 허락을 받아 필자가 운영하는 〈8체질몰〉에서 관련 제품인 '블루베리 식초, 블루베리 효소, 블루베리즙'을 판매하고 있다.

MSM 식이유황, 체질과 내 몸 상태를 알고 먹어야!

MSM 식이유황의 효능과 체질 적합도에 대해 문의를 하시는 분들이 많다. 그런데 고민은 식이유황을 먹고 도움이 된 분도 있고 그렇지 않은 분들도 있다는 점이다. 이에 대한 정리가 필요할 듯해서 사례, 효능, 부작용을 중심으로 알아보고자 한다. 먼저, MSM 식이유황의 효능을 경험한 분들의 이야기부터 들어보자.

사례 1

무릎 통증 때문에 MSN 식이유황을 먹었는데 다음날 바로 무릎과 허리통증이 많이 좋아졌어요. 몸이 따뜻해지는 느낌에 피부도 촉촉하고 맑아져 MSM의 효과에 놀랐습니다.

사례 2

MSM 식이유황을 먹고 피부가 바로 부드러워지고, 살이 말랑말랑해졌으며, 몸에 군살이 빠지고, 머리카락에 힘이 생기고, 관절이 부드러워지고, 피곤함이 없어졌습니다.

MSM 식이유황의 어떤 효능 때문에 이런 긍정적인 결과를 얻게 된 건지 정리하면 다음과 같다.

효능 1

황(MSM 식이유황)은 우리 몸의 구성물질인 단백질 결합에 가장 크게 관여하는 물질이다. 그래서 연골과 근육의 복구를 도와주고, 피부와 머리카락 재생에도 큰 도움을 준다.

효능 2

황은 효소 생성의 핵심적인 역할을 한다. 효소는 몸 안의 모든 화학작용을 발생시키는 생명과 건강 유지에 필수적인 고분자 단백질 물질이다. 그런데 만약 체내에 황이 부족하면 효소를 정상적으로 만들어 낼 수 없다.

효능 3
황은 면역력을 강화한다. 특히 관절 염증을 가라앉혀 요통과 무릎 통증 등에 특효가 있다. 또한, 몸 안의 독성물질을 중화하고 노폐물을 배출한다.

효능 4
황은 강력한 항암 작용을 한다.

효능 5
황은 영양소의 체내 흡수를 도와주고, 퇴행성 질환을 일으키는 나쁜 칼슘을 제거하며, 골다공증에도 큰 도움을 준다.

MSM의 효능이 이렇게 뛰어나도 내 몸 상태와 약성에 대한 기본 지식이 부족하면 부작용이 발생할 수 있다. 아래 내용은 '8체질나라' 카페에 올라온 MSM 부작용을 경험한 사례다.

부작용 사례 1
MSM을 복용한 후에 열이 오르면서 두통이 생겼고, 안압까지 상승했어요.

부작용 사례 2

　MSM 복용 첫날부터 살짝 몸에 열감이 느껴졌는데, 갑자기 불안감과 긴장감이 극도로 심해졌어요. 나중에는 온몸이 무기력해지고 가슴이 두근거리고 숨이 가빠지고 소화력까지 떨어졌어요. 그리고 심리적으로도 불안해져서 하루에도 몇 번씩 기분이 '좋았다가 나빴다'를 반복하는 게 조울증인가 했어요. 머리도 둔해지고, 집중은 안 되고, 나중에는 정신과 치료까지 생각했지요. 그런데 MSM 복용을 중단했더니, 증상이 사라지면서 머리가 점점 선명해지고 집중력도 되살아났습니다.

　MSM의 효능이 그렇게 뛰어나다는데, 왜 이런 부작용이 생기는 걸까? 이를 이해하기 위해서는 식이유황의 성질을 알아야 한다.

유황	식이유황
소나무 등의 식물에서 추출한 것으로 독성이 없어 식용할 수 있다.	소나무 등의 식물에서 추출한 것으로 독성이 없어 식용할 수 있다.
성질이 매우 뜨겁다.	더운 성질이다. 맛은 발산적이다.
법제 유황, 유황오리	식품(마늘, 양파, 브로콜리, 미역, 계란, 콩, 무 등)

　위 표에서 보듯이 식이유황 역시 황의 일종이다. 그래서 MSM 부작용이 생겼다면 더운 성질과 발산적인 맛이 원인일 가능성이 매우 크다.

그러므로 평소 몸이 예민하거나 진액과 혈액 등의 음액이 부족하거나, 교감신경 항진 또는 상열이 잘 되는 분은 유의해서 섭취해야 한다. 즉, 기운이 솟구치고 열이 상승하는데, 식이유황의 덥고 발산적인 성질이 더해지면 당연히 증상이 악화할 수 있다.

그럼 어떤 체질에 이롭거나 해로울까? MSM은 굳이 체질을 따질 필요가 없다. 약성이 뛰어나기 때문에 내 몸이 잘 받아준다면 누구에게나 도움이 된다. 태양인(금체질)도 위에서 언급한 문제만 없다면 매우 좋은 건강식품이다.

즉, 황 성분은 기본적으로 음체질에 잘 맞다. 소나무 등의 식물에서 추출했다는 점은 간이 약한 체질에 도움이 된다. 다만 황이 우리 몸에 꼭 필요한 물질임을 생각한다면 체질 상관없이 적극적으로 추천할 만한 식품이다.

이처럼 모든 건강식품이나 한약재는 약성과 내 몸 상태를 정확히 알고 섭취해야 한다. 이런 기본 지식이 없이 효능만 먹고 섭취하는 것은 내 몸을 상대로 임상 실험하는 것이나 다름없다.

태양인에게 독이 되는 건강식품

국민 보약 홍삼이 사람 잡네

우리나라 사람치고 홍삼 한번 안 먹어 본 사람은 없을 것이다. 이처럼 '국민 보약'으로 인정을 받는 홍삼이 정말 누구에게나 좋은 건강식품일까? 그렇지 않다. 홍삼 남용으로 발생하는 부작용이 의외로 많다. 실제로 홍삼의 약효를 맹신하는 우리와 달리 외국에서는 부작용에 관한 연구 논문이 의학계에 많이 보고되고 있다. 특히 유럽에서는 하루 2g 이하로 복용량을 제한하고 있다. 오로지 한국에서만 홍삼이 부작용이 없는 건강식품으로 인식되고 있을 뿐이다.

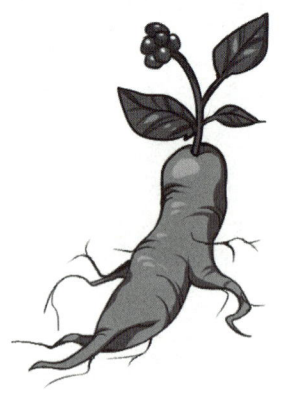

인삼은 허증에만 사용하고, 실증이나 열증에는 사용하지 않는 것이 원칙이다. 그런

데 이런 단점이 보완된 게 홍삼이다. 하지만 홍삼 역시 수삼보다 열이 적을 뿐이지 양적 체질이 섭취하면 여전히 부작용 위험이 있다.

물론 홍삼은 수삼만큼 곧바로 부작용이 나타나는 경우는 적다. 아주 서서히 몸을 힘들게 한다. 그래서 조금씩 나타나는 불편함이 홍삼 때문이라고 생각하지 못한다. 또한, 모든 사람에게 좋다는 이야기를 들었기에 의심을 하지 않는다. 그래서 부작용이 발생하고 있음에도 계속 장복하는 경우가 많다. 그러므로 홍삼은 빠르게 부작용이 발생하는 수삼보다 오히려 해로움이 더 클 수 있다.

인삼은 폐와 비장으로 귀경한다. 그리고 열성(熱性)에 맛은 약간 쓰고 달다. 그렇다면 당연히 몸은 냉하면서 심폐 및 비위 기능이 약한 사람에게 도움이 된다. 체질로는 소음인(수체질)과 태음인(목체질)에게 좋을 것이다. 반면, 태양인(금체질)과 소양인(토체질)은 대부분 부작용이 발생한다. 물론 인삼이 해로운 체질도 몸이 냉하고 기운이 없을 때는 일시적으로 사용할 수는 있다. 그럴 때는 몸에 기운이 돌고, 따뜻해지며, 소화가 잘되는 느낌이 든다. 그래서 홍삼이 이롭다고 착각하는 분들이 많다.

아무튼, 열이 많은 체질은 병증과 상황에 따라 적은 양을 다른 약재와 합방해서 쓸 수는 있겠지만, 장복하면 반드시 부작용이 나타난다. 특히 평소 상열감이 심한 사람은 인삼을 장복하면 열이 상부로 몰려 심각한 후유증을 겪을 수 있다. 초기에는 두통, 상열감, 어지러움, 혈압상승, 눈 충혈, 불면, 코피, 소화불량, 피부 발진 등을 겪게 된다. 심하면 간 질환, 실명, 각종 희귀질환, 만성질환 등의 심각한 부작용이 생길 수 있다.

수험생이나 모유 수유 중인 산모라면 특히 더 조심해야 한다.

필자는 지금까지 홍삼 부작용을 수없이 보았다. 고통스러운 병증으로 찾아오거나 증상이 호전되다가 다시 악화한 사람 중에서 홍삼으로 인한 경우가 매우 많았다. 그런 분들은 100% 양적 체질이었다. 그래서 홍삼을 끊게 했더니 다시 증상이 호전된 적이 많았다.

홍삼이 수삼보다 열이 덜 많아 부작용이 빠르게 나타나지는 않는다. 하지만 부작용이 나타나는 것은 시간문제일 뿐이다. 그런데도 부작용이 없다고 말한다면 홍삼의 약성을 제대로 알고 있지 못하기 때문이다. 음식은 한약재와 달리 약성이 상대적으로 약하고, 장부에 대한 작용도 폭넓어 특별히 과잉 섭취하지 않는 이상 크게 문제가 되지는 않는다. 하지만 홍삼은 약성이 강한, 즉 성질이 한쪽으로 편향된 모난 돌과 같다. 그래서 효과가 뛰어날 수도, 반대로 부작용이 클 수도 있다. 그러므로 국민 보약으로 평가받는 홍삼이 국민 독약이 되지 않도록 신중하게 섭취해야 한다.

아이에게 녹용을 먹이면 바보가 된다?

보약 중에서도 가장 약성이 뛰어나다고 소문난 두 가지만 꼽는다면 산삼과 녹용이다. 특히 녹용은 기력이 떨어지거나 건강에 문제가 생겼을 때 한의원이나 한약방에서 가장 많이 권하는 식품이다.

TV에서도 유명 한의사가 녹용을 대대적으로 추천 판매하고 있다.

그러다 보니 본인 체질이 무언지도 모르고 먹다가 심한 부작용으로 고생하는 분들이 많다. 그렇게 좋다는 녹용인데 왜 부작용이 생기는 걸까? 그 이유를 정확히 알아야만 녹용의 부작용으로 생기는 문제에 대처할 수 있을 거 아닌가.

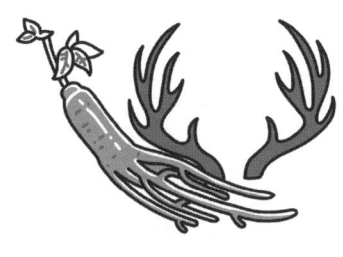

녹용의 성미(性味)는 달고 짜고 열이 많다. 더운 성질은 몸 안의 차가운 기운을 제거해 몸을 따뜻하게 해준다. 그리고 단맛은 비위를 돕고, 짠맛은 신장 기능을 끌어올려 뼈를 튼튼하게 해준다. 간을 보해 혈을 충만케 하고 근육을 튼튼하게 하는 효능도 있다고 한다.

이처럼 뼈와 근육을 건강하게 하니, 아이들 키 성장에도 녹용이 좋다고 알려져 있다. 덧붙여, 신장은 임신과 출산, 골수 생성, 노화, 갱년기 등을 주관하는 장부다. 남자라면 정력, 조루, 발기불능에도 도움이 된다. 이처럼 녹용은 남녀 불문하고 다방면으로 큰 도움이 되는 보약이다.

그 외 녹용 효능에 대해 좀 더 자세히 살펴보면 다음과 같다. ①뇌 기능을 활성화해 두뇌발달에 도움이 된다. ②뼈와 치아 생성을 도와주기에 아이들의 성장발육에도 좋다. ③위장운동을 촉진하므로 식욕을 좋게 한다. ④나쁜 콜레스테롤 줄여 간 기능을 개선한다. ⑤혈액을 생성하는 기능이 있어 빈혈이 있을 때도 좋다. ⑥인슐린 함량을 조절해 당뇨병 치료에도 도움이 된다. ⑦노화에 따른 학습기능 저하를 개선해주고, 기억력을 증진해 노화 예방에 이롭다.

지금까지 언급한 내용만 고려한다면 녹용은 누구에게나 도움이 되어야 한다. 하지만 녹용이 양적인 기운을 강하게 하는 보양약(補陽藥)이라는 점을 간과해서는 안 된다. 즉 녹용은 체질적으로 양적 기운이 허약한 사람에게만 사용해야 한다. 화기가 많은 양적 체질이거나 그런 증상이 있는 사람들은 절대 복용해서는 안 된다. 그렇지 않으면 인체에 심각한 부작용을 초래할 수 있다.

체질을 적용한다면, 태양인(금체질)과 소양인(토체질)이 이에 해당한다. 반면 양적 기운이 약한 태음인(목체질)과 소음인(수체질)은 녹용이 대부분 이롭다. 그러므로 녹용 처방은 매우 신중해야 한다.

그런데도 몸이 피로하거나 허약하면 무조건 녹용을 권하는 전문가가 많다. 피로하다고 해도 원인이 사람마다 같을 수가 없다. 체질과 증상에 따라 음을 보할지 양을 보할지, 아니면 기를 보할지 혈을 보할지 판단이 달라진다. 녹용이 만병통치가 될 수 없다는 이야기이다.

녹용이 체질에 맞지 않으면 다양한 부작용이 발생한다. 일일이 거론하기 힘들 정도로 부작용 사례가 매우 많다. 여드름, 발적, 가려움과 같은 피부질환, 얼굴 열감, 두통, 만성피로감, 이유 없이 살찌는 현상, 몸 떨림, 호흡곤란, 소화 장애, 소화관 출혈, 검은 대변, 창백함, 수면장애, 식은땀, 상복부 불편함, 가슴 두근거림, 비정상적인 심장 박동, 알레르기, 과민성 쇼크 등이 그런 증상이다.

약물에 취약한 「어린이, 노인, 만성질환 보유자, 자가면역질환 보유자, 임산부, 모유 수유 중인 여성」은 특히 조심해야 한다. 돌이킬 수 없는 후유증을 남길 수 있다. 필자는 그런 부작용 사례를 너무나 많이 보았다. 특히 어린이는 어른과 비교해 열이 많다. 그 아이가 양적 체질이라면 열이 더 많을 것이다. 그런데 매우 열성인 녹용을 섭취하면 인체에 불이 난다. 그 열기가 상승해 뇌세포를 파괴할 수 있기에 '아이 녹용 잘못 먹이면 바보가 된다'라는 말이 나오게 되었다.

그러므로 녹용을 복용하고자 한다면 반드시 정확한 체질부터 찾아야 한다. 내 가족을 위해 특별히 준비한 녹용이 건강을 망가뜨리는 결과로 이어진다면 얼마나 마음 아픈 일이겠는가.

임금이 먹었던 신비의 명약, 경옥고

경옥고는 수많은 병을 치료하고 젊음을 되찾게 해주는 신비로운 명약으로 알려져 있다. 다만 구하기 힘들고 가격 부담이 있어 누구나 쉽게 먹을 수 있는 보약은 아니다. 그래서 중국 황실, 조선의 왕, 그리고 일부 고위관직에 있는 사람들이나 가까이할 수 있었다.

경옥고가 이렇게 대단한 약이니 부작용은 생각할 필요도 없었을 것이다. 그래서 어떤 의학서적에도 이에 대한 언급이 없다. 오히려 전문가들은 '부작용 걱정 없이 먹을 수 있다'라고 주장한다.

> "경옥고는 약성이 한쪽으로 치우치지 않고 조화를 이루도록 약재들의 양을 조절했다. 또한, 농축하는 과정에서 독성물질을 완화했으므로 다른 한약과

> 달리 장복하여도 부작용이 없다. 특히 심장과 간장과 폐와 위장이 약한 환자는 장복할수록 큰 효과를 볼 수 있고, 손과 발이 저리고 시려서 찬물에 넣기 어려운 사람은 오래 복용할수록 좋다. 그리고 중풍에 걸린 지 오래되지 않은 환자도 치료 효과가 있다."

전문가 대부분이 경옥고의 약성을 이처럼 긍정적으로 평가하고 있다. 그래서 일반인들은 부작용이 생겨도 이를 일종의 명현 현상으로 착각한다. 모든 사람에게 체질 관계없이 먹을 수 있는 보약은 거의 존재하기 어려운데 말이다. 참고로 명현 현상으로 소개하는 증상을 나열하면 다음과 같다.

'나른함, 권태감, 졸음, 설사, 변비, 과도한 땀, 부종, 발진, 눈곱, 뾰루지, 소변 색의 변화, 발열, 구토, 복통' 등이다.

물론 위 증상이 인체가 경옥고 약성을 받아들이는 과정에서 나타나는 일시적인 부대낌일 수 있다. 하지만 이는 건강해지기 위한 통과의례가 아니라 내 몸에 맞지 않아 생기는 부작용일 가능성이 훨씬 더 크다.

경옥고를 복용했을 때에 경험할 수 있는 대표적인 부작용을 소개하면 다음과 같다. 경옥고를 복용한 후에 갑자기 열감이 가슴과 얼굴, 또는 피부 쪽으로 치솟는 느낌이 들 수 있다. 이밖에 가슴이 답답하고, 얼굴이 화끈거리며, 어지럽고, 수면장애가 나타나고, 뾰루지가 발생하기도 한다. 심하면 피부에서 염증이 발생할 수도 있다. 그러므로 평소 열이 많거나 상열감이 있는 분은 특별히 더 경옥고를 섭취를 조심해야 한다.

정조의 죽음과 '경옥고'

조선의 정조임금이 젊은 나이에 죽음을 맞은 것도 경옥고와 관련되어 있다는 게 필자의 생각이다. 역사학계에서는 '정조임금 독살설'을 두고 아직도 해묵은 논쟁이 이어지고 있다. 〈정조실록〉에 따르면 정조는 울화병이 깊었는데, 임종 직전에 '경옥고'와 '가미팔물탕'을 처방받아 복용했다고 전한다. 이 두 탕약은 양적인 체질로 열이 많은 정조에게는 맞지 않는다. 그런 이유 때문인지 정조는 두 약을 먹은 후에 증상이 급격히 악화가 되어 결국 돌아가셨다고 한다.

참고로, 가미팔물탕은 당귀, 인삼, 생강과 같은 폐와 양을 보하는 약이 많이 포함되어 있다. 경옥고에 사용된 인삼과 꿀도 매우 양적인 약재다. 이 두 약이 정조의 몸에 화기를 촉발하고, 간에 치명상을 입혀 죽음에 이르게 했던 것으로 추정된다. 이러한 한약 처방에 대한 논란 역시 '독살설'이 퍼지게 된 하나의 이유가 되지 않았을까 한다.

이렇게 부작용이 생긴다면 그 원인은 사용된 재료에서 찾을 수밖에 없다.

첫째, 생지황은 진액과 혈을 생성하는 대표적인 약재이지만, 성질이 차갑고 소화에 부담을 줄 수 있다. 그래서 위장이 냉하고 약한 사람이 과다 섭취하면 구토, 설사 등의 소화 장애가 생기기도 한다. 하지만 경옥고에 따뜻한 성질인 인삼과 꿀이 들어가고 발효까지 되기 때문에 생지황의 차가운 성질이 큰 문제가 되지는 않는다.

둘째, 인삼은 허약한 폐를 돕고, 몸을 따뜻하게 하며, 신진대사를 촉진하고, 원기회복에 뛰어난 효과가 있다. 하지만 몸에 열이 많고 체질적으로 폐가 강한 사람은 인삼은 큰 부담이 될 수 있다.

셋째, 꿀은 건조해진 폐를 촉촉하게 적셔주고, 몸을 따뜻하게 한다. 그런데 꿀의 따뜻한 성질이 인삼과 합쳐지면 열이 더 강해질 수 있어 태양인과 같은 양적 체질에는 큰 부담이 될 수 있다.

언급한 내용을 토대로 경옥고의 8체질별 적합도를 따져보면 다음과 같다. 기본적으로 음체질인 태음인(목체질)과 소음인(수체질)에게 이롭다. 반면 양적이고 폐가 강한 태양인(금체질)은 부담이 가장 크다. 열이 많은 소양인(토체질) 역시 이롭다고 할 수 없다. 그러므로 경옥고가 누구에게나 도움이 된다는 이야기는 더는 믿으면 안 된다. 반드시 본인 체질과 잘 맞는지 따져보고 복용해야 한다.

공진단은 모든 체질에 이로울까?

공진단 효능만 보면 정말 대단한 건강식품이 아닐 수 없다. 양기를 보하고, 혈액을 만들고, 체력 증진과 원기회복, 정력증진, 노화 방지, 냉증 해소 등.

그런데 공진단은 누가 먹어도 부작용 없이 효능만 얻을 수 있을까? 모든 건강식품은 긍정적 작용이 있으면 부정적 작용도 있기 마련이다. 공진단 효능이 탁월하다는 것을 반대로 추론해보면, 체질에 맞지 않으면 그만큼 부작용이 크다는 이야기가 될 수도 있다.

그런데 공진단을 먹었을 때 부작용이 생길 수 있다면 무엇 때문일까? 가장 큰 이유는 사용된 재료의 약성 때문이다. 사용된 약재의 약성을 구체적으로 살펴보자.

먼저 녹용이다. 녹용의 가장 중요한 약성은 열이 아주 많다는 것이다. 그래서 태양인(금체질)과 같은 양적 체질이나, 열이 많은 아이는 특히 조심해야 한다. '아이에게 녹용을 잘못 먹이면 바보 된다.'라는 옛말도 있지 않은가. 폐를 보하는 작용이 강하다는 것 역시 고려해야 한다.

당귀는 혈 생성에 매우 좋은 약재로 폐를 강하게 보하는 약성이 있다. 그렇다면 폐가 강한 체질은 부담이 된다. 그래서 폐가 강한 태양인 여성이 당귀가 많이 들어가는 사물탕을 먹으면 부대낌이 발생하는 경우가 많다. 폐가 두 번째로 강한 장부이고, 열이 많고 진액도 충분한 열소양인(토음)도 당귀가 부담될 수 있다.

산수유는 신장을 가장 크게 보하고, 다음으로 간을 살짝 보하는 약재다. 그러므로 간과 신장이 모두 튼튼한 한태음인(목양)과 한소음인(수음)은 맞지 않는다. 신장 기능이 튼튼한 열소음인(수양)과 한태양인(금음) 역시 과다 복용하면 부담이 될 수 있다.

인삼 역시 녹용과 마찬가지로 열이 많은 약재다. 그리고 폐를 보하는 성질이 더 추가되었다. 그래서 폐가 선천적으로 강한 양적 체질은 부담이 많이 된다.

열이 많은 사향도 양적인 약재에 해당한다. 숙지황은 진액과 혈을 생성하는 약재로 소화에 약간 부담을 주는 것 말고는 체질적인 부작용은 크지 않다.

지금까지 공진단에 사용된 개별 약재의 성질과 부작용이 일어날 수 있는 상황을 간단히 살펴보았다. 이를 종합해서 공진단의 체질 적합도를 따져보면 다음과 같다.

공진단에 사용된 대부분 약재가 강한 양적 성질을 지니고 있다. 그렇다면 공진단을 복용하면 열과 같은 양적 기운이 과도해진다. 덧붙여, 장부 측면에서는 폐를 더욱 크게 보하고, 일부는 신장의 기운을 더해주기도 한다.

그럼 공진단이 어떤 체질과 궁합이 맞을까? 양적 체질에 폐까지 강한 열태양인(금양), 한태양인(금음), 열소양인(토음)은 이로움보다는 부작용 위험이 매우 크다. 반면에 열태음인(목음), 한태음인(목양), 소음인(수체질)은 이롭다. 한소양인(토양)은 열이 그렇게 많지 않고, 폐도 약하기 때문에 부담이 크게 되지 않는다.

참고로 공진단이 중국에서 최고의 명약으로 인정받는 것은 그들 체질이 대부분 태음인이기 때문이다. 그런데 우리 조상들은 곡채식 위주의 섭생을 해왔다. 곡채식은 대체로 간이 약한 체질에 더 이롭다. 잎채소는 성질까지 서늘하다. 그런데 태음인과 소음인은 음체질이다. 특히 태음인은 양기를 북돋우고 약한 폐를 도와주는 육식도 적당히 해야 건강을 지킬 수 있다. 하지만 곡채식 위주로만 섭생해야 했으니, 태양인보다 아픈 사람들이 훨씬 더 많았을 거로 추정된다. 이런 음체질에게 공진단이 크게 효과를 발휘하다가 보니, 만병통치처럼 인식된 게 아닐까.

하지만 실제로는 공진단이 몸에 이로운 사람들은 우리 국민의 25% 내외 정도밖에 되지 않는다. 사상의학과 8체질의학 모두 음체질이 70%

이상이라고 말하지만, 지금까지 거듭 확인했듯이 한국인들의 절대다수는 양적 체질이다. 하여튼, 강한 양적 성질을 지닌 공진단을 성급하게 복용하면 보약이 아니라 독약이 될 수도 있다는 사실을 꼭 기억했으면 좋겠다.

흑염소즙을 섭취하기 전에 체질부터

체력이 떨어지고 갱년기 증상으로 힘들 때 흑염소즙을 찾는 분이 많다. 하지만 체질을 정확히 모를 때는 절대 함부로 섭취해서는 안 된다. 도움이 되기보다 겪고 있는 증상이 더 악화가 될 위험이 크다.

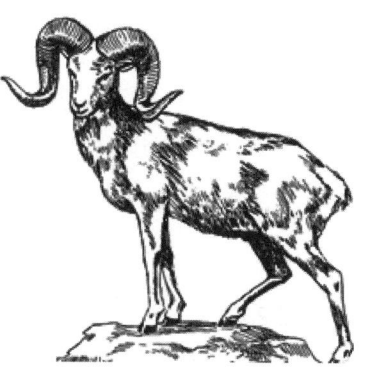

흑염소즙에 대해 블로그와 유튜브를 통해 여러 번 언급한 적이 있다. 이는 흑염소즙의 부작용을 강조하기 위해서였다. 그런데 의도와 다르게 가끔 흑염소즙을 구매하고 싶다고 사무실로 전화가 온다. 얼마나 황당하던지. 아마 흑염소 효능에 대해 잠깐 언급한 내용만 보고 전화를 하신 거다.

그래도 필자의 의도를 정확히 알고, 본인이 겪었던 심한 부작용을 댓글로 증언해 준 분들이 많았다. 설사, 두통, 심한 부종, 하지 무력증, 근력 저하, 오한, 전신 쇠약, 소화불량, 구역질 등 매우 다양했다. 그런 생생한 사례 몇 가지를 소개하면 다음과 같다.

사례 1

어머니가 기력이 없다고 해서서 흑염소즙을 해드렸습니다. 그런데 드시고 나서 한쪽 다리에 힘이 풀린다고 자주 주저앉으셨어요. 흑염소즙 때문에 그런 것인지요? 병원에서 여러 검사를 다 했는데, 근육에 힘이 없어서 그렇다고 하더군요.

→ 체질에 맞지 않는 흑염소즙을 드셨으니, 당연히 몸이 더 상할 수밖에 없습니다. 아마 간 기능이 많이 허약해진 상태로 보입니다. 그런데 간에 부담되는 흑염소를 드셨으니, 간이 주관하는 근과 인대가 더욱 무력해지면서 하지 무력이 생긴 거로 판단됩니다. 좀 더 무병장수할 수 있는 노인들이 건강식품 때문에 더 빨리 요양원을 향하고, 수명까지 단축되는 경우가 너무나 많습니다.

사례 2

어머니가 최근에 흑염소즙을 드셨습니다. 그런데 오한, 두통, 전신쇠약감 등의 증상이 있습니다. 흑염소즙 적응 기간에 나타나는 증상이라는 말도 있던데, 사실인가요. 섭취를 중단해야 하나요? 너무 걱정돼요.

→ 적응 기간은 일종의 명현 현상이라고 주장하지만, 실제로는 부작용입니다. 명현으로 믿고 계속 섭취하면 몸이 더욱 상할 수 있습니다. 당장 중단해야 합니다. 오한과 전신쇠약감은 체질에 맞지 않아 몸이 힘겨워서 생기는 몸살 기운이고, 두통은 흑염소즙의 열이 더해져 생긴 것

입니다.

사례 3

갑상샘 전절제를 했습니다. 근래 기력이 떨어져서 흑염소즙을 먹었는데, 땀이 많이 나고 몸이 붓네요. 기력은 약간 좋아진 느낌이지만, 림프순환이 안 돼서 그런 건지 하도 부어서 러닝머신 한 시간 걷고 뛰고 나니 붓기는 조금 가라앉더군요.

→ 갑상샘 전절제를 했다면 그동안 스트레스가 많았을 뿐만 아니라, 음액(혈과 진액) 부족으로 화열(火熱) 상승이 심했을 거로 추정됩니다. 그런데 열성이 강한 흑염소로 화열이 더욱 상승하면서 습을 끌고 나와 땀이 과도하게 났던 거로 추정됩니다. 화열이 상승하면 아래는 냉해질 테고, 그렇게 되면 기혈은 물론 림프순환에 문제가 생겨 몸이 부을 수 있습니다. 약간 기력이 좋아진 건 체질 불문하고 양적인 음식이 몸에 들어오면 일단은 힘이 나고 몸이 따뜻해지기 때문입니다. 그런 일시적 효과에 절대 속으면 안 됩니다. 작은 것을 얻는 대신에 더 많은 것을 잃을 수 있습니다.

사례 4

2주 전부터 흑염소즙을 먹기 시작했어요. 제가 원체 소화가 잘되지 않는 편이었는데, 흑염소즙을 1주일 정도 먹고 난 후부터는 소화가 안 되는 정도가 너무 심해 구역질이 날 정도였습니다. 앉아 있지 못할 정도로 심한 두통도 생겼습니다.

→ 구역질은 하강해야 할 위기가 상승하는 양적 증상입니다. 강한 양적 성질을 지닌 흑염소즙이 위장을 자극하고 상승 기운을 촉발해 구역질이 나는 것입니다. 두통은 위장의 문제와 화열을 촉발해 나타나는 현상으로 이해하면 됩니다.

사례 5

흑염소를 6봉지 정도 먹었는데, 얼굴에 열이 훅훅 올라오고 전신이 갑자기 붓고 살이 2킬로가 쪘습니다. 식욕도 증진됐습니다. 약간의 두통과 우울한 감정도 올라오고요. 안 맞는 건가요?

→ 열성이 강한 흑염소로 인해 얼굴에 열감과 두통이 발생한 것으로 추정됩니다. 상열 하한이 심화가 되어 기혈 및 림프순환에 문제가 생기니 부종으로 몸이 부으면서 살이 찌는 것이겠지요. 몸이 돌지 않고 기혈이 막히면 당연히 정서도 불안정해질 수 있습니다. 다만, 장이 냉할 때는 열로 인해 위장이 따뜻해지므로 일시적으로 식욕이 증진될 수는 있습니다.

이런 부작용 사례를 고려하면, 체질도 확실히 모르면서 흑염소즙을 함부로 섭취하는 일은 절대 없어야 한다. 열성이 강한 흑염소는 태음인(목체질)과 소음인(수체질)에 이롭다. 이 두 체질에 속하며 여성 갱년기 증상으로 힘든 분은 도움을 받을 수 있다. 하지만 가장 많은 비율을 차지하는 태양인(금체질)에게는 건강을 해치는 건강식품이다. 체질적으로 강한 양적 성질을 자극하고, 약한 간에 큰 부담이 되기 때문이다. 소양인(토체질)은 약한 신장을 살짝 보해주지만, 열이 많은 경우는 부담된다. 비율로 따지면 흑염소 진액이 해로운 사람들이 훨씬 더 많다.

그렇다면 흑염소즙을 섭취하고 도움이 되었다면 체질에 맞기 때문일까? 반드시 그렇다고 말할 수는 없다. 양적 체질인 태양인과 소양인도 초기에는 효능을 볼 수도 있다. 흑염소즙처럼 양적 성질이 있으면 일단은 기운을 돌게 하고, 몸을 따뜻하게 하며, 장의 냉기를 완화해 소화를 촉진하는 효과를 볼 수 있기 때문이다.

하지만 이는 일시적인 현상일 뿐이다. 흑염소즙을 계속 섭취하게 되면 반드시 어느 시점에서 부작용이 나타난다. 이는 홍삼, 인삼, 녹용, 경옥고, 공진단 등도 마찬가지다. 가령 홍삼을 먹고 좋은 느낌을 받았다고 해서 체질에 이롭다고 단정해서는 안 되는 것과 같은 이치다.

흑염소즙 섭취를 원할 정도면 건강이 많이 안 좋은 상태일 거다. 그렇게 인체 면역력이 떨어진 상태에서 몸에 맞지 않는 약성이 강한 식품이 들어오면 몸이 감당하기 어렵다. 그래서 부작용이 크게 생길 수밖에 없다. 어떤 경우에도 건강과 생명을 두고 도박을 할 수는 없지 않겠는가.

약도라지 효능이 산삼보다 좋다는데

'약도라지'는 우리가 알고 있는 일반 도라지와는 품종이 다르다. 특별한 개량 과정을 거쳐 만들어진 약성이 뛰어난 신품종 도라지다. 어떤 이들은 효능이 산삼보다 더 낫다고 말하기도 한다. 조금 과장된 표현이겠지만, 그만큼 약성이 뛰어나다는 건 분명해 보인다.

먼저, 도라지가 어디에 좋은지부터 알아보자. 〈동의보감, 내경편〉을 보면, 도라지는 「폐의 기(氣)가 잘 돌도록 하고, 폐에 열이 있어 숨이 찬 것을 치료한다.」라고 기술되어 있다. 한 마디로 도라지가 호흡기 질환의 명약이라는 뜻이다.

그런데 약도라지는 도라지와는 종자(種子)가 다르다. 가장 큰 특징은 사포닌 함량이 매우 높다는 점이다. 놀랍게도 일반 도라지의 5배나 된다고 한다. 일반적으로 인삼과 도라지 효능을 이야기할 때에 사포닌 함량을 많이 강조한다. 사포닌은 기관지 점액 분비를 촉진하여 기관지를 보호하고, 기침과 가래를 줄여준다. 또한, 혈당을 적절하게 조절하고, 혈관 내의 노폐물과 콜레스테롤을 제거한다. 사포닌 이외에도 약도라지에는 면역력을 높여주는 '이눌린' 성분도 풍부하다.

그런데 역시 체질 적합도가 중요하다. 도라지는 맵고 쓰고 따뜻하다. 그리고 폐를 보하는 성질이 강하다. 그렇다면 사포닌 함량이 더 높은 약도라지는 태음인(목체질)의 약한 폐와 기관지를 지켜주는 매우 좋은 식품이 될 수 있다. 이 밖에 장부 중에서 폐가 두 번째로 약한 한소양인(토양)과 한소음인(수음)도 이롭다. 뿌리 식품이니 열소음인(수양)은 장복하지만 않으면 먹을 수 있다.

반면 태양인(금체질)과 열소양인(토음)은 폐가 강한 체질이라 도라지를 오래 복용하면 부담된다. 약도라지는 약성이 일반 도라지보다 더 강하다고 하니, 해로움도 더 클 것으로 추측된다. 다만 증상 개선을 위해 단기간 다른 약재와 혼합해서 섭취하는 건 가능하다.

혼합해 쓸 수 있다고 했지만, 태양인이 굳이 체질 궁합도 맞지 않는 약도라지를 쓸 필요가 있을까 싶다. 폐와 기관지에 진액이 부족하거나 폐열로 증상이 생겼을 때, 약성이 비슷하면서도 효과가 뛰어난 모과를 써도 되기 때문이다.

당귀 효능과 부작용, 반드시 체질을 고려해야!

당귀는 한자로 '當歸(마땅할 당, 돌아갈 귀)', 풀이하면 '마땅히 제자리로 돌아가게 한다.'라는 뜻이다. 즉, 인체 혈 부족과 기혈순환이 안 되어 나타나는 병적 증상을 정상화한다는 의미를 담고 있다.

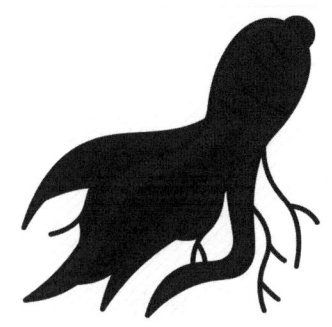

그래서 많은 분이 당귀를 직접 달이거나 당귀가 들어간 보양식품을 복용한다. 각종 유튜브 매체에서도 여성들과 노인에게 당귀가 매우 좋다고 적극적으로 추천하고 있다. 그런데 이처럼 당귀가 효능만 뛰어나고 부작용은 걱정할 필요가 없을까?

당귀는 따뜻하고 달고 쓰고 매운 약성을 지니고 있다. 의서에는 심경, 간경, 비경으로 들어간다고 기록되어 있다. 하지만 간으로 귀경해서 간을 돕는다는 기록은 따져볼 필요가 있다. 간을 보하는 작용이 있다고 해도 그 약성은 미미하기 때문이다. 이런 기록만 믿고 간이 약한 체질이 당귀만 과하게 섭취하면 부작용이 발생한다. 의서 기록만 믿어서는 안 되는 이유다. 실제로는 당귀는 간경이 아니라 심경과 폐경을 보하는 성질이 훨씬 강하다.

당귀 약성을 살펴보았으면 어떤 경우에 당귀 부작용이 생기는지 알 수 있다. 바로 간이 약하고 폐가 강한 체질이다. 즉, 태양인(금체질)이 여기에 해당한다. 열소양인(토음)도 폐가 두 번째로 강한 장부라서 약간 부담이 된다. 소음인(수체질)은 당귀가 따뜻하고 달고 약간 매운 성질이 도움이 되기에 이롭다.

그렇다고 폐가 강한 체질이 당귀를 무조건 멀리해야 한다는 건 아니다. 태양인도 혈이 부족할 때가 있기 때문이다. 체질을 고려해 약재를 배합하면서 당귀를 보조 약재 정도로만 사용한다면 부작용 없이 효과를 볼 수 있다. 체질에 맞지 않는다고 무조건 배제할 필요는 없다는 것이다.

여성들은 모두 혈 부족을 안고 있다. 그리고 나이가 들수록 혈을 만드는 능력이 급격히 떨어진다. 이로 인해 혈이 부족해 전반적인 인체 기능 저하와 상열감 등이 생긴다. 그러므로 혈액 생성에 탁월한 당귀차가 분명 큰 도움이 된다. 다만, 부작용 위험이 있기에 단독으로 사용하기보다는 체질을 고려해 적절히 배합해서 사용하는 지혜가 필요하다.

태양인(금체질) 음식 궁합

체질식 하기 전에 이것부터 꼭 알아두자.

각종 매체를 통해 체질별로 이롭거나 해로운 음식을 분류해 놓은 자료를 쉽게 접할 수 있다. 그런데 표시된 자료마다 조금씩 차이가 있다. 어떤 경우는 이롭거나 해로운 음식이 반대로 배치되어 있기도 하다.

8체질 음식표를 만들 때는 '음양, 귀경, 오미, 오색, 영양소 등'을 종합적으로 판단해야 한다. 그런데 이들 판단 요소 중에서 일부 기준만을 적용해 체질별 음식을 나누면 오류가 발생할 수 있다.

8체질연구소는 이러한 다양한 기준을 종합적으로 고려했다. 그리고 음양과 귀경 등을 단순하게 적용하지 않고, 인체에 끼치는 성미(性味)의 영향 정도까지 꼼꼼하게 따져가면서 체질 음식을 분류했다.

가령 태음인(목체질)에 이로운 배는 음양적 기준으로만 보면 성질이 서늘해서 해롭다. 하지만 음양보다는 폐를 보하는 작용이 더 강하게 작용한다. 참고로 오색도 폐에 이로운 백색이다. 그래서 배는 모든 성미를 종합하면 태음인에게 이로운 음식이다.

오가피도 마찬가지다. 약간 맵고 발산적이고 따뜻한 성질은 일반적으로는 태양인(금체질)에 맞지 않는다. 하지만 간을 보하는 작용이 훨씬 강해서 태양인에게 매우 이로운 약재로 분류한다.

이처럼 다양하면서도 종합적인 방법을 통해 음식을 분류했기 때문에 8체질연구소에서 분류한 체질 음식표가 가장 정확하다고 자부한다. 다만, 같은 체질이라도 개인별 건강 상태가 같지는 않다. 특히 음양(한열)적 측면, 즉 현재 내 몸 상태가 열이 많고 상승하는 경우인지, 아니면 냉한지에 따라 음식이나 약재 반응에 큰 차이가 발생한다.

양체질인 한태양인(금음)과 열태양인(금양)을 예로 들어보겠다. 같은 체질이라도 몸에 열이 많고 변비가 있을 수가 있다. 반면에 전신 냉증에 늘 변이 무르고 설사가 잦은 예도 있다. 그럼 이롭고 해로운 일부 음식에 대한 반응이 달라질 수 있다는 이야기다.

예를 들어, 보리는 한태양인과 열태양인에 이로운 음식으로 분류된다. 그런데 보리는 성질이 차갑다. 그래서 몸이 냉하고 변이 무른 상태라면 설사와 같은 부작용이 생길 수 있다. 만약 그 반대라면 매우 좋은 효과가 나타난다.

보리 외에도 성질이 찬 개똥쑥, 여주, 수박 등도 마찬가지다. 장이 많이 예민하고 냉하다면 대체로 성질이 서늘한 태양인 음식을 받아내지 못할 수 있다. 그럴 때도 무조건 체질에 이로운 음식만 먹어서야 되겠는가. 아마 냉증과 설사로 고생하게 될 것이다. 안타까운 건 아직도 이런 주장을 하는 전문가들이 많다는 사실이다.

또한, 양파는 성질이 따뜻하고 맵고 폐를 보한다. 그래서 태양인 체질에 해로운 음식으로 분류된다. 하지만 장이 냉하거나 소화기가 약할 때 양파를 요리해서 먹으면 몸이 편안해지고 소화가 잘된다. 이렇게 양파를 섭취하고 도움이 되었다고 체질을 무조건 음체질인 태음인이나 소음인으로 분류해서야 되겠는가.

이처럼 음식 분류표에 표시된 이롭거나 해로운 음식이 개인의 몸 상태에 따라 반응이 달라질 수 있음을 꼭 이해하고 있어야 한다. 세상에 무조건 이롭거나 무조건 해로운 음식은 없다. 8체질 음식표는 단지 편의상 큰 테두리로 묶어 분류한 것일 뿐이다. 어떤 음식이든 모든 사람에게 늘 같은 결과가 나타날 수는 없다. 특히, 일반 음식은 건강식품이나 한약재만큼 약성이 강하지 않다. 그래서 적당히 먹는 것만으로 건강이 상하는 일은 거의 없다.

그런데 이를 이해하지 못하는 분들이 의외로 많다. 그래서 이렇게 길게 예를 들어 설명했다. 이와 관련해서는 그동안 8체질연구소(블로그)와 8체질나라(카페)를 통해 반복해서 강조한 바가 있다. 더 자세히 알고 싶은 분들은 카페와 블로그를 통해 확인해보기 바란다.

다시 말하지만, '조금 이롭거나' '조금 해로운' 음식으로 분류되었다면 지나치게 따질 필요가 없다. 특히 '조금 해로운' 음식 중에는 실제로는 유해 정도가 중간 정도인 식품도 많이 있다. 배치할 곳이 마땅치 않아 이렇게 해놓은 식품도 있다는 걸 염두에 두기 바란다. 조금 해롭거나 이로운 음식 정도는 고민 없이 편하게 섭취하면 된다.

가령 요리에 양파와 무를 넣거나, 도토리묵을 먹었다고 탈이 나는 경우는 거의 없다. 특히 양파나 무는 성질이 따뜻해서 몸이 냉해지는 걸 완화해준다. 더구나 한태양인이라면 약한 소화 기능을 도와주는 장점도 있다. 이런데도 체질에 이로운지 아닌지를 매번 지나치게 따지면 그게 오히려 스트레스가 된다. 너무 중요한 이야기이니 꼭 기억했으면 좋겠다.

태양인의 이로운 음식&부담되는 음식

열태양인(금양체질) 음식 궁합

구분		내용
이로운 음식	육류, 수산물	조개류(홍합, 백합, 전복, 재첩, 다슬기 등), 등푸른생선(생선회), 붕어, 오징어, 문어, 낙지, 해삼, 복어
	곡물	메밀, 녹두, 검정콩, 보리, 검은팥
	채소, 과일	푸른잎채소(배추, 상추, 양배추, 미나리, 케일, 신선초, 오이), 고사리, 가지, 시금치, 씀바귀, 키위, 감, 모과, 포도, 머루, 앵두, 다래, 레몬, 코코아, 파인애플, 수박, 참외

	약초, 약물	비타민C, 비타민E, K, 포도당 주사, 오가피, 녹차, 녹즙, 구연산, 9회 죽염, 하수오, 산수유, 복분자, 구기자, 알로에, 함초, 스쿠알렌, 인진쑥, 여주, 코코아, 감잎차, 칼슘제(진주, 멸치, 조개껍데기 추출)
	기타	냉수욕, 옥, 진주, 수정, 은, 청색, 신맛(식초)
조금 이로운 음식	육류, 수산물	돼지고기 수육, 꽃게, 대게, 멍게, 새우, 굴, 가물치, 잉어
	곡물	쌀, 귀리
	채소류, 과일류	바나나, 딸기, 오렌지, 자몽, 자두, 살구
	약초, 약물, 기타	쓴맛, 짠맛
조금 해로운 음식 (먹어도 큰 문제 없음)	육류, 수산물	소, 오리, 양, 조기, 명태, 순대, 장어, 민물 생선, 상어, 미꾸라지, 메기
	곡물	차조, 백편두, 옥수수, 수수, 콩나물, 청국장, 도토리, 율무 견과류(밤, 호두 은행, 율무, 땅콩 등)
	채소, 과일	뿌리채소(고구마, 감자, 열무, 무, 콩나물, 토란), 맵지 않은 풋고추, 오이고추, 토마토, 호박, 구운 마늘, 깻잎, 부추, 매실, 망고, 귤, 배

	약초, 약물		약쑥, 클로렐라, 홍화씨, 호박 중탕, 참기름, 들기름
해로운 음식	육류		닭, 개, 흑염소즙, 기름류, 옻닭, 우유
	수산물		해조류(미역, 김, 다시마, 매생이), 아귀찜
	곡물		찹쌀, 밀가루
	채소류, 과일류		생마늘, 겨자잎, 청양고추, 생강, 사과, 대추
	약초, 약물		인삼, 홍삼, 산삼, 약용 버섯류(영지, 상황, 송이, 차가), 비타민A, 비타민D, 비타민B, 칡, 겨자, 후추, (발효)울금, 강황, 녹용, 경옥고, 공진단, 침향환, 아스피린, 달팽이, 커피, 가공 음료, 카페인 성분, 꿀, 설탕, 단맛, 매운맛
	기타		술, 담배, 금(금니), 벌침, 흰색, 붉은색

한태양인(금음체질) 음식 궁합

구분		내용
이로운 음식	육류, 수산물	조개류(홍합, 해삼, 백합, 전복, 재첩, 다슬기 등), 등푸른생선, 생선회, 붕어, 낙지, 문어, 복어
	곡물	메밀, 녹두, 귀리, 차조
	채소, 과일	배추, 상추, 양배추, 미나리, 케일, 신선초, 고사리, 가지, 시금치, 토마토, 키위, 감, 모과, 포도, 머루, 귤, 앵두, 다래, 레몬, 오렌지, 자몽, 파인애플, 대추, 망고
	약초, 약물	비타민B, 비타민C, 포도당 주사, 오가피, 녹차, 녹즙, 구연산, 약쑥, 클로렐라, 코코아, 감잎차, 진주/멸치/조개껍데기 추출 칼슘제
	기타	냉수욕, 옥, 진주, 수정, 청색, 신맛(식초)
조금 이로운 음식	육류, 수산물	양, 오징어, 해조류(미역, 김, 다시마, 매생이)
	곡물	백미, 현미, 보리
	채소류, 과일류	씀바귀, 오이, 바나나, 딸기, 자두, 살구, 참외, 무

	약초, 약물, 기타	9회 죽염, 인진쑥, 개똥쑥, 여주, 발효 울금, 스쿠알렌, 단맛
조금 해로운 음식 (먹어도 큰 문제 없음)	육류, 수산물	돼지고기 수육, 닭, 소, 오리, 가물치, 잉어, 미꾸라지, 상어, 민물 생선, 메기, 조기, 명태, 순대, 잉어, 굴, 새우, 꽃게, 대게, 멍게, 미꾸라지, 메기
	곡물	현미, 검정콩, 검은팥, 콩나물, 청국장, 옥수수, 수수, 백편두, 푸른콩, 도토리
	채소, 과일	뿌리채소(고구마, 감자, 열무, 무, 콩나물, 토란), 맵지 않은 풋고추, 오이고추, 깻잎, 부추, 겨자잎, 구운 마늘, 호박, 유색상추, 도토리묵, 배, 사과, 매실, 수박
	약초, 약물	하수오, 산수유, 복분자, 구기자, 울금, 호박 중탕, 짠맛, 꿀, 참기름, 들기름, 짠맛, 은
해로운 음식	육류, 수산물	삼겹살, 개, 흑염소즙, 양념통닭, 기름류, 옻닭, 우유
	수산물	장어, 가물치, 아귀찜
	곡물	찹쌀, 밀가루, 율무, 견과류(밤, 호두 은행, 율무, 땅콩 등)
	채소류, 과일류	생마늘, 고추, 청양고추

약초, 약물	인삼, 홍삼, 산삼, 약용 버섯류(영지, 상황, 송이, 차가), 비타민A, 비타민D, 비타민E, 비타민K, 칡, 겨자, 후추, 울금, 강황, 녹용, 경옥고, 공진단, 침향환, 아스피린, 달팽이, 홍화씨, 알로에, 맥주, 커피, 카페인(교감신경 항진)
기타	가공 음료, 술과 담배, 금(금니), 설탕, 벌침, 매운맛, 흰색, 붉은색

한태양인(금음) 해로운 음식 해설

본인의 체질은 알고 있는데 어떤 음식을 특별히 조심해야 하는지, 그리고 어떤 음식이 체질에 맞지 않아 조심해야 하는지를 잘 모르는 분들이 많다. 사실 건강을 생각한다면 이로운 음식보다는 해로운 음식을 조심하는 게 더 중요하다.

그렇다고 체질에 해롭다는 음식을 무조건 피해야 한다는 뜻은 아니다. 그런 음식이 언제나 부담되는 건 아니기 때문이다. 여기서는 특히 신경을 써야 할 음식 위주로만 정리해 보도록 하겠다.

① 육류

우유는 될 수 있으면 피하는 게 좋다. 소화 기능이 약하면 속이 불편해지는 경우가 많다. 그리고 우유 단백질이 몸속 칼슘과 결합해 배출된다. 그래서 골다공증의 원인이 되거나 증상을 악화시킬 수 있다. 오래전 「KBS 생로병사」에도 방영된 내용이다.

삼겹살도 지방이 너무 많아 간담에 부담이 된다. 그래서 이런 음식을 많이 섭취하면 속이 불편하다고 말하는 분들이 많다. 그리고 변의 색깔과 냄새도 만족스럽지 않다. 그러므로 삼겹살을 안 먹을 수는 없지만 될 수 있으면 줄이는 게 좋다.

염소탕이나 염소고기는 한 번씩 섭취하는 건 크게 문제가 되지 않는다. 다만 갱년기에 좋다고 흑염소즙으로 지속해서 섭취하면 몸이 크게 상할 수 있다.

② 수산물과 곡물

장어는 한 번씩 섭취하는 거라면 그냥 맛있게 먹으면 된다. 다만, 장어탕을 만들어 보약처럼 먹는 건 문제가 있다. 출산 전후에 몸에 좋다고 가물치를 달여먹는 것 역시 산후풍 위험을 높인다.

찹쌀밥은 건강에 특별한 문제가 없다면 상관이 없다. 장이 냉할 때는 따뜻하게 해주는 장점이 있다. 그러나 따뜻한 성질이 있어 상열감이 있을 때는 안 먹는 게 좋다.

견과류는 폐와 신을 보한다. 그래서 가끔이라면 문제가 없다. 하지만 건강에 이롭다는 말만 믿고, 매일 섭취하는 것은 권하지 않는다.

③ 채소류

한태양인(금음) 채소류 중에서 생마늘과 청양고추를 된장에 찍어 먹는 행위는 절대 금물이다. 양적 성향과 폐를 보하는 작용이 매우 강하기 때문이다. 화기(火氣)가 발생하고 피를 말리고 열을 상승시키며 이 체질의 약한 간을 더욱 힘들게 한다. 고추는 오이고추처럼 맵지 않은 걸 먹어야 한다. 마늘은 장아찌 조금이나 고기와 함께 소량을 구워 먹는 정도는 크게 문제가 되지 않는다.

일반적인 뿌리채소는 '금음체질의 해로운 음식'이 아니라 '조금 해로운' 음식으로 이동시키는 것이 맞지 않을까 한다. 왜냐하면 약성이 강하지 않기 때문이다. 그리고 뿌리채소는 대부분 따뜻하거나 약간 온화한 성질이다. 그래서 뿌리채소 위주로만 먹는 것이 아니라면, 서늘한 성질의 태양인 음식을 보완해주기 때문에 무조건 나쁘다고 할 수는 없다.

④ 해로운 약초 등 건강식품

약초류와 같은 건강식품은 한태양인 체질의 건강을 해치는 가장 큰 원인이 된다. 이런 식품들은 특별히 조심해야 한다. 인삼, 산삼, 녹용, 공진단, 경옥고, 영지버섯, 상황버섯 같은 것은 독약이라고 생각하고 눈길도 주지 말자. 물론 체력이 너무 떨어질 때는 공진단이나 경옥고 등을 가끔 한두 번 드시는 건 크게 문제가 되지 않는다. 오히려 기운을 나게 하는 등의 좋은 반응이 나타날 수 있다. 다만, 느낌이 좋았다고 이로운 것으로 착각해서 지속해서 섭취하면 결국은 건강이 크게 상한다.

홍삼은 앞에서 언급한 건강식품보다는 열이 덜 많으므로 대부분 곧바로 문제가 생기지는 않는다. 초기에는 오히려 도움이 되는 경우가 훨씬 더 많다. 하지만 시간이 갈수록 강한 폐는 더 강하게, 약한 간은 더 약하게 만든다. 그리고 조금씩 열까지 발생시키기 때문에 해로움을 잘 인식하지 못해 어떤 면에서는 더 위험할 수도 있다.

그럼, 음식으로 섭취하는 일반적인 식용 버섯은 어떨까? 굳이 체질을 따질 필요 없이 섭취하면 된다. 하지만 영지버섯, 상황버섯, 차가버섯과 같은 약용 버섯은 대체로 양적이고 폐를 보하는 성질도 강하기 때문에 가까이할 이유가 없다. 부작용도 곧바로 나타나는 경우가 많다.

또한, 비타민A와 D는 폐를 보하는 작용이 강하다. 다만, 검사 결과 비타민D가 너무 부족하다면 체질 상관없이 알약으로 보충해야 한다. 골다공증이 있을 때도 비타민D와 K를 섭취할 필요가 있다. 그런데 이들 영양제를 주사제로는 절대 맞지 말자. 한꺼번에 많은 양이 투입되면 지용성이라 몸에 축적이 되고, 간과 신장에도 큰 부담을 줄 수 있다.

그리고 칡, 석류, 흑염소즙은 여성들의 갱년기에 좋다고 알려져 많은 분이 먹고 있는 건강식품이다. 하지만 한태양인 체질에 맞지 않는 음식입니다. 특히 흑염소즙은 심각한 부작용을 일으킬 수 있으니 절대 금물이다.

달팽이즙이나 홍화씨도 체질에 맞지 않는다. 알로에는 신장을 보하고 성질도 차가워서 설사가 생기는 경우가 많다. 맥주는 음양으로만 따지면 궁합이 맞지만, 성질이 차가워서 장에 부담이 된다. 커피는 태음인의 음식이다. 태양인 금체질이 다수인 한국인들에게는 적합하지 않다. 그래서 커피는 안 먹거나 저녁 시간을 피해 하루 한 잔 정도로 줄여야 한다.

지금까지 태양인 금음체질 음식, 그중에서도 건강에 큰 영향을 끼칠 수 있는 해로운 음식과 식단 위주로 정리해 보았다. 이 모든 음식을 전부 피해야 한다는 뜻은 아니다. 다만, 위에서 언급한 음식 정도는 될 수 있으면 피하는 것이 좋다.

그 외의 음식은 가끔 먹는 정도라면 대부분 문제가 되지 않는다. 가령, 도토리묵이나 양념 통닭을 한 번 먹었다고 탈이 나는 경우는 매우 드물다. 매일 섭취하는 게 아니라면 너무 심각하게 받아들일 필요까지는 없다. 음식은 그냥 음식일 뿐이다. 정말 문제가 되는 경우는 약성이 강한 음식이나 건강식품을 지속해서 섭취할 때다.

여러분, 다시 강조하지만, 너무 철저하게 지키는 8체질 섭생은 스트레스를 심화해 오히려 건강에 해로울 수 있다. 더구나 세상에 100% 무조건 해로운 음식은 없다. 한태양인 체질에 해로운 음식으로 분류되는 것도 우리 몸에 필요한 영양소가 있다. 게다가 지나치게 서늘한 태양인 음식을 보완해주는 효과도 있기 때문이다.

그러므로 8체질을 고려해서 태양인 금음체질 섭생을 하더라도 음식 정도는 융통성을 갖고 적용하시면 된다. 다만 약성이 강한 건강식품이나 보약은 철저하게 따져가며 섭취해야 한다.

열태양인(금양) 이로운 음식 해설

사람들은 대체로 체질에 이로운 음식을 섭취하는데 많은 신경을 쓴다. 하지만 건강을 지키기 위해서는 해로운 음식을 조심하는 게 더 중요하다. 오래도록 지켜온 건강이 한순간에 무너질 수 있기 때문이다.

그렇다고 이로운 음식 섭취는 신경 쓰지 않아도 된다는 뜻은 아니다. 체질적으로 약한 장부의 기운을 북돋우기 위해서는 이로운 음식을 좀 더 가까이해야 하는 것은 분명하다. 특히 질병이 있거나 체력이 크게 떨어질 때는 체질에 이로운 음식이나 건강식품을 좀 더 취하는 게 좋다.

아래 내용은 열태양인에게 이로운 음식을 유형별로 설명해 놓은 내용이다. 이왕이면 왜 이로운지 알고 섭취하면 더 좋을 듯해서 간단히 정리해 보았다.

① 육류, 수산물, 곡물

조개류는 태양인의 약한 간을 도와주는 최고의 식품이다. 술을 자주 드시는 분이라면 조개구이, 조개찜, 해삼, 전복은 주량도 늘고 숙취도 줄일 수 있는 매우 좋은 안주다.

등푸른생선은 간을 보하지만 약간 서늘하다. 그래서 장이 냉하면 조금 부담이 될 수 있다. 그럴 때는 생선회를 먹은 후에 매운탕으로 속을 데워주면 좋다.

붕어는 '간>비위>신장'의 순서로 장부를 보하고, 체력 증진에도 큰 도움이 된다. 낙지는 체력이 떨어질 때 보양식으로 제격이다.

복어는 해독력이 탁월해서 술안주로 먹으면 바로 해독이 되어 주량이 많이 늘어난다. 음주 다음 날에 복지리에 식초를 더하면 최고의 해독제다.

메밀은 간을 보하고 피를 맑게 한다. 녹두는 간 해독에 매우 좋다. 보리는 열을 내려주고, 혈당 조절에도 큰 도움이 된다. 검은팥은 약한 신장을 보하고 서늘하다. 검정콩은 폐를 보하지만, 신장도 살짝 도와주기 때문에 잡곡밥으로 혼합해 먹을 수 있는 재료다.

② 채소 및 과일류

대부분 잎채소는 간을 보하고 성질이 서늘하다. 그중 미나리는 간을 보하고, 피를 맑게 하며 해독에도 매우 좋다. 오이는 성질이 서늘해서 열을 내려준다.

키위는 태양인 보약인 다래와 사촌 간이니 최고의 과일이다. 모과는 신맛이 강해 간을 보하고, 폐와 기관지에 문제가 있을 때 이를 강화하는 작용을 한다. 레몬은 간을 보하고 디톡스(독소 제거) 용도로 많이 활용된다. 수박은 열을 내리고 약한 신장과 방광을 도와주는 작용을 한다.

③ 약초 및 건강식품 등

비타민C는 저렴하면서도 효능이 매우 다양하고 뛰어난 가장 기본적인 건강식품이다. 포도당 수액에 비타민C를 추가해서 맞으면 간을 빠르게 안정시켜 무너진 음양과 장부 균형을 회복할 수 있는 응급처방이다. 단 혈당이 높으면 포도당 수액을 맞을 수 없다.

비타민E와 K는 약한 신장을 보하지만, 지용성이라 과다 복용은 피해야 한다. 오가피는 태양인 최고의 약재 중의 하나다. 하지만, 약간의 열성이 있어 음허화동으로 상열감이 있을 때는 불편함을 느낄 수 있다. 하수오와 산수유도 신장과 간을 도와주는 매우 좋은 약재다. 복분자는 신장을 보하는 작용이 탁월해서 정력제로도 많이 활용되고 있다. 알로에는 신을 보하지만, 성질이 서늘해서 장이 냉할 때는 유의해야 한다. 인진쑥과 여주는 간을 돕고 열을 내려주는 작용을 한다.

태양인은 열이 상승 및 발산되기 쉬워 수영이나 냉수욕을 하면 열이 내리고 기혈순환이 촉진된다. 태양인에 좋은 보석류로는 간을 보하는 옥과 수정과 진주, 그리고 신을 보하는 은이 있다. 그리고 청색과 신맛은 간을 보하는 작용을 한다.

지금까지 태양인(금양)에게 이로운 음식과 건강식품을 중심으로 살펴보았다. 그런데 체질에 이롭다고 이런 음식 위주로만 섭취하는 게 쉽지 않다. 그리고 그게 꼭 좋은 것만도 아니다. 태양인 음식은 서늘한 성질이 많아 체질식을 과도하게 하면 몸이 냉해질 수 있다. 길게 보아 영양의 불균형으로 체력도 저하된다. 덧붙여, 약간 해로운 것으로 분류된 음식 정도는 섭취해도 크게 문제가 되지 않는다.

그래서 너무 극단적인 태양인 식단보다는 이로운 음식을 조금 더 많이, 해로운 음식은 조금 적게 섭취하는 거로 충분하다. 다만 약성이 강한 한약재나 건강식품은 철저히 체질을 따져 섭취해야 한다. 그리고 한태양인(금음) 체질 역시 신장을 보하는 음식만 제외하면 열태양인(금양)체질 식단과 비슷하다. 그러므로 앞에서 언급한 열태양인 식단을 기준으로 삼으면 되겠다.

태양인은 육식하면 안 될까?

태양인(금체질)은 정말 육식하면 안 될까? 8체질의학계는 태양인이 육류를 가까이하면 심각한 문제라도 생길 것처럼 이야기한다. 말도 안 되는 주장이다. 이에 관해서는 1권에서 상세하게 다룬 바가 있다.

한 번 더 언급하자면, '태양인 육식 금지'는 영양학과 인체 생리를 전혀 이해하지 못한 황당한 주장일 뿐이다. 그런데도 이를 철석같이 믿는 사람들이 의외로 많다. 기존 체질 이론에 오류가 많지만, 그중에서도 가장 먼저 수정되어야 할 내용 중의 하나다.

이런 내용으로 유튜브 영상을 올렸더니만 비난 댓글이 많이 달렸다. 졸지에 필자가 8체질의 기본도 모르는 아주 무식한 사람이 되고 말았다. 달리 보면 그만큼 이 문제의 심각성을 보여주는 사례가 아닐까 한다. 아래 내용은 비난 댓글 사례다. 인신공격에 가까울 정도로 심한 표현이 많아서 어휘를 조금 순화해 보았다.

- 금체질인데 고기 끊고 속 겁나 편하고, 고기는 먹기만 해도 속이 무거운데요? 진짜 제정신인가요.
- 동물 단백질 중에 육류만 있던가요? 생선은 왜 뺐지요.
- 아이고 잘못된 정보로 혼돈을 주는 건 당신인 듯합니다.
- 금체질은 모든 육식과 밀가루 음식을 끊어야 한다고 8체질 창시자 권도원 박사님께서 말씀하셨습니다.
- 과일과 채식을 주식으로 하는 사람 많아요. 황당한 논리 펼치지 마

세요. 대장이 긴 사람은 육식이 안 맞아요. 계속 먹다간 간 질환에다가 대장암에 골로 죽을 수 있어요.

사람들은 자기 경험을 절대적 판단 기준으로 삼는 경우가 많다. 즉, 육식을 끊고 건강해졌는데 무슨 말이냐는 거다. 세상에는 모두 똑같은 사람만 있는 건 아니다. 완전한 비건 채식주의자로 살아도 나름 건강을 잘 유지하는 사람이 있다. 반면 태양인도 육식 위주로 섭생해도 크게 문제없이 잘사는 사람 역시 많다. 체질 이전에 타고난 유전인자와 건강 상태에 따라 개인차가 생기기 때문이다.

그리고 생선은 단백질 함량이 낮아 많이 먹어도 필요한 양을 채울 수가 없다. 창시자의 말을 거론하는 건 '권위에 호소하는 오류'이니 굳이 언급할 필요가 없을 듯하다. 또한, 육식의 위험을 들어 필자를 비난하고 있기도 하다. 필자는 육식도 함께 섭취해야 할 필요성을 이야기했지, 육식 위주로만 섭취해야 한다고 주장하지는 않았다. 이번에는 육식하고 힘들었다는 경험 댓글을 보도록 하자.

- 치킨이라도 한번 먹으면 다음 날 설사합니다. 물론 맛이 있어서 자주 먹는데 확실히 육류를 섭취하면 몸이 힘들어하는 게 느껴집니다.
- 소화 장애로 며칠 동안 고생하다 내과를 가서 내시경을 받았는데 의사가 고기 소화효소가 거의 없으니 될 수 있는 한 고기를 먹지 말라고 했습니다.

위 내용은 '육식을 하면 부담이 되는데 어떻게 육식을 하라는 거냐.'라는 이야기다. 실제로 이런 분들이 있다. 그런데 대부분은 간 기능이 크게 저하되어 쓸개즙이 정상적으로 분비되지 않아서 생긴 문제다. 이럴 때는 간담 기능이 정상화되면 육류를 받아낼 수 있다. 다만, 육류를 오랫동안 멀리했을 테니, 서서히 양을 늘려가며 적응하는 과정이 필요하다.

간혹 선천적으로 육류 소화가 안 되는 희귀한 예도 있다. 이런 경우라면 육식을 하기 어렵다. 하여튼, 이런 사례는 누구에게나 해당하는 일반적인 내용이 아니다. 이분들은 소수의 개인적인 경험에 따른 특수한 사례, 즉 '성급한 일반화의 오류'를 범하고 있다.

정말 안타까운 건 육식을 어느 정도 할 수 있음에도 태양인이라는 이유로 완전히 끊어버리는 분들이다. 극히 일부를 제외하고는 곡채식 위주로만 섭취하다가 대부분 건강이 서서히 나빠진다. 그래서 몸이 냉해지고, 기력이 떨어지고, 체중이 급격하게 주는 등의 부작용이 생겨 연구소를 찾아오는 분들이 많다.

「태양인은 간이 약해 육식하면 안 된다.」 이는 인간의 인체 생리를 전혀 이해하지 못해 나온 오류다. 먼저, 육류 단백질은 간의 2차 해독에 필수적이다. 이 과정에 문제가 생기면 요산을 독소가 제거된 요소로 바꾸어줄 수 없다. 그래서 육식을 완전히 끊으면 오히려 간 기능이 약해지고 피도 탁해진다.

둘째, 육류 단백질은 호르몬을 구성하는 주재료다.

셋째, 육류 단백질은 장기 지구력을 유지해준다. 탄수화물은 단기 지구력에 특화된 영양소이니, 이것만으로는 체력을 유지하기가 어렵다. 그래서 마라톤 선수들은 경기하기 전 한 달 정도 육식 위주로 지구력을 기른다.

넷째, 육류 단백질은 세포의 구성물질이다. 부족하면 세포로 구성된 오장육부는 물론 몸 전체 기능이 약해진다.

다섯째, 콩과 어류만으로 육류 단백질을 대체하기 힘들다. 필수아미노산은 육류에만 함유되어 있다. 또한, 우리 몸은 식물 단백질을 육류 단백질로 전환해서 사용한다. 한 단계 더 거치게 되면 효율성이 떨어질 수밖에 없다. 그리고 건강에 문제가 있는 분이라면 전환 역시도 쉽지 않다. 그리고 어류에는 생각만큼 단백질 함량이 높지 않아 필요한 절대량을 채우기 어렵다.

덧붙여, 태양인은 육류 소화를 돕는 쓸개즙이 태음인에 비해 적게 나올 뿐 나오지 않는 게 아니다. 인간은 육류까지 섭취할 수 있는 잡식동물이고, 육류 섭취에 특화된 송곳니도 있다. 그렇다면 태음인과 비교해 상대적으로 육류를 적게 섭취하면 된다.

그래도 걱정이 된다면 비타민C와 천연발효 식초를 섭취해보기 바란다. 이들 식품은 지방과 단백질을 소화하는 데 큰 도움이 된다. 그리고 쓸개즙은 필요할 때 왕창 분비되는 게 아니라 늘 조금씩 분비된다. 그러므로 날을 정해 놓고 육식을 하는 것보다 매일 소량씩 육류를 섭취하는 게 부담이 적다. 또한, 육류는 굽는 것보다 삶아서 섭취하는 게 소화가 잘된다.

8체질의학이 아무리 위대한 학문이라도 인체 생리라는 기본 상식을 뛰어넘어 존재할 수는 없다. 국민건강을 생각해서라도 육류 섭취에 대한 잘못된 주장이 하루빨리 수정되어야 한다. 이와 관련된 더 상세한 내용은 필자가 출판한 1권에 언급되어 있으니 참고하기 바란다.

운동선수 체력 증진도 체질에 맞는 보약으로

체질 및 건강 상담을 하다가 보면 운동선수 체력 증진에 좋은 영양제나 보양식에 대해 문의하는 분들이 있다. 그런데 이보다 더 중요한 건 몸에 이로운지 아닌지를 결정하는 체질이다. 체질에 맞지 않는 영양식이나 보양식은 체력을 증진해주기는커녕 운동 능력을 오히려 떨어뜨리기 때문이다.

실제로 운동선수 자녀를 둔 부모님들과 대화를 하다가 보면 자녀들의 체질에 맞지 않은 영양제나 보양식을 먹게 한 경우가 매우 많았다. 그로 인해 경기력은 물론 건강까지 심각하게 나빠져 연구소를 찾는다.

대표적인 건강식품으로 녹용, 공진단, 경옥고, 홍삼, 개소주 등이 있다. 사실 이런 제품들은 체질적으로 이로운 사람들이 30% 이내에 불과하다. 그렇다면 내 아이의 건강과 경기력 증진을 위한 건데, 알려진 효능만 믿고 도박해서야 되겠는가. 그렇다고 모든 문제를 부모님 책임으로만 돌릴 수는 없다. 이런 건강식품이 도움이 된다고 잘못된 정보를 제공하는 전문가들에게 더 큰 책임이 있다.

상담 사례 중에 20대 프로골프 선수가 공진단을 장복하다가 시합 도

중에 졸도한 예가 있다. 축구선수인 초등학교 아이는 녹용에 이어서 공진단까지 먹다가 건강이 급격하게 무너지기도 했다. 야구를 하는 초등학교 아이는 체력 증진을 위해 녹용을 권유받았다고 한다. 그런데 복용하고 얼마 되지 않아 난치병인 화폐성 습진이 생겼다.

상담하면서 도움이 될 수 있는 영양제와 보약에 관해 물어왔다. 건강이 심하게 무너졌는데, 그런 게 무슨 소용이 있겠는가. 먼저 정확한 체질을 바탕으로 무너진 음양과 오장육부의 균형을 회복해야 한다. 그래야 현재 겪고 있는 증상을 치료할 수 있는 희망이 생긴다. 그리고 건강이 좋아져야 체력 증진과 보강도 가능할 테고.

정말 안타까운 건 수많은 운동선수 부모님들이 자녀들의 몸에 맞지도 않는 영양제나 보약을 먹게 하고 있다는 사실이다. 그런데 운동선수들은 체질에 해로운 건강식품을 섭취해도 일반인들보다 부작용이 조금 덜 하다. 해로움이 나타나는 시간도 상대적으로 늦다. 왜냐하면, 끊임없이 반복되는 운동을 통해 독소가 어느 정도는 밖으로 배출되기 때문이다. 그래서 섭취한 영양제나 보양식이 몸에 부담을 주고 있다는 것을 눈치채지 못하는 경우가 많다.

운동선수들은 격한 운동과 시합으로 체력 소모가 크다. 이럴 때 체질 식단이나 보양식으로 뒷받침해 줄 수만 있다면 체력 증진은 물론 경기력까지 끌어올릴 수 있다. 그래서 운동선수들 모두 8체질연구소에서 본인 체질에 맞는 식단 처방을 받았으면 하는 마음 간절하다. 나라를 대표하는 국가대표 선수들을 보면 더욱 그런 생각이 든다.

운동선수 부모님에게 아들의 건강을 회복할 수 있는 처방을 안내해드렸다. 가지고 있는 영양제 중에서 체질에 맞지 않는 건 절대 먹게 하지 말라고 했다. 그리고 지금부터라도 체질을 고려해 잘 적용한다면 불편한 증상이 좋아질 수 있다고 말씀드렸다.

덧붙여, 운동선수들은 연습이나 시합 이후에 빠른 체력 회복이 필요하다. 그런데 힘에 부치게 운동하면 피로 물질인 젖산이 과도하게 생성되어 근육통이나 심한 피로감이 생길 수 있다. 이럴 때 이를 해소할 방법도 함께 알려드렸다. 그럼 체력 증진과 경기력 향상은 절로 따라올 것이다.

7부
체질 상담 및
임상 사례

태양인 상담 후기

태양인 임상 사례

8체질몰 제품 후기

태양인 상담 후기

몸과 마음은 하나인가?

육아하며 주어진 상황에 대한 불만, 원망, 가족에 대한 서운함, 좌절감 등. 아기를 안고 홀로 멍하니 창문 앞에서 서 있으면, 그냥 이대로 뛰어내리고 싶은 생각이 들었습니다. 수없이 반복해서……. 온갖 부정적인 생각에 사로잡혀 몸이 무너지고 있는 것도 몰랐습니다.

할 수 있는 거라곤 하루에도 몇 번씩 스스로 '참자. 버티자. 아기 돌 때까지만 견디자. 나만 힘든 것이 아니라 엄마들은 다 똑같다.'라는 생각뿐이었습니다. 출산 후부터 잠을 못 자고, 밥을 제대로 못 먹고(배고픔이 안 느껴짐). 모유 수유하며 그렇게 버티고 버텨오다 결국 몸과 마음이 와르르 무너졌어요.

그러다가 8체질연구소를 찾아가 묵계 선생님께 상담받고 알려주신 대로 몸을 돌본 지 한 달이 안 되었네요. 이제 통증에서 벗어나 식욕이 돌고, 잘 먹으니 변비도 없어졌어요. 좋은 사람들과 맛있는 밥도 먹고, 수면의 질도 높아졌어요. 얼굴에도 생기가 돌고, 마음에 여유가 생기기 시작했습니다. 친한 친구와 가족들에게 닫혔던 마음이 문이 열리고, 꿈을 꾸고, 보이지 않던 희망이 보입니다. 이제야 제가 사람다워진 것 같습니다.

어쩌면 묵계 선생님께서 처음 체질 상담 때부터 지금까지 언제나 온 마음 다해 상담해주시고, 치료해주셔서 더 큰 시너지효과가 나는 것 같기도 합니다. 저는 몸과 마음을 함께 치료해주는 병원이나 한의원을 본 적이 없습니다. 근데 저도 모르는 사이 8체질연구소에서 마음까지도 치료받고 있었네요. 감사합니다. 묵계 선생님.

멀리 돌아 이제야 체질을 찾았어요.

처음 8체질에 관심을 가진 건 2007년입니다. 성남의 모 한의원을 3번 방문해서 테스트 후에 수음체질이라고 하시더군요. 그래서 좋다는 홍삼을 매일 진액으로 먹었습니다. 닭고기도 열심히 먹었고요.

두 번째는 2013년에 송파구에서는 금양체질이라 해서, 또 한약과 음식을 바꿨습니다. 세 번째는 2022년 강남에서 소양인 진단을 받았습니다. 갈 때마다 체질이 달라 엄청난 혼란을 겪었네요.

이제야 묵계 이상원 소장님을 뵙고 제대로 체질을 알게 되어 너무나 다행입니다. 말씀을 듣고 별다른 것 없이 체질식 70% 정도에 분말 비타민C 끼니당 3g씩만 먹었는데도 몸이 너무나 좋아졌습니다. 이번 주부터 솔잎기름을 도전해보고자 합니다. 알려주신 대로 잘 유지하도록 하겠습니다. 감사합니다.

선생님께 너무나 많은 도움 얻었어요.

사실 예전엔 여기 카페 자주 들어오지도 않았습니다. 반신반의하는 마음이었는데, 지푸라기라도 잡는 심정으로 갔습니다. 대충 어림짐작으로 한태양일 줄 알았는데, 열태양이라는 이야기를 들었습니다. 지금 몸이 안 좋아서 그렇지 과거엔 소화 기능이 좋았을 것이라 하시는데, 정말 맞는 말씀이십니다. 어렸을 때부터 먹성이 좋았어요.

그리고 제 체질 특징에 대해 말씀해주시는데, 정말 너무 들어맞아 소오름. 처음 보시고 남자로 태어났으면 대장부 감이라 하시는데 지당하신 말씀입니다. 남자 같다는 소리 너무 많이 듣고 살아서ㄲㄲ. 그 외에 저에게 맞는 음식 설명해주시는데, 가장 좋아하고 매일 먹다시피 하는 우유와 사과가 해로운 음식이네요. 너무 슬픕니다.

고기를 매우 좋아하는데. 사실 요즘 저탄고지를 하면서 육류 섭취를 늘렸어요. 처음 3일 정도는 괜찮다가 요즘은 기력이 너무 없더군요. 온몸을 두들겨 맞은 거 같은 통증에 어제 조언해 주신 말씀 듣고 그만두기로 했습니다. 일단 몸부터 회복하고 다이어트를 하라는 말씀이 옳다고 봅니다.

이 외에도 좋은 말씀 많이 해주셨는데, 굉장히 유익하고 이 분야에 조예가 깊으신 분이라는 게 느껴졌습니다. 저는 사실 밑져야 본전이라는 마음으로 양의학이든 한의학이든 일단 알아나 보자 하는 마음으로 갔습니다. 그런데 정말 생각 외의 수확을 얻어갑니다.

그리고 '나는 이미 영양학과 건강 쪽 지식을 많이 알고 있다'라고 생각하시는 분이라도 그게 본인 체질에 안 맞을 수도 있습니다. 또 잘못된 방법으로 하는 것일 수도 있으니, 어지러웠던 개념을 정리하고 재정립하는 시간이라고도 할 수 있습니다. 괜히 이것저것 겉핥기식으로 알아보고 공부하고. 선무당이 사람 잡는다고도 하고. 저도 가장 기본적인 걸 간과하고 영양제만 열 가지를 때려 부었는데 반성하고 갑니다.

왜 그렇게 아팠는지 이제야 알게 되었어요.

언젠가부터 얼굴에 열감이 오르기 시작했습니다. 마스크를 쓰고 있으면 피부가 뜨겁게 느껴졌습니다. 그리고 입이 마르고 심할 때는 혀가 따갑게 느껴졌습니다. 입 마름은 당뇨 증상이라 생각하여 혈액검사도 하고 다른 검사도 해보았지만 아무 문제 없었습니다.

양의학으론 안되나 해서 주변에 한의원을 가니 심장이 안 좋아서 그렇다면서 침을 놓아주었습니다. 조금 괜찮아졌다가 몇 달이 지나면 또 증상이 생겼습니다. 매번 한의원을 갈 때마다 심장이 안 좋다 소리만 들으니 솔직히 짜증이 났습니다. 저는 운동 능력도 좋고, 복싱, 헬스, 마라톤 등 심한 신체활동을 해도 심폐 능력이 떨어지는 때는 없었기 때문입니다.

그러다 8체질을 알게 되었고, 사무실로 전화해 예약한 후에 상담했습니다. 한태양인 금음체질에 대한 설명을 듣는 것만으로 제 증상이 왜 그런 것인지 단번에 이해가 되었습니다. 그걸 듣고 나니 추가적인 질문은 할 필요가 없었습니다. 원인이 뻔하니 제가 겪고 있는 증상은 당연한 거였습니다.

제 체질에 맞춰 조절하며 건강을 챙기기 위해 노력해보겠습니다. 두시원, 식초, 비타민C도 구매하였습니다. 감사합니다.

제 특징을 정확히 말씀하셔서 울컥했습니다.

저는 어렸을 때부터 말 못 할 고민을 갖고 살았습니다. 그래서 어렸을 때부터 한의원도 많이 다니고, 비싼 한약도 많이 복용했습니다. 하지만 제 증상은 나아지지 않았습니다. 그러다 우연히 8체질연구소에 대해 알게 되어 소장님께 상담을 받았습니다.

상담을 받으면서 소장님께서 제가 가진 특징들을 딱딱 맞히셨을 때 진짜로 울컥했습니다. 이제야 제대로 방향 설정을 할 수 있을 것 같다는 느낌이 들었어요. 8체질을 알기 전에도 일반 한의원을 엄청나게 많이 갔고, 8체질한의원은 총 세 곳을 갔습니다. 금양과 토양, 다른 한 곳은 알려주지를 않더군요.

제가 소장님으로부터 확인받은 체질은 한태양인(금음)이었습니다. 이제 제 진짜 체질을 알게 되었으니, 열심히 건강식품 챙겨 먹고 체질식 하며 정진해보겠습니다. 학교 도서관에 소장님께서 쓰신 책이 있더군요. 그 책도 읽어볼 예정입니다. 감사합니다

오잉, 좁쌀 붙였다고 이렇게 달라지다니

친언니 권유로 체질 상담을 받았습니다. 체질은 열태양인(금양)으로 나왔습니다. 친언니도 같은 체질로 나왔고요. 언니가 분명 너도 나와 같을 거라고 하더니 역시. 크크.

체질 상담을 할 때, 소화가 너무 안 되고, 눈도 무겁고, 머리도 무겁고, 속도 메슥거리고, 말을 할 때마다 속이 울렁거린다고 말씀드렸습니다. 그런데 감사하게도 손에 좁쌀(?)을 붙여주셨어요. 근데 정말 거짓말같이 무겁던 눈이랑 머리가 얼마나 가벼워지던지, 좁쌀을 붙이자마자 느껴지더라고요.

울렁울렁하던 것도 집에 오니 생각도 안날만큼 좋아졌고요. 집에 와서 한참 있다가 "아 맞다. 나 속이 울렁거렸는데, 오잉?" 좁쌀(?) 그걸 손에 붙였다고 이렇게 달라지다니, 너무너무 신기해서 이렇게 올립니다.

글재주가 진짜 너무 없는데, 너무 좋아서 올립니다. 신랑도 날 잡아서 데리고 가야겠어요. 묵계 선생님 정말 감사합니다.

천금을 주고라도 알고 싶었던 나의 체질

    수도권 상담 신청을 매번 놓치다 이제야 선생님께 체질을 확인받게 됐네요. 수십 년 직접 겪은 경험으로 스스로 진단해보려 해도 알쏭달쏭하던데, 이미 몇 가지 방법만으로도 선생님께서는 체질을 확신하시더라고요.

    일평생을 태음인으로 알고 살았습니다. 목양체질이라고 생각했는데, 금양체질이라니. 선생님이 이야기하시는 민족의 기질과 음양의 조화, 장기의 강약 등 관심 있는 분야여서 재미있게 집중해서 들었습니다. TV나 인터넷에서 흔히 접하는 정보들과 많이 다른 내용도 있었습니다. 하지만, 선생님은 확신이 있으신 듯 이야기를 이어 나가셨습니다. 그 자신감에는 허황한 궤변이 아닌, 철저한 이론과 방대하게 축적된 데이터들이 뒤를 받치고 있었기 때문이란 생각이 들었습니다.

    주변에선 금액이 부담되지 않냐고 하지만, 몸이 아파본 사람은 아시리라 생각합니다. 천금과 맞바꿔서라도 얻고 싶은 게 건강이란 것을요. 누군가가 수십 년 또는 일평생을 바친 시간과 노력을 그만한 금액으로 단시간에 얻는다면 그보다 가성비 좋은 게 있을까요. 아무튼, 진단받아보시지 않은 분이라면 꼭 한번 받아보셨으면 좋겠습니다.

폐암 진단받고 몰라보게 좋아졌어요.

서울 상담에서 묵계 선생님을 만났습니다. 하나라도 더 설명하시고 당부하시는 모습이 참 감사했습니다. 이제라도 선생님을 만난 게 인생의 터닝 포인트가 된 것 같습니다. 전 한태양인이고, 왜 그런지 말씀하시는데 귀에 쏙쏙 들어왔습니다. 성격이나 기타 생활, 병증까지 다 맞는 것이 신기했습니다. 전 한태양인일 수밖에 없는 사람입니다.

올 1월에 폐암 재발 진단을 받았습니다. 면역 항암 약을 먹으면서 변비가 생기고, 근육통, 가려움증 등의 부작용이 생겼습니다. 약 복용 초반에 간 수치에 문제가 생겨서 약을 끊었다가 입원했다를 반복하면서 원인을 찾지 못해 고생을 좀 했습니다. 폐보다 간에 더 신경을 쓰는 상황이 되었습니다.

그 무렵 검색을 통해 처음 8체질을 알게 되었고, 근처 한의원에서 한 곳은 금양, 다른 한 곳은 금음체질 진단을 받았습니다. 금음으로 진단받은 곳에서 침도 맞고, 배에 뜸도 뜨면서 지냈지만 크게 달라지는 것은 없었습니다. 한의사 선생님은 농담처럼 제가 왜 병에 걸렸는지 알 수 없다고 하시며, 병 때문이 아니라 노화로 죽을 것 같다고 말씀하십니다. 제가 그만큼 모범적인 생활을 했기 때문입니다.

체질식을 한다고 육고기를 3주 정도 끊어봤는데, 힘이 너무 빠지고, 몸이 너무 무거워지는 것 같았습니다. 선생님이 강조하시는 것처럼 100% 체질식은 맞지 않는 것 같습니다. 평소에도 육고기를 워낙 싫어해서 제가 만든 음식 외에는 잘 먹지 않습니다. 지금은 의식적으로 끊지는 않고 있습니다.

커피는 가슴이 뛰고, 늦게 마시면 밤에 잠을 자지 못해 평소에도 잘 마시지 않습니다. 밀가루 음식도 별로 먹지 않습니다. 다른 건 골고루 잘 먹고 있습니다. 양파나 부추를 많이 먹으라 하셔서 평소에 1개 먹던 걸 2개씩 먹고 있습니다. 매일 1만5천 보 정도 걷고 있고, 토요일마다 가볍게 약초산행을 합니다. 10시 정도에 잠을 자고, 6시 정도에 일어납니다.

선생님께서 비타민C, 솔잎기름, 포도당 주사를 말씀하셨지요. 일단 비타민C를 주문해서, 처음에 1스푼으로 시작해 별 이상이 없길래 식간에 3그램씩 9g까지 올렸습니다. 피부가 모기에 물린 것처럼 간지러웠는데, 그 현상이 줄었습니다. 아침에 일어날 때 손이 붓는다는 느낌도 사라졌습니다. 요즘 유난히 눈이 아프고, 피로했는데, 그것도 사라졌습니다. 포도 알갱이 같던 변도 조금 뭉쳐서 보기 시작했습니다. 비타민C의 드라마틱한 경험을 하는 중입니다.

솔잎기름도 복용할 생각이지만, 제가 항암 약을 매일 먹어야 해서 일단은 비타민C로 적응을 하고 있습니다. 이번 달 정기점진에서 이상이 없다는 소견을 들은 후 먹으려고 합니다. 제 글 읽어주셔서 감사하고, 모두 건강하세요.

태양인 임상 사례

30세 남자, 8체질로 건강을 찾다.

 30세 남자입니다. 묵계 선생님께 체질을 감별 받고, 온갖 시행착오 끝에 저에게 맞는 건강습관을 찾아가고 있습니다. 8체질을 접하신 분들도 끈기를 갖고 카페에 있는 자료로 공부하며 실천해 나가면 자신에게 맞는 건강법을 알게 되실 거라 믿습니다.
 8체질에 관한 지식 습득도 중요하지만, 맹목적인 받아들임이 아닌 스스로 생각하며 자신에게 적용해보고 느끼는 과정이 필요하다고 생각합니다.
 저는 저질 체력과 심한 상열감으로 인한 두통 및 눈 충혈, 피부(특히 눈 주변부와 음낭) 가려움으로 고생했습니다. 또한, 아침에 일어나는 것이 항상 우울했고, 몸이 잠에서 깨어나 작동하는 것도 느려 정오쯤 돼야 어느 정도 풀립니다. 그리고 초저녁이 되면 상열감으로 힘들었습니다.

소화가 잘 안 되면 바로 식곤증이 오고, 잠시 자다가 일어나면 속이 더욱 더부룩해져 다시 밥을 먹기 힘든 악순환을 겪기도 했습니다.

지금은 이 증세를 포함해 알레르기나 배변 등 여러 증상이 나아지고 있다는 확신이 들어 글을 쓰게 됐습니다. 회원분 모두가 저와 같진 않겠지만 참고사항으로라도 보시면 되겠습니다.

1. 식사 후 비타민C 꾸준히 챙겨 먹기. (자신에게 맞는 양만큼 섭취)
2. 밀가루, 커피, 자극적인 음식은 되도록 먹지 않기. (혼자서는 절대 사 먹지 않기)
3. 아침 식사하기 (쌀밥으로)
4. 집에서 식사할 경우 되도록 8체질을 고려해 식단 마련하기
5. 충분히 건강해질 때까지 성욕 억제
6. 규칙적인 생활. 늦어도 12시 전에 꼭 잠자리에 들기.

이렇게 2개월을 하니 다리에 저절로 힘이 붙기 시작했습니다. 예전에는 운동해도 피곤하고 상열감만 심해졌습니다. 그런데 위와 같이 실천을 하니 다리에 힘이 붙고, 운동 후에 더욱 심해지던 상열감이 점점 줄어들기 시작했습니다.

1개월 정도 더 지나서 안쪽 허벅지까지 힘이 붙기 시작하니 흉추가 펴지는 게 느껴졌습니다. 흉추가 펴지니 턱도 자연스레 안쪽으로 당겨지며, 경추가 제자리를 찾아간다는 느낌이 들었습니다. 눈도 전보다 편해졌습니다.

자세가 좋아지면서 저절로 소화가 잘되고 먹는 양이 늘었습니다. 마른 몸이었는데 자연스레 살이 보기 좋게 붙었습니다. 살이 붙으니 상열감도 줄고 체력도 늘었습니다.

한태양인의 건강의 시작은 간이라는 것을 몸소 체험하여 느꼈습니다. 섭생으로 간을 지키고, 정을 아껴 신을 보하니 다리에 힘이 붙었습니다. 그리고 소화력이 좋아지고 이로 인해 살이 붙더군요. 그리고 정과 혈이 증가하니 체력이 증진되고 상열감이 내려가며 이것이 수승화강이라는 걸 느꼈습니다.

시행착오를 겪고 그 경험들을 바탕으로 저에게 맞는 방법을 3개월 충실히 실천하니 하루하루 몸이 좋아지는 걸 느낍니다. 워낙 이쪽에 문외한이라 시행착오가 많았고, 8체질나라 카페에 무의미한 질문을 올릴 때도 있었습니다. 아무쪼록 이 글을 읽는 모든 분께서 건강하시길 바랍니다.

건강 변화와 편도염 치유까지

묵계 선생님께 한태양인 진단을 받았습니다. 그 당시 왼쪽 눈 떨림, 정전기, 잦은 트림, 마른기침, 상열감이 심했습니다. 먼저 비타민C를 매끼 마다 3000mg을, 솔잎기름도 매일 2~3알씩 복용했습니다. 몸이 많이 안 좋을 때는 4알까지 늘렸습니다. 이후에는 아침에 비타민B 1알도 추가했습니다. 일주일 뒤에는 두○○1도 아침과 저녁에 섭취했습니다.

놀랍게도 이렇게 먹은 지 한 달도 안 되어 왼쪽 눈 떨림과 트림이 사라지고, 정전기도 거의 없고, 마른기침도 많이 좋아졌습니다. 목을 많이 쓰는 일을 해서 가끔 기침은 합니다. 또 있습니다. 상열감과 독한 방귀 냄새가 사라졌고, 좀 더 잘 자고, 덜 피로하고, 피딱지까지 생기던 입술 문제도 크게 호전되었습니다. 또한, 밥맛이 좋아져서 밥도 이전보다 더 많이 먹게 되었습니다.

건강 유지를 위해 일찍 자려고 노력하는 중입니다. 여유가 될 때마다 맨발 걷기도 하고요. 샤워도 늘 뜨거운 물로 했는데, 마지막에 미지근한 물로 헹구기 시도를 해서 성공했습니다. 그래서인지 추위를 덜 타게 된 것 같습니다. 체질에 맞지 않는다는 금반지 다 빼고, 진주 및 옥 목걸이와 팔찌로 바꾸었습니다. 스킨과 마스크팩도 역시 레몬으로 교체했고요. 선생님 말씀대로 철저한 체질식보다는 '체질에 좋은 음식 70%, 그외 30%'로 맞춰 먹으려고 노력 중입니다.

지금도 이거저거 먹고 해보며 실험 중입니다. 알려주신 방법 덕분에 몸이 많이 좋아진 듯합니다. 감사합니다. 그리고 목 안이 부었을 때 예전에는 프로폴리스 원액을 떨어뜨렸는데, 이것도 체질에 맞지 않는다는 걸 알고서 방법을 바꾸었습니다. 혹시나 해서 비타민C 가루를 소량 목 안에 뿌리고, 죽염에 녹여 먹었는데 이틀 만에 목이 부은 게 사라졌습니다. 너무 신기하고 감사한 마음입니다.

두○○, 솔잎기름, 비타민C 한 달 후기

작년 8월 저는 소방관 구급대원을 퇴직했습니다. 말 그대로 죽어가고 있었거든요. 어릴 적부터 잦은 두통과 사과, 밀가루 음식에 대한 알레르기 반응이 있었기에 나는 좀 관리를 해야 한다고 알고는 있었습니다.

하지만 이 정도는 아니었죠. 어느 날부터 몸에서 자꾸 힘이 빠지고, 앞에 말하는 사람을 보면서도 정신이 멍합니다. 점심 먹고 3시쯤이 되면 마치 쓰러질 듯이. 기절할 것 같은 기분이 4시간씩 지속하였고, 튀긴 음식을 먹었다가 일주일간 참을 수 없는 가려움증에 피가 나도록 살을 긁기도 합니다.

건강이 나빠지고, 직업 가치관이 바뀌어 퇴직하게 되었습니다. 두드러기, 무기력증, 탈모, 가슴 두근거림, 안구 건조 및 충혈 등. 증세는 점점 더 심해졌습니다. 가장 먼저 유명 한의원을 찾아갔습니다. 장기에 열이 찼을 때 어떤 증상이 나타나는지 설명을 들었습니다. 폐, 위, 간, 장에서 열 빼는 약을 처방받아 두 달간 먹었습니다. 2주 만에 머리가 확 나더니만 6주 차에 다시 싹 빠져버렸습니다.

무기력하고 기절할 것 같은 컨디션의 변화는 없었습니다. 안 좋은 음식을 먹으면 팔다리가 가렵던 것이 이제는 가렵지 않고 얼굴에 여드름이 나는 거로 바뀌긴 했습니다. 결국은 한 달에 100만 원 하는 약값이 힘들어 중단했습니다. 두 번째로 찾아간 병원 검사로는 심장이고 폐고 간이고 모두 정상이라고 하더군요. 그런데 경도 신부전증이 있는 것 같으니 큰 병원으로 가라고 했습니다.

 그 뒤에 고기를 일절 끊고 채소랑 두부만 먹었습니다. 세 번째로 유튜브로 8체질을 알게 되어 집 근처 한의원에 갔습니다. 목양체질이니 매끼 소고기를 먹으라 하여 먹었더니, 가슴이 답답할 만큼 뜨거워지고, 화가 가득 차 폭발할 것 같았습니다.

 쓰러질 것 같은 느낌에 무엇도 잡고 있지 못하던 날들. 집에서 유튜브와 블로그에서 관련 내용만 찾아보다가 부모님이랑 공원에 갑니다. 내리쬐는 햇살에 정신이 또 멍해집니다. 이제는 기절할 것 같은 멍한 기분이 식후 4시간이 아니고 이틀씩 지속하였습니다.

 살이 쭉 빠져 얼굴이 야위었고, 머리는 빠지고, 눈은 충혈. 자전거를 조금만 타도 몸은 욱신거리고, 숨이 가빠오고, 손아귀의 힘은 안 들어갑니다. 그때부터 눈물이 자꾸 났어요. 아, 나는 이제 시간이 얼마 없는 건가? 이렇게 죽어가는 건가 보다. 아직 못다 한 꿈이 남았는데….

 그리고 유튜브 통해서 알게 된 묵계 선생님의 서울 체질 감별을 신청하게 됩니다. 저는 한태양인 금음체질이었습니다. 본질은 양인데 겉으로 보이는 것은 음. 이중적이고 쉽게 화를 내는 성격. 꿰뚫어 보는 것 같아 왠지 앉은자리가 민망합니다.

 시간이 빠듯해 선생님께 개인사와 궁금한 것을 다 물을 순 없습니다. 사실 그런 자리가 아니라고도 생각하고, 어떤 대화가 오가도 결론은 같기에 불필요한 행동입니다. 상황에 따라선 상대를(선생님을) 괴롭히는 행동이 될 수도 있습니다.

 물론 마음의 안정을 얻고자 말이 많아지는 것일 테고, 저도 안정되고 싶어 하는 사람입니다만, 진실로 필요한 건 말뿐인 위로가 아니라 행동에 의한 결과입니다. 백날 말하는 것보다야 뭐라도 하고 싶었습니다. 환자는 처음 만난 의사를 믿을 수밖에 없습니다. 항상 믿고 싶죠. 이번엔 답이기를 하면서요.

> **복용 후기**
>
> 두○○1 (2포) + 솔잎기름(2정) + 비타민C 분말(9천) + 탈모샴푸와 토닉
>
> 아침 : 푸른잎채소 + 두부샐러드, 밥
>
> 점심 : 푸른잎채소 + 연어샐러드, 밥
>
> 저녁 : 흰살생선, 수육, 백숙에 백반.
>
> 영양제 : 비타민C, 오메가3, 프로바이오틱스
>
> 운동 : 주 5일, 30분 걷기 + 30분 팔굽혀펴기, 스쿼트 60kg

1일차 ~ 10일차

상열감이 문제라니까 센 거로, 두시원 1로 하자. 안 맞으면 몸이 말하겠지 하고 비타민C도 처음부터 9천 때려 박았습니다. 이상하게 처음 3일간은 솔잎기름을 먹고 나면 몸에서 온종일 솔향이 올라옵니다. 3일 뒤부턴 괜찮아지지만, 또 밀가루와 소고기 같이 안 맞는 음식 먹으면 솔향이 강하게 올라옵니다. 몸 상태가 안 좋을수록 열심히(?) 녹이고 있나 봅니다.

기절할 것 같고 몸에 힘이 없던 증세는 조금씩 좋아지는 것 같습니다. 딱히 몸이 더 불편하고 냉하고 그런 건 없습니다.

11일차 ~ 20일차

기절할 것 같은 명함이 없어졌습니다. 일과를 보내는 데 지장이 없습니다. 사실 증상이 가장 심할 때 도수치료를 받으러 갔습니다. 일자목인지 거북목인지가 있어서 그렇다며 마사지 받고 나니 당장 심한 것은 좀 누그러지긴 했습니다.

경추 고정대 사서 바른 자세 유지하면서 지내도 오랫동안 앉아 있으면 몸에 충격이 오는 게 보이긴 했는데, 11일 차부터는 충격이 없습니다. 과자와 밀가루 가끔 조금 먹어도 충격이 없습니다. 안구도 촉촉해지고 정신이 맑아집니다.

21일차 ~ 30일차

이전엔 앉아서 작업만 하면 몸이 그렇게 아팠는데……. 이제는 온종일 작업해도 신나고 힘찹니다. 시원한 마음으로 잠들고 내일을 기대합니다. 다시 조금씩 일을 시작하며 은은한 행복감을 느낄 때 알아차렸습니다.

저 스스로는 이 정도면 완치라고 생각합니다. 다시 이렇게 나를 정상으로 느끼는 날이 오다니. 그냥 간이 약해서 몸에 피가 부족했고, 뇌가 공급받는 산소가 부족해 증상이 온 것을 모르고 죽느니 마느니 질질 짜고 있었다니.

감사합니다. 선생님. 선생님은 정말 다르셨어요. 저같이 두통(깨질 듯한 통증, 체한듯한 통증, 명함, 기절할 것 같은 기분), 안구 건조 및 충혈, 팔다리 무기력증, 가슴 두근거림 있으신 분께 두○○과 솔잎기름 추천합니다.

병 없이 살 수 있다는 자신감이 생겼어요.

묵계 선생님께 먼저 감사의 말씀을 드립니다. 선생님께 한태양인으로 체질검사를 받고 말씀하신 대로 실행을 한 지 보름이 조금 넘었습니다. 제가 예전부터 이름난 체질 분류하시는 분들한테 거의 20번 가까이 받았습니다. 소양인 70% 정도, 소음인 20% 정도, 태음인 한번, 금양인 두 번, 이렇게 체질진단을 받았습니다.

이렇게 되니 체질에 대해서 반포기가 되더군요. 하지만 체질 자체에 대해 부정적이진 않았습니다. 유튜버에서 선생님 체질 강의를 들었습니다. 이제마 선생이 후세에 반드시 체질 완성자가 나올 거라고 말씀하셨는데, 저는 묵계 선생님이라고 직관적으로 알았습니다

그래서 선생님께 바로 전화해서 예약했습니다. 직접 만나 뵙고 상담하니 한 점의 의심도 들지 않았습니다. 어떤 분이 글을 올렸는데, 본인의 정확한 체질만 알 수 있다면 5천만 원도 아깝지 않다는 말씀에 100% 공감했습니다

몸에 여러 가지 문제가 있었지만, 그중에 불면증이 제일 심했습니다. 잠의 중요성은 누구나 다 알고 있죠. 불면증을 앓아보신 분은 그 고통을 아실 겁니다. 선생님께서 저는 태양인 1차보다는 태양인 2차와 수면에 도움이 되는 차가 더 좋다고 추천해 주셨습니다. 공복에 태양인 2차 하루 2개, 수면차는 태양인 2차와 시차를 두고 하루 2개 이렇게 먹었습니다. 5일째 아침에 일어나니 아침 6시가 너머 있는 겁니다. 정말 놀라운 일이고, 몸도 가뿐했습니다. 이후 한 번씩 중간에 깰 때도 있지만, 전과

는 비교가 안 됩니다.

그리고 소화 문제와 이명도 불면증만큼은 아니지만, 점차 좋아지고 있습니다. 그런데 빈뇨가 있었는데, 차를 마신 뒤로는 잠자는 동안에도 소변 때문에 일어나지는 않았습니다. 전에는 기본 두 번 정도는 중간에 일어나 소변을 봐야 했습니다. 희한한 것은 전에처럼 낮에는 소변을 자주 보는데, 소변량이 전보다 많아졌습니다. 생각해보니 몸에 그동안 쌓인 노폐물 독소가 빠지는 게 아닌가 하는 느낌이 들었습니다. 왜냐하면, 원래 마른 편이지만 몸무게는 그대로이니깐요.

다시 한번 확실히 느끼지만 생노사는 어쩔 수 없지만, 자기의 정확한 체질만 않다면 병 없이 살 수 있다는 자신이 확실히 생겼습니다. 묵계 선생님 감사드립니다.

안타까운 우리 체질 의학

　40년 전 수술 직후 갑작스럽게 체중이 10kg이 줄고, 소화기에 문제가 생겨 음식을 자유롭게 먹을 수 없게 되었다. 수년에 걸쳐 이 병원 저 병원에서 검사를 받아보아도 병명은 나오지 않았고, 의사들은 한결같이 신경성이라고 했다.

　남편이 죽어도 한이나 없게 서울대 병원에서 검사를 받아보자고 했다. 그래서 첨단 장비로 검사받으면 원인을 알 수 있을까 해서 받아보았다. 병명은 나오지 않았고, 그 유명한 서울대 병원 의사가 처방해준 약도 효과를 보지 못했다. 치료를 포기하고 일시적으로 약의 도움을 받고 지내던 중 양약의 한계가 와서 복용할 수 없게 되었다

　수십 년 편식으로 영양 상태가 나쁜 데다, 불면증까지 생기고, 아무리 식이 조절을 해도 설사하고, 탈진되어 체중이 36kg까지 내려갔다. 이러다간 일 년도 못 버티겠다는 생각이 들어 체질 전문한의원을 찾았다. 금양체질이라고 해서 체질식을 하며 치료를 받던 중 문제가 생겼다. 이번엔 8체질 전문한의원에 갔는데, 거기서도 금양체질을 받았다. 금양체질로 알고 치료를 받아보니 또 다른 문제가 생겼다. 다시 또 다른 8체질 한의원을 찾아가 받은 체질은 수음이었다.

　혼란스럽고, 체질진단에 맹점이 있다는 것을 알게 되었다. 살길이 난감한 내게 친구가 8체질연구소 유튜브를 보라고 하기에 방송을 보고 바로 대구로 갔다. 한태양인 금음체질로 나왔다. 묵계 선생님의 처방대로 해보니, 지금은 완치는 아니라도 잘 다스려지고 있다. 동양의학을 무시

하고 나를 보고 신경성이라고 하신 의사분들 체질식으로 잘 다스려지고 있는 날 보고 무어라고 말씀하실지.

이제마 선생은 이미 조선시대 때 사상의학을 찾아냈다. 하지만 우리 체질의학계는 그걸 발전시키지 못하고, 130년이 지나도록 잘못된 이론을 답습하고 있으니 참 안타까운 일이 아닐 수 없다

최근에는 서양 의사들도 사람마다 호르몬이 다르다는 얘기를 한다. 이게 혹 우리나라에서 130년 전에 발견한 체질을 말하는 게이 아닌가. 의학계가 지금이라도 동양의학과 체질의학을 받아들여 양의학과 겸해서 병을 치료하면 얼마나 좋을까. 병으로 시달리는 이들의 고통받는 시간도 단축해주고, 환자도 줄 것이며, 국가적으로도 의료비를 절감할 수 있다. 하루라도 빨리 그런 날이 오기를 기대해 본다.

약을 먹지 않고 골다공증을 이겨냈어요

〈한태양인(금음) 골다공증약 탈출〉 사례1

　소화불량, 목디스크, 허리 협착 등으로 10여 년간 고생하다 3년 전부터는 골다공증약까지 먹기 시작했답니다. 작년 초에 묵계 선생님께 상담받고 여러 약차를 복용했는데, 위와 장이 받아주지를 않아 계속 시행착오를 겪었어요. 그래서 위장부터 다스려야겠다는 생각에 속시원과 속쾌환으로 위장을 다스리고, 장 건강을 위해 쾌청엔과 약쑥차부터 섭취했어요. 이를 통해 처음에 적응이 되지 않던 비타민C도 조금씩 양을 늘릴 수 있었고요.

　이후 혈액 조성에 큰 도움이 되는 두○○2가 나오면서 장복에 들어갔어요. 참고로 묵계 선생님께서 뼈를 주관하는 것은 신장이고, 신장을 충실하게 하는 것은 신의 정(精)이며, 이러한 신정(腎精)은 혈액이 농축되어 만들어지는 것이라고 하시더군요. 그렇다면 골다공증 역시 무엇보다 혈액 조성이 필수이겠지요. 남자보다 혈이 부족한 여성들에게서 골다공증이 많이 발병되는 것도 이런 원리 때문이라고 합니다.

　그리고 배앓이가 있을 때는 약쑥과 찜질을 하면서 이겨냈지요. 그리고 피를 맑게 하고 해독하며 간 건강에 좋다는 적송유(솔잎기름)도 추가했어요. 식사는 골고루 적은 양을 천천히 꼭꼭 씹어 먹고, 또한 단백질 보충을 위해 돼지수육과 두유도 복용했지요. 이외에 함께 실천한 것을 소개하면,

① 천연 비타민D 생성을 위해 매일 1시간 햇빛을 받으며 걷기를 했는데, 비타민D와 K는 칼슘과 철분을 뼈까지 가져다주는 역할을 한다고 합니다.
② 묵계 선생님이 강조하는 뼈에 무게가 실리는 근력운동을 위해 주 3회 필라테스도 열심히 했습니다.
③ 주 1회 등산을 했는데, 이는 힐링, 근력운동, 대사 및 혈액순환 촉진을 위한 것이었습니다.
④ 스트레스 안 받기도 신경을 썼는데. 태양인 금체질에게는 스트레스가 만병의 근원이라고 하죠.

이런 실천을 하면서 골다공증약은 전혀 복용하지 않고, 지금은 두○○2와 비타민C만 먹고 있어요. 오늘 골밀도 검사했는데, 많이 좋아졌다고 운동만 열심히 하라네요. 너무 기뻐서 이렇게 글을 올립니다. 제 생각으로는 두○○의 도움이 가장 컸다고 생각합니다. 간혈 보충에 상열감까지 잡으니 소화가 되고, 소화흡수가 되니 체력이 좋아져서 운동을 더 열심히 할 수 있었던 것이죠. 그리고 잘 먹으니 영양 흡수가 잘되어 골밀도도 좋아졌고요. 놀랍게도 어떤 원리 때문인지 목디스크와 허리협착증도 좋아졌습니다.

무엇보다도 지겨운 죽이 아니라 인간답게 식사를 할 수 있게 되어 선생님께 정말 감사한 마음입니다. 이렇게 건강 관리를 하면 장차 고지혈증약도 탈출할 수 있으리란 희망이 생겼어요. 이상입니다.

〈유의미한 골다공증 개선〉 사례2

골다공증 경계라는 진단을 받고 비타민D 1000IU, 칼슘 500mg을 복용하였습니다. 그런데 1년 8개월 뒤 재검사에서 결국 골다공증 진단을 받았습니다. 꾸준히 처방 약을 먹었고, 혈중 비타민D 수치는 정상으로 올라왔지만, 골밀도는 오히려 떨어졌습니다. 그래서 곰곰이 생각해보았습니다. 분명 골다공증 치료를 위해 비타민D와 칼슘을 열심히 먹고, 걷기운동 위주로 꾸준히 하였는데도 골밀도가 떨어져 맨붕이 왔습니다.

골다공증약이 파골세포의 활동을 억제하여 골밀도의 유지 또는 상승을 유도한다고 합니다. 그런데 부작용이 있고, 골다공증약을 끊었을 때 불확실성이 있어 고민 끝에 8체질연구소 상담을 받았습니다. 이후 새로 출발하는 마음으로 골다공증 탈출 프로젝트를 시작했습니다. 이때부터는 선생님의 조언대로 뼈에 하중이 실리는 근력운동을 집중적으로 실시했습니다. 선생님께서 뼈가 자극을 받아야 스스로 단련을 위해 조직을 채울 수 있다고 하셨습니다.

다시 4개월 후에 골밀도 검사를 받았는데 유의미한 수준으로 올라간 것을 확인했습니다. 아직 갈 길이 더 남았지만, 더 열심히 노력해 9개월 후쯤 골밀도 검사를 다시 받을 예정입니다. 긍정의 마인드와 꾸준한 실천을 할 수 있도록 도움을 주신 8체질연구소 스텝진에게 감사를 전합니다.

〈심한 골다공증이 호전되었습니다.〉 사례3

저는 부작용이 많다는 골다공증약을 먹지 않고도 골다공증 수치가 마이너스 4.1에서 마이너스 3.7로 호전되었습니다. 이게 무슨 호전인가 하실 수도 있지만, 마이너스 4점대에서 3점대로 호전되는 건 매우 어려운 일이랍니다.

40대 후반에 골다공증 진단받고 병원에서 4년간 치료를 받았지만, 수치가 점점 나빠졌었죠. 그러던 중 묵계 선생님께 8체질 상담을 통해 골다공증에 대한 조언을 받았습니다. 그런 후에 선생님께 말씀하시는 여러 방법과 증상 호전에 도움이 되는 건강식품을 섭취하면서 관리했습니다.

그리고 1년 후에 재검사를 받고 이런 놀라운 결과를 확인하게 되었어요. 이렇게 저와 같은 심한 골다공증 환자도 골다공증약을 먹지 않고도 호전될 수 있다는 걸 알려드리고 싶어서 이렇게 글을 올립니다. 제가 했던 방법을 다 소개하고 싶지만, 체질과 몸 상태에 따라 적용 방법이 다를 수 있어 절실한 분들은 먼저 선생님께 상담부터 받아보시기 바랍니다.

체질 찾고 한 달, 놀라운 변화

한태양인 금음으로 체질 감별 받았어요. 처음에는 비타민 먹는 게 힘들어서 1g부터 먹다가 지금은 5~6g씩 먹고 있는데, 몸의 몇 가지 변화에 대해 공유하려고 해요.

우선 가장 바뀐 점은 해산물을 마음껏 먹는다는 것! 예전에 갔던 8체질 한의원에서 목양체질이라고 해산물 절대 먹지 말고 소고기만 먹으라고 했었지요. 그래서 해산물 먹을 때마다 혹시 설사하면 어쩌나 걱정을 많이 했는데요. 지금은 회와 해산물 마음껏 먹어요. 크크크. 대신 달라진 점이라면 초장 범벅에 매운탕 먹던 걸, 간장에 지리 매운탕 조합으로 바꾸었는데 속도 너무 편안하고 컨디션이 좋네요.

고기도 먹고 싶을 때마다 먹어요. 되도록 고기 먹을 땐 과식하지 않고, 채소랑 같이 많이 먹으려고 노력 중이에요. 커피도 완전히 끊었고, 대신 녹차 가루 사서 마시고 있어요. 커피 때문이었던 건지 비타민 때문인지 모르겠지만, 제가 불면증이 너무 심했어요. 지금은 잠도 잘 잡니다. 10시간을 자도 피곤했던 몸이 6~7시간만 자도 저절로 눈이 떠지고, 몸이 번쩍 일어나져요. 엄마도 이 점이 가장 신기하다고 하시네요.

우선 뭘 먹어도 소화가 안 되고 체한 것 같은 느낌이 있었는데, 그게 완전히 없어졌고요. 몸이 피곤하고 기력이 없는 느낌이 항상 있었는데, 컨디션이 굉장히 좋아요. 가끔 매운 음식을 먹거나 과식을 하면 화장실을 자주 가는 증상이 있긴 하지만, 2주에 한 번씩 장염이 걸렸던 예전 모습은 없어요.

물 대신 식초를 연하게 타서 마십니다. 샤워를 굉장히 뜨거운 물로 했었는데, 지금은 시원할 정도의 물로 샤워해요. 손발이 항상 차갑고, 여름에도 전기장판을 틀고 잤는데, 지금은 손발이 아주 따뜻해졌어요. 맨발 걷기 하기는 장소가 마땅치 않아서 저는 집에서 골프공으로 매일 발바닥 마사지를 해줘요. 속도 편안해지고 수족냉증에 효과 짱!

한포진은 계속 생겨서 이건 어떻게 치료해야 하나 걱정이 많아요. 우선은 비타민C 꾸준히 챙겨 먹어보려고요. 요즘 반찬으로 전복장과 문어 장을 먹는데 너무 맛있어요.

특별히 보약을 챙겨 먹은 것도 아닌데 한 달 반 만에 평생 달고 살던 과민성대장증후군 약을 끊게 되다니. 소화도 잘되다 보니, 아침 먹고 2~3시간 뒤에 간식 먹고, 또 밥 먹고 간식 먹고, 밥 먹고 온종일 뭘 먹고 있어요. 그런데도 요즘 너무 좋습니당. 비타민C의 대단함을 요즘 느껴요. 모두 체질 감별 받으시고 건강 되찾으시길 바래용♥

8체질몰 제품 후기

쾌청엔으로 장이 뻥 뚫렸어요.

    간혹 음식물을 잘못 섭취해 장이 한 번씩 안 좋아질 때가 있어요. 그럼 속도 더부룩하고 장도 많이 불편해서, 그럴 때마다 한의원에 가서 1~2주 정도 치료받아도 불편함이 완전히 해소되지는 않았습니다. 마침 집에 상비약으로 구매해놓은 '쾌청엔'이 있었는데, 깜박하는 바람에 괜히 고생만 길게 한 것 같네요.

    '쾌청엔'을 하루 2회(아침과 저녁 식전)씩 2주간 복용했습니다. 한마디로 속과 장이 뻥 뚫렸습니다. 현 상태로 한 달 정도 지나고 있는데, 아직은 생활에 불편함이 없이 지내고 있습니다.

    앞으로 속과 장을 주기적으로 디톡스를 하면 더 좋을 듯하여 2~3개월에 한 번씩 2주 정도는 해야겠습니다. 집에 항상 비치해야 할 품목으로 준비해 놓고 있습니다. 감사합니다.

아버지를 살려 주셔서 감사합니다.

꼭 후기를 써야겠다는 생각으로 그동안의 상황을 글로 적어봅니다. 아버지께서는 올해 2월 모 병원에서 간질성폐렴과 폐섬유화증을 진단받았습니다. 이 병은 완치가 없으니 약이나 드시고, 아프면 다시 병원에 입원하라는 말에 저는 어찌해야 할 바를 몰랐습니다.

다시 다른 병원에서 일주일 입원을 거쳐 퇴원하실 때 어찌해서라도 아버지를 살려야겠다는 마음 하나로 간질성폐렴 유튜브를 하나하나 찾아보았습니다. 하나하나 다 똑같은 이야기이고, 결국 완치는 없다는 이야기뿐이더라고요. 그런데 유튜브를 보는 와중 묵계 선생님의 이야기를 듣고 바로 예약을 잡고 부모님과 함께 대구로 내려갔습니다.

그때도 아버지가 너무 기력이 없으시고, 조금만 걸으셔도 숨을 헐떡거려서 정말 어떻게 되지나 않을까 맘이 불안했습니다. 소장님을 뵙고서 아버지의 폐렴이 폐에서 시작된 것이 아니라, 간에서부터 시작되었다는 말씀을 들었습니다. 그리고 무료로 수지침을 놓아주셨습니다.

소장님께서 알려주신 한방차를 한 달 반 정도 드셨지요. 그리고 소장님 서울 방문 시에 다시 자석침과 수지침을 맞으셨습니다. 소장님께서 하라는 대로 비타민C, 솔잎기름, 솔잎발효 식초 등 태양인에게 좋다는 것을 섭취하였습니다. 특히 소장님께서 권해 주신 한방차를 드시고, 아버지가 조금씩 회복되기 시작했습니다.

몇 걸음만 걸어도 힘들어서 주저앉으셨던 분이 한 달 반 정도 되니까 동네 공원 산책과 지하철 타기가 가능했습니다. 지금은 예전처럼 일주일에 두서너 번씩 남산에 올라가십니다.

입맛도 회복되어 음식을 잘 드시고, 열태양인에 좋은 음식과 8체질 몰에 있는 식품을 꾸준히 드셨습니다. 아버지의 얼굴빛이 점점 살아나고, 살도 오르고, 특히 가냘픈 허벅지에 살이 차올라서 산에 오르기까지 하셨습니다.

너무나 감격스럽습니다. 지금 84세인데, 십 년은 더 젊어지신 거 같아요. 이 모든 게 소장님 덕분입니다. 정말 감사합니다. 어쩌면 이것도 운명 같은 것이겠죠. 그리고 병원 가서 폐 검사를 일주일에 한 번씩 하셨는데, 병원에서 하는 말이 폐가 더 좋아졌다고 하시더라고요.

일주일 후에 다시 가서 사진 찍어보니, 또 더 좋아졌으니, 다음엔 2주일, 다음엔 한 달 후에 오라고 하시네요. 아버지가 제일 기뻐하셨습니다. 원래 저한테 전화 잘 안 하시는데, 지난번에는 더 좋아졌다는 말을 듣고 전화로 자랑까지 하시더라고요.

정말 보람이 느껴졌습니다. 소장님을 알게 되지 못했으면 지금 저희 아버지는 어떻게 되셨을까요. 생각해보면 소장님은 저희 아버지의 생명의 은인이십니다.

꾸준히 체질에 맞는 음식 먹는 것을 실천할 거고요. 혹시 아버지가 조금이라도 안 좋아지시면 바로 연락드리겠습니다. 정말 감사드립니다!

생리통 진통제(4알) 끊었어요.

제가 화병이 있습니다. 가슴 두근거림, 무기력함, 죽고 싶다는 마음, 불면증, 시도 때도 없이 치밀어오르는 분노 등. 화병의 모든 증상을 가지고 있고요. 우울증약을 먹어야 하나 할 정도로 상태가 안 좋았습니다.

약 3년 전에 제 삶의 근간을 흔들만한 일을 경험했었습니다. 그 일을 계기로 삶을 되돌아보게 되면서 평소보다 더 깊이 마음공부도 하게 됐습니다. 긍정적으로 살아보려고 애를 쓰기는 했습니다. 하지만 이미 수년간의 야간근무와 스트레스, 담낭 절제로 인한 간 피로 등이 많이 쌓인 상태였습니다. 그래서 간이 많이 망가지고, 체력도 부족하다 보니 무너진 마음이 쉽게 회복되지 않더라고요.

8체질연구소와 인연이 되면서 간이 가장 취약한 금음체질인 것을 알게 되었고, 그때부터 간 건강에 집중하기 시작했습니다. 선생님이 권하는 제품 여러 가지를 복용하면서 그나마 조금씩 건강을 챙길 수 있게 되었습니다. 그런데 두○○을 복용하고 있음에도 불구하고, 화병을 너무 오래 앓아서인지, 좀처럼 화병 증상이 회복되지 않았습니다.

기○○이 출시됐을 때, 이미 두○○을 복용 중이었는 데다 여유가 없다 보니 주문하지 않았고요. 그런데 근래 들어 화병이 너무 심해져서, '도저히 안 되겠다. 못 살겠다. 살기 싫다.'라는 마음이 들어 너무 힘들었습니다. 그러던 중에 자꾸만 기○○이 눈에 밟혀 바로 주문했습니다. 오늘로 복용 7일 차이고요. 아침과 점심 2회, 저녁은 두○○ 1회 복용하고 있습니다. 그럼 이들 제품을 섭취한 후에 제 몸에 일어난 변화를 정리해

보겠습니다.

① 생리 시 진통제를 한 번도 안 먹었습니다.

이미 난소 수술 이력과 유착 및 혹 재발이 된 상태였습니다. 두○○만 복용했을 때는 생리혈이 증가(정상으로 돌아옴)했으나 생리통은 여전히 있었습니다. 그런데, 생리 시작과 동시에 기○○을 복용하니 불편함과 간헐적 통증은 있었지만, 진통제를 먹지 않아도 되는 수준이었습니다. 이 부분이 좀 많이 놀랐습니다. 왜냐하면, 생리 때마다 하루 진통제 4알씩 먹었습니다. 간 건강보다 생리통이 더 무서웠으니까요.

② 옆구리 통증 사라짐

이것도 놀라운 부분이었어요. 제가 언제부턴가 간이 있는 우측 옆구리가 뻐근하고 욱신욱신하게 아팠거든요. 마사지를 해봐도 안 풀리고. 그저 내 자세가 안 좋아서 그런가 보다 했습니다. 그런데 원장님 글을 읽으면서 '간기울결' 증상 같았죠. 그래서 기○○을 복용해 보니, 헐 통증이 없어졌습니다. 야~~호!

③ 모발 증가

학창 시절에 스트레스가 정말 많았죠. 그래서 후천성 탈모로 몇 개월간 비싼 돈 주고 머리에 주사 치료를 받은 적도 있었습니다. 지금도 탈모 때문에 고민이 많았는데, 두○○을 복용하고 모발이 증가했습니다. 이번에 기○○을 복용한 뒤에는 모발에 힘이 생기고, 촘촘하게 머리숱이 더 풍성해졌어요. 오히려 머리숱이 많아져서 드라이할 때 손질이 좀 안 되는 게 아쉬울 정도입니다. 이 모든 긍정적 변화가 너무나 신기할 따름입니다.

임산부 입덧과 지루성피부염이 사라졌어요.

너무 좋아서 강추 후기 올려요. 입덧이 너무 심해 체한 듯 힘들고 변비가 심하게 와서 정말 힘들더라고요. 도저히 안 되겠다 싶어 두○○과 쾌청엔 주문했어요. 몸이 힘든 만큼 급한 마음에 사무실로 직접 찾아가서 물건 가지고 왔어요. 먹기 전 증상은 입덧이 심해 오로지 먹을 수 있는 음식은 메밀 칼국수밖에 없었어요. 10주 차인데 6킬로가 빠졌어요.

그리고 지루성두피염과 두통이 심하게 있었고, 얼굴 뾰루지는 임신 전부터 생리 때만 되면 난리가 났어요. 도저히 안 되겠다 싶어서 카페 후기를 보고 바로 주문했어요. 원래 위장이 약해서 두○○2를 주문했고, 아토피 있는 첫째랑 같이 먹으려고 쾌청엔도 주문해 보았어요. 1일 차엔 별 효과가 없었어요. 그런데 2일 차에 입덧으로 냄새가 올라왔지만, 속이 너무 편안해졌어요. 아침에 쾌청엔도 먹었는데, 변 정말 시원하게 보고 그 후로는 숙변들이 건강히 배출되더라고요. 감격이었죠.

그것 말고도 두통이 심했는데, 두○○ 먹고 이것도 없어졌고, 나도 모르게 일찍 잠들었습니다. 임신 중이라 추위를 많이 타고, 면역력이 약해져 입술이 다 부르텄어요. 하지만 뾰루지도 아직 잠잠하네요. 지루성피부염이 있어 머리를 감아도 밤마다 뒤통수가 너무 가려워서 잠자는 게 힘들었는데, 이것도 정말 많이 줄어들었어요. 와, 저는 이 정도까지 효과를 기대하고 먹은 건 아니었는데 남편도 놀라요.

우선 상열감이 줄어들어서 그런지 속이 편안해서 입덧이 전보다 훨씬 참을만하고. 만성 변비와 허리부터 어깨까지 통증으로 많이 힘들어

하시는 저희 엄마에게도 보내드렸어요. 엄마에게도 효과 만점이길 바라며.^^ 임산부도 안전하게 먹을 수 있도록 건강한 식품 제작해 주셔서 정말 감사해요. ㅠㅠ 진짜 절하고 싶은 심정입니다.

부종이 빠지고, 체중이 3kg 줄었어요

30대 후반 여성 태양인입니다. 저는 키가 작고 약하게 태어났으나, 초등 고학년부터 급격히 살이 찌더니 성인이 되어서도 155cm에 55~60kg 사이를 왔다 갔다 했습니다. 수많은 다이어트를 거쳐 자격증을 취득할 만큼 전문적으로 운동을 배워 몸을 만든 경험이 있습니다.

상담 갔을 때 선생님께서 태양인 치고 몸이 날씬하다 하셔서 신기했습니다. 그렇게 운동이 거의 삶의 전부였다가 최근에 고시 공부를 시작하게 되어 운동량이 현저히 줄었습니다.

주 3회 발레 수업을 듣는 게 전부였는데, 기존에 워낙 운동량이 많아서인지 체중이 줄지를 않더라고요. 하지만 일반 다이어트약은 먹어봤지만, 물만 쭉쭉 빼고 잠도 못 자고 심장이 두근거리는 등의 부작용이 있어 꺼려졌습니다. 8체질몰에서 다양한 제품으로 효과를 봤던 터라 몸의 기초공사부터 다시 하자는 마음으로 맵○차를 신청했습니다.

꼬박꼬박 챙겨 먹는 일이 번거롭긴 해도 먹기가 생각보다 수월했고, 초반에는 뭔가 속이 시원해지는 느낌을 많이 받았습니다. 별다른 부작용이 없었죠. 식이 조절을 특별하게 하지는 않았지만, 부종이 서서히 빠지더라고요. 식이 조절을 병행했다면 더 빠졌겠지만, 현재 상태로는 3kg 정도 감량되었습니다.

공부하면서 힘든데 살까지 쪄서 스트레스를 받으니 더욱 괴롭더라고요. 그렇다고 몸에 무리를 가하고 싶지는 않아 신청했던 것이었는데 잘한 선택이라고 생각합니다.

황사 알레르기 비염에도 비청엔 굳!

사례 1

울 집 고3이 13년 키우던 고양이 털 알레르기에 황사 알레르기까지 더해져 비상사태입니다. 숨도 못 쉴 정도로 코가 막혔고, 목도 엄청나게 부었고, 눈도 가려워해서 이비인후과를 다녀왔어요.

약 두 번 복용하더니 차도가 없자 잠들기 전에 비○○ 달라고 하더군요. 아침에 코로 숨 쉬며 잤다고 비○○ 만드신 분 최고라고 엄지 착하네요. 평소 아침저녁으로 비타민C 한 스푼 먹고, 저녁 두○○2, 학교에선 점심시간에 비타민C 알약 1000mg과 레모나 2포 먹었어요. 그런데 이참에 용량을 두 배로 증량했더니, 3일 만에 말끔해졌어요.

황사 때에 코 막혀 힘들어해서 본인 스스로 비○○을 찾아서 어제 급하게 두 재를 주문했네요. 저와 중2도 황사 알레르기인 것 같아서 비○○ 한 포씩 먹고 잤는데 아주 편안합니다.

사례 2

만성 비염으로 환절기에는 심하면 치통까지 동반되었는데, 비○○을 먹고 너무 많이 좋아졌습니다. 흐르는 콧물은 기가 막히게 잡아주나, 막힌 것까지는 아직 뻥 뚫리지 못했어요. 이 정도도 감지덕지하지만, 좀 더 욕심이 생기네요.

사례 3

딸의 비염 때문에 비○○을 구매했는데, 비염이 좋아져서 남은 것은 냉장고에 보관해두고 있었어요. 그런데 딸이 코로나 확진을 받고 콧물과 기침이 너무 심해서 3일을 거의 밤을 새웠어요. 병원에서 처방받은 약을 먹느라 비○○을 잊고 있다가 3일 후부터 먹고 나서는 콧물이 줄었어요. 콧물이 줄어서 그런지 기침도 훨씬 좋아졌습니다. 콧물엔 덕분에 코로나 잘 이겨낸 것 같습니다.

사례 4

딸이 어릴 때부터 비염으로 고생했어요. 그런데 성인이 된 지금도 아침에 일어나면 밤새 뒤로 넘어가서 쌓였던 콧물과 가래를 2,30분씩 풀고 뱉어요. 그리고 찬바람 쐬거나 뜨거운 거 먹을 때도 콧물 때문에 무척 불편해했는데, 비○○을 복용한 후 이틀 지나고서부터 아침에 콧물이 훨씬 덜해졌어요. 일주일쯤에는 염증인지 덩어리 같은 게 떨어져 나온 후로 더 좋아져서, 바쁜 아침에 코 풀고 가래 뱉는 시간이 사라져서 너무 행복해합니다.

트림이 줄고, 소화도 너무 잘 돼요.

묵계 선생님께 열태양인(금양)으로 받았어요. 선생님께 도움을 받고자 체질 상담하러 갔었지요. 하시는 말씀이 제가 생각하는 것과 같았어요. 사람은 똑같지 않다. 같은 체질이라도 같지 않다. 장미 이야기도 해 주셨는데 정말 맞는 말이었어요.

저와 남편이 트림도 잦고 방귀를 뀌면 냄새가 지독합니다. 그것도 엄청나게 자주 뀌고. 아랫배도 항상 묵직했어요. 물론 식습관이 한몫했을 거예요. 매일 고기 고기 고기했으니까요.

먼저 쾌청엔을 먹고 숙변 제거를 해보자 싶어서 남편과 같이 먹었어요. 어떤 분이 올렸던 글 그대로 저도 효과가 너무 좋은 거예요. 특히 남편은 정말 숙변을 제거해야 했었거든요. 차전자피도 먹어봤었는데 자꾸 설사하더라고요. 남편이 처음엔 안 먹으려고 하더니 효과를 조금씩 보니까 잘 챙겨 먹더라고요. 얼마나 꼬박꼬박 잘 먹던지. 그리고는 이제 속○○을 먹어보자고 했죠.

남편이 역류성 식도염이 있고, 식탐이 많아서 먹는 양도 많고, 먹을 때 거의 안 씹어요. 얼마나 급하게 먹는지. 술도 일 때문에 자주 먹고 자극적인 걸 좋아합니다. 그래서 식도와 위가 다 안 좋은 것 같아요. 그래서 속○○을 주문해서 먹여봤죠. 요즘 왜 이렇게 잘해주냐면서 잘 먹더라고요. 쾌청엔에 엄청 신뢰감이 쌓였나 봐요.

처음에 3봉지 먹고는 부대낀다고 하더니, 그 4~5봉지부터는 괜찮다고 하더라고요. 1재를 먹고 난 뒤엔 트림도 하루에 50번 할 것을 10번으로 줄었을 만큼 거의 안 해요. 속쓰림도 지금은 안 느껴지고, 많이 먹고 거의 안 씹긴 하는데 소화가 잘된다고 하네요. 이건 참 신기했습니다. 매일 까스활명수를 달고 살고, 너무 부대끼면 그냥 토를 해버리는 사람이에요.

근데 소화가 잘된다고 불편한 게 없다고 하네요. 참 신기했어요. 정말 좋은 거 만들어주셔서 너무너무 감사합니다. 다른 분들 후기를 엄청나게 봤어요. 정말 후기 보고 더 믿고 샀더니, 이렇게 좋은 제품을 알게 되었습니다. 다른 거 더 좋은 거 아주 많이 만들어주세요. 이제 저랑 남편은 팬입니다. 다른 후기를 올려주신 회원님들도 감사하고 선생님도 감사합니다.

세상에 이런 소화제는 없다!

사례 1

　소화가 안 될 때마다 속쾌환을 먹었답니다. 지금은 1주일에 1봉 정도 복용해요. 평생 조심스러운 식사를 했던 제가 가끔 일탈(?)합니다. 믿는 구석이 있어서지요. 속쾌환 1봉 먹고 맘껏 먹으면 얼마나 행복한지 모릅니다. 속을 한번 다치면 꽤 오래 고생했던지라 그런 걱정을 좀 덜 하면서 사니 너무 좋습니다. 잘 먹으니 체력도 조금씩 회복되고 있어 제겐 어떤 약보다도 명약입니다. 너무너무 고맙습니다.

사례 2

　한태양인 여자입니다. 좀 불편한 상황이나 힘들 때면 잘 체하고 세트로 따라오는 두통 때문에 늘 고생했지요. 그래서 손이 닿기 쉬운 곳에는 늘 진통제, 일반소화제, 사혈침, 병원 처방 소화제를 언제든 쓸 수 있게 챙겨 놓지요. 이런저런 소화제를 종류별로 사 먹기도 하였고요.

　그래도 체질을 전혀 모르던 때보다는 많이 좋아졌지만, 여전히 소화제 등을 상비약으로 챙겨 놓고 있어요. 처음 속쾌환을 구매하고 보니 개별포장된 스틱형이라 먹기 편했어요. 그리고 알갱이가 작아서 목 넘김이 자연스럽고 편해서 두 아들을 키우고 있는 아들네도 보내주었지요. 다른 한방소화제를 삼키면 특유의 한방 향이 올라오는데 속쾌환은 그렇지 않아 어린아이들에게도 더 좋을 듯합니다.

　속쾌환을 먹고 나서 십여 분 정도 있으면 사르르 녹는 듯합니다. 이렇게 표현할 수밖에 없는 것이 막힌 속이 언제 체했었나 싶게 편안해집니다. 속쾌환으로 웬만한 체기는 해결됩니다. 그래서 두통까지는 안 가게 되어 진통제 복용도 덜하고, 손끝을 사혈하는 경우가 적어졌지요.

과식했을 때도 속이 꼬이듯 불편감이 있는데, 이럴 때도 속쾌환 한 포를 하면 수월하게 소화할 수 있고요. 일 때문에 다양한 손님을 만나는데, 소화 안 돼서 불편해하는 분들도 꽤 있어요. 제가 많이 겪었던 소화 불량인지라 그냥 지나치지 못하고, 속쾌환을 드시게 하면 잠시 후에 속이 정말 편안해졌다고 하더군요. 이렇게 잘 듣는 소화제가 뭐냐고 이름을 알려 달라고 하네요. 그러면 얼른 속쾌환 구매 방법을 알려드려요.

한번은 남자 손님이 출근도 며칠 못하고, 병원 다녀왔는데 왜 아픈지 이유도 모른다고 하더군요. 아직 낫지 않아 더 쉬어야 한다기에 소화가 잘 안 돼도 이렇게 아플 수 있으니 한방소화제 속쾌환을 먹어보라 주었어요. 그랬더니 잠시 후에 뭔가 가슴이 편해진다고 하며 고맙다고 하네요.

또 다른 여자분은 활명수를 드시길래 얼른 속쾌환을 드렸죠. 아주 작은 일이지만 좋은 일 하기 실천 성공! 제게 꼭 필요한 속쾌환을 만들어 주셔서 감사합니다. 오늘도 점심 먹은 후 약간 속이 불편해서 속쾌환 한 포 했답니다.

3일 만에 혈당이 210에서 90으로

어머니께서 갈증이 자주 난다고 하셔서 혈당을 체크 해보았더니 190~210 정도 나왔습니다. 원래 양약을 증상별로 7가지를 드시는데, 당뇨약까지 드시면 큰일 날 것 같아서 솔잎기름을 큰맘 먹고 사드렸습니다. 다행히 도착 첫날부터 꾸준히 드셨습니다.

복용한 지 3일째 되었는데, 혹시나 해서 다음날 기상 후 공복혈당을 재어보았더니, 세상에나 혈당이 90으로 떨어졌습니다. 안 그래도 요즘은 갈증이 전혀 나지 않고 소변도 좀 적게 보는 것 같다고 하십니다.

장기간 복용하는 양약들도 많고, 여러 가지로 몸 상태가 안 좋으신데, 이렇게 이른 시일 내에 효과가 나타날 줄은 저도 몰랐습니다. 그냥 중간 체크 정도로만 생각하고, 최종 판단은 20일 치(하루 3회 기준) 솔잎기름을 다 복용 후에 점검 후 해보자 했는데……. 8체질나라에서 이야기하는 것들은 항상 신뢰했지만, 이 정도로 효과를 보니 저와 우리 가족 다들 놀라지 않을 수가 없었습니다.

말기 암 환자에게 3일 만에 기적이

66세 말기위암 아버지를 둔 아들입니다. 아버지는 암 2기를 판정을 받았으나 6개월간 자연치유를 한다고 가족들에게 숨기고 암을 방치했습니다. 그러다가 말기 암 판정과 함께 일반 암과 비교하면 활성도 및 전이 속도가 몇십 배 빠른 특이한 암으로 판명이 났습니다.

이전에 8체질나라 카페에 글을 남겨 묵계 선생님께 도움을 구했습니다. 하지만 큰아버지가 한의사이셨고, 가족들이 몸에 좋다는 걸 줄줄이 드리는 바람에 솔잎기름과 속시원을 아버지께 권했으나 먹을 게 너무 많다며 거절당했습니다.

항암을 시작했으나 암은 이미 말기였고, 아버지의 기력이 너무 쇠하여 6차에서 항암을 중단했습니다. 이때 병원에서 마약을 과다 투여해 '펜타닐'이라는 마약에 완전히 중독되셨습니다. 떨어진 기력 때문에 2번의 패혈증과 각각 1번의 폐렴 및 코로나 19를 앓으면서 아버지의 기력은 더욱 쇠약해졌습니다. 원인을 알 수 없는 호흡곤란으로 누워서 숨을 쉬지 못하여 잠을 하루에 앉아서 1~2시간 정도 자는 게 전부였습니다. 전혀 드시지 못해 방문 간호를 통해 영양제만 맞았습니다. 끊임없이 마약 찾기를 40일 정도 하시다가 몸 상태가 너무 쇠약해져서 꼼짝도 못하게 되어 병원에 재입원했습니다.

막상 아버지가 돌아가시기 직전의 상태가 되자 어머니 외엔 아버지의 건강에 아무도 관심이 없었습니다. 이미 다들 "시도해볼 대로 시도해봤으니 아버지는 이미 끝났어"라는 느낌이 강했습니다. 그래서 마지막으로 솔잎기름을 아버지와 어머니께 권유를 드렸습니다. 지금 3일째 하루 2알씩 복용 중이십니다.

어머니는 손발이 따뜻해지셨습니다. 아버지는 누워 주무실 수 없었는데, 2일 전에는 10시간을 주무시고, 어제는 16시간을 주무셨다고 합니다. 물론 복용 일수가 짧다 보니, 솔잎기름의 효과라 단정 짓긴 어렵습니다. 하지만 이게 솔잎기름의 효과라면 정말 기적이 아닐 수 없습니다.

그리고 아버지께서 잠은 잘 주무시지만 드시는 게 거의 없습니다. 그러다 보니 기력이 워낙 쇠하셔서 조금만 자세를 바꿔도 엄청나게 힘들어하십니다. 그래서 솔잎기름이 극적인 효과를 보았기에 아버지에게 맞는 무언가가 없을까 8체질 카페 후기를 둘러보았습니다. 그러던 중 '해삼차'를 발견하고, 구매하여 아버지가 입원해계신 병원에 보냈습니다. 이것마저 효과가 좋다면 정말 아버지의 암 회복에 더욱 큰 기적이 생기리라 보입니다.

물론 아버지께서는 말기 암 환자시고, 몸 구석구석에 암이 전이된 상태라 오래 살긴 힘들 겁니다. 그래도 남은 기간에라도 인간답게 살아갈 수 있다면 그것만으로도 너무 행복할 것 같네요. 다시 한번 좋은 제품 만들어주신 묵계 선생님께 정말 감사드립니다.

수맥차단 온열매트 경험 사례

수맥차단 매트를 사용한 후에 건강이 크게 좋아졌다는 경험 사례를 여러 경로를 통해 많이 전달받고 있습니다. 수맥 파와 묘터 파로 인해 건강이 상한 분들이 참 많습니다. 그런데 국민 대다수가 이를 모르고 다른 곳에서 아픈 원인을 찾고 있어 안타까울 때가 많습니다. 그런 사례를 일부 소개해드리겠습니다.

수맥차단 매트 효과는 사용 결과가 말해준다.
- 너무 좋아 재구매했습니다. 너무 편안해요. 수맥차단 매트 안 깔면 잠자는 게 어려울 정도예요.
- 조카가 가위에 눌리고 이명 현상이 있어 보내줬는데, 그런 현상이 싹 사라졌다고 좋아하네요. 엄청 좋다고요
- 정말 푹 잤어요. 평소 몸부림도 심하고 자주 깼는데, 진짜 개운하게 잤어요. 아침에 일어나니 어깨 결림도 없이 가뿐하네요. 방마다 사야겠어요.
- 수맥차단 매트 위에서 하룻밤 잤는데 몸이 뽀송뽀송한 느낌에 손을 구부리면 손가락이 붓고 뻣뻣했는데 오늘 아침 그게 없어졌습니다.
- 아들은 꿈 안 꾸고 아침까지 잔다고 좋아하고, 저는 푹 자고 일어난 개운한 느낌에 정말 마음에 쏙 드는 제품입니다.
- 자고 일어나면 오른쪽 목 어깨가 너무 아파서 샀는데 확실히 덜해

졌어요. 짜증을 내면서 기상 안 해서 이제 좀 살 것 같아요.
- 전보다 피곤함은 줄었습니다. 악몽도 꾸지 않고 좋습니다.
- 너무 좋아요. 이 수맥 매트 사고 숙면을 보장받고 있네요.
- 불면증이 계시는 분들께 강력추천 드립니다. 몸도 가볍고 개운하고 아주 좋습니다
- 수맥차단 매트를 구매한 이후로는 숙면하는 것 같습니다.
- 보통 2~3시간마다 깼는데 수맥 매트에서 자면 보통 5~6시간은 푹 잠을 자고 꿈도 꾸지 않고 잠을 잡니다.
- 몸 또는 정신이 예민한 사람은 꼭 한 번 써 보시기를 강력히 추천합니다.
- 효과가 좋아요. 뭔가 잠자리가 편안한 느낌. 수맥은 없어도 혹시 묘지 터 위에 세워진 아파트가 아니었는가 생각이 드네요. 아파트가 건립되기 전 이곳에 공동묘지가 많았다고 하네요.
- 확실히 효과 있는 것 같습니다. 이상한 꿈도 덜 꾸고 아침에 개운한 감이 생겼습니다.

→ 이런 분들은 거의 전부 그동안 수맥파나 묘터파 영향을 받고 있었다는 뜻입니다. 그런 당연히 기혈순환에 문제가 생기면서 각종 증상에 시달리게 됩니다. 위 사례는 수맥 파나 묘터파 영향을 받고 있어도 그 정도가 상대적으로 약한 기운으로 판단됩니다. 그래서 대체로 가벼운 증상인 수면 불리, 피로감, 근육통 등을 겪은 것 같습니다.

수맥파와 묘터파가 강하게 흐를 때는 건강이 심각하게 무너진다.

- 새집으로 이사하고 나서 이상하게 계속 악몽을 꾸고 항상 피곤하고 몸도 자꾸 아파서 알레르기도 계속 재발했어요. 수맥이 흐르나 하는 생각을 난생처음 하게 되었어요. 20만 원 버리는 셈 치고 주문했는데, 정말 다행스럽고 신기하게 이틀 다 아주 편안하게 잘 잤어요. 꿈을 꾸기는 하지만, 그동안 기분 나쁜 꿈만 꿨는데 지금은 그냥 자고 일어나면 기억 안 나는 그런 거 꾸고 있어요. 그리고 무엇보다 일어나 어깨도 안 아프고 몸이 개운해서 잘 잤다 하는 기분이네요. 그동안 '내 집에 수맥이 흐르고 있었구나' 생각하니 무섭네요.

- 이사를 하고 건강이 크게 안 좋아졌고 꿈도 많이 꾸면서 가위눌림도 심했습니다. 하, 이렇게 신기할 수가요? 수매차단 매트 사용 후에 ①한 번도 깨지 않고 잤어요. ②악몽을 꾸지 않았고 가위눌림도 없었어요. ③아침에 일어나니 가뿐하고 개운해서 어깨결림도 없었고 ④온종일 최상의 컨디션으로 웃으며 생활했으며 ⑤거울을 보니 피부도 표정도 아주 좋았어요. 이렇게 신기할 수가 있을까요?

- 이보다 훨씬 더 심한 사례도 있었는데, 막상 소개하려고 하니 눈에 보이지를 않네요.

→ 수맥파나 묘터파 기운이 강한 데다가 몸도 많이 예민한 분이라면 심한 가위눌림이나 정서 장애, 또는 오장육부의 큰 병증으로 나타날 수 있습니다. 하여튼, 어떤 파장이라도 수맥차단 매트로 확실하게 차단해 줄 수만 있다면 문제 상황은 즉시 개선되기 마련입니다.

품질 좋은 수맥차단 매트는 이처럼 그 효과도 뛰어납니다. 가격은 천차만별입니다. 저렴하다고 가격만 보고 구매하면 정작 가장 큰 목적인 수맥차단 효과를 얻을 수 없습니다. 또 어떤 제품은 효과도 의문인데 가격만 쓸데없이 비싼 것도 있습니다. 그래서 가격과 품질 모두 꼼꼼하게 잘 살펴보아야 합니다. 오늘 소개한 수맥차단 매트 경험 사례는 그런 고민을 하는 분들에게 좋은 사례가 되리라고 생각합니다.

걸을 힘도 없었는데, 다리에 힘이 생겼어요.

한두 달쯤 전에 많이 피곤한 일이 있었습니다. 여러 가지 일이 겹쳐 쉬지도 못하고, 코로나의 위험에서 살아남으려 발버둥 치면서 몸과 마음이 많이 피곤했습니다. 포도당 수액에 비타민B와 C를 넣어서 맞고도 별로 도움을 받지 못하였습니다. 혈압도 오르고 무기력하고 잠도 잘 못 자고. 그러던 중에 태양인 1번차를 주문해 먹었습니다.

저는 피곤, 갱년기, 무기력 등등. 남편은 아토피, 피부발진, 간과 신장의 허약, 과로 등의 증상이 있었습니다. 저는 태양인 1번차를, 남편은 태양인 2번차를 주문하여 먹었습니다. 그 후 몸이 아주 개운해지고, 잠도 깊이 자고, 변을 아주 잘 보고 있습니다.

저녁 먹은 후에 동네 맨발 걷기를 하는데, 전에는 피곤하여 걸을 힘도 없었습니다. 그런데 태양인 1번차를 마시고는 걸을 힘이 생겼습니다. 간과 신을 크게 돕고, 인대와 근육에 힘이 들어온다고 하더니만 실제 그랬습니다. 참고로 전에는 걸으면 다리가 툭 꺾이는 듯한 증상이 있었습니다.

잠도 깊이 잘 자고, 머리 무거운 두통도 줄어들고 있습니다. 혈압도 내려가고 있습니다. 몸이 불편할 때마다 카페의 도움을 받고 있습니다. 묵계 선생님께 다시 한번 감사를 드립니다.

피부 열감이 내려갔어요.

저는 몸에 열이 많게 느껴지면서도 손발이 잘 차가웠습니다. 그런데 태양인 2번차를 섭취한 후에 손발과 하체가 따뜻해졌습니다. 반면 얼굴 피부 열감은 많이 내려갔습니다. 이 식품은 성질이 다소 서늘하다고 했는데 신기했습니다.

전에는 뜨거운 얼굴에 차가운 손을 대 식히곤 했는데, 요즘은 얼굴에 손을 대면 얼굴이 더 차고 손이 따뜻합니다. 11시쯤 되면 정신을 차릴 수 없이 졸음이 와 기절한 듯 자게 되고, 대신 아침에 일어나는 것이 좀 쉬워진 것 같습니다.

얼굴에 거의 항상 올라와 있던 빨간 발진 같은 것이 3일 지나니 확연히 가라앉았습니다. 홍조가 가만히 있을 때는 이전이 10이었다면 4 정도로 줄어든 것 같습니다. 그런데 요즘 한낮에 밖에서 활동하니 다시 얼굴 열감이 오릅니다. 하지만 그 열감이 피부 문제로까지 악화하여 남아 있는 일은 전보다 훨씬 줄었습니다.

장 문제나 설사 등은 전혀 겪지 않았고 오히려 변이 적당히 부드러워져 편했습니다. 처음에 식사 중 비타민C를 먹고 한 시간 후 태양인 차를 마셨습니다. 그런데 5일째 되자 아침 공복시 가벼운 복통이 느껴져서 잠시 비타민C를 중단했습니다.

돌아보면 지속적인 상열로 생겼던 피부 문제가 많이 줄어든 것이 가장 눈에 띄는 변화입니다. 이것만 해도 얼마나 감사한지 모르겠습니다.

부록 1
오행 분류표

五行		木	火		土	金	水
자연계	육장 (六臟)	간	심장	심포	비장	폐	신장
	육부 (六腑)	담	소장	삼초	위장	대장	방광
	오계 (五季)	봄 (春)	여름 (夏)		장마 (長夏)	가을 (秋)	겨울 (冬)
	오기 (五氣)	풍 (風)	열 (熱)		습 (濕)	조 (燥)	한 (寒)
	오색 (五色)	청 (靑)	적 (赤)		황 (黃)	백 (白)	흑 (黑)
	오미 (五味)	산 (酸: 신맛)	고 (苦: 쓴맛)		감 (甘: 단맛)	신 (辛: 매운맛)	함 (鹹: 짠맛)
인체	오지 (五志)	노 (怒: 화냄)	희 (喜: 기쁨)		사(思: 생각)	우 (憂: 근심)	공 (恐)
	호 (呼: 울부짖음)	호 (呼: 울부짖음)	소 (笑: 웃음)		가 (歌: 노래)	곡 (哭: 슬픔)	신 (呻: 신음)

오규 (五竅)	눈 (目)	혀 (舌)	입 (口)	코 (鼻)	귀 (耳)	
오주 (五主)	힘줄(筋)	혈맥 (血脈)	기육 (肌肉)	피모 (皮毛)	골수 (骨髓)	
오화 (五華)	조 (爪: 손발톱)	얼굴 (面)	순 (脣: 입술)	모 (毛: 솜털)	발 (髮: 머리털)	

부록 2
8체질 관련 정보 알아보아요!

〈8체질 교육 및 상담〉 8체질연구소

주소 ㅣ 대구시 남구 중앙대로 42길 46-2 3층

체질 상담 및 강의 예약 ㅣ 053-721-7742

활동 ㅣ 8체질강의, 건강 및 체질상담, 침법강좌, 수맥탐사, 대체의학 강의 등

〈8체질 사이트〉

8체질나라(네이버 카페): 8체질 사이트 회원수 1위

https://cafe.naver.com/tgchimtm

8체질연구소(블로그): 8체질 관련 블로그 방문자수 1위

https://blog.naver.com/ds4098

8체질연구소(유튜브): 건강 및 체질 관련 영상 자료(400여개)

https://www.youtube.com/channel/UCQXnPewQ9MDYJKlp_3gvVOg

〈8체질 쇼핑몰〉

8체질몰(네이버 스마트스토어): 체질별 건강차, 건강기능식품 등

https://smartstore.naver.com/8cheijilmall

* 〈8체질몰〉은 건강 회복을 가장 먼저 생각합니다.
 믿을 수 있고 체질에 가장 좋은 식품만 취급합니다.
 부담되지 않은 가성비 최고의 제품을 소개해드립니다.
 아무리 좋은 건강식품이라도 체질에 맞는 분들에게만 추천합니다.

 "건강식품은 반드시 정확한 체질진단 후에 섭취해야 합니다."
 "8체질 진단은 정확하고 믿을 수 있는 〈8체질연구소〉입니다."

8체질 혁명
태양인의 나라, 대한민국

2024년 6월 28일 초판 1쇄 발행

지은이 이대식
펴낸이 이대식
펴낸곳 ㈜8체질연구소
디자인 마음 연결
주소 (등록처) 대구시 달서구 한실로 134, 209동 1604호
    (사업장) 대구시 남구 중앙대로 42길 46-2, 3층
전화 (053)721-7742
전자메일 ds4098@naver.com
출판등록 2024년 4월

© 이대식, 2024
ISBN 979-11-987988-0-0(93510)

책값은 뒤표지에 있습니다.
잘못된 책은 구입처에서 교환해드립니다.
이 책 내용의 무단 복사·전제를 금합니다.

〈태양인의 나라, 대한민국〉을 읽은 후기를
각종 카페나 블로그에 올려 준 후에
연구소로 연락을 주시면 사은품을 보내드립니다.